ACP 内科医のための「こころの診かた」
Psychiatry Essentials for Primary Care
——ここから始める! あなたの心療

井出広幸・内藤 宏 監訳　　PIPC研究会 訳

Robert K. Schneider, MD
James L. Levenson, MD

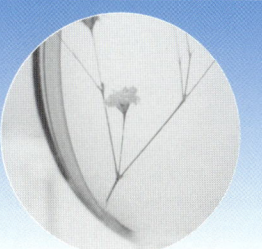

丸善出版

Psychiatry Essentials for Primary Care

by
Robert K. Schneider, MD, FACP
&
James L. Levenson, MD

The authors and publisher have exerted every effort to ensure that the drug selection and dosages set forth in this book are in accordance with current recommendations and practice at the time of publication. In view of ongoing research, occasional changes in government regulations, and the constant flow of information relating to drug therapy and drug reactions, the reader is urged to check the package insert for each drug for any change in indications and dosage and for additional warnings and precautions. This care is particularly important when the recommended agent is a new or infrequently used drug.

Copyright © 2008 by the American College of Physicians.

All rights reserved. No part of this book may be reproduced in any form by any means (electronic, mechanical, xerographic, or other) or held in any information storage and retrieval systems without written permission from the publisher.

This translation of *Psychiatry Essentials for Primary Care*
was originally published in English
by the American College of Physicians in 2008
and is published in Japanese with permission
from the American College of Physicians.
Japanese edition © 2009 by Maruzen Co., Ltd., Tokyo
本書はAmerican College of Physiciansの正式翻訳許可を得たものである。

監訳のことば

　本書はこれから「心療」(「こころを診る」こと)を始めたい，あるいは日々思い悩みながら心療に携わっている内科医／プライマリ・ケア医，さらには臨床に携わるすべての医師へ贈る本である．本書は内科医を精神科医にするために書かれたものではなく，内科医が自分の専門領域において適切な精神科的対応ができるようになるための知識やスキルを，本書のオリジナルである「MAPSO」という診療ツールにまとめて提供するという，これまでにない実践的なスタイルのテキストになっている．

　ここに監訳のことばを記すにあたって，消化管の内視鏡診断を専門とする内科開業医である私が，本書の著者のひとりであるR.K.シュナイダー先生と出会い，先生が開発された教育プログラムであるPIPC (Psychiatry in Primary Care) を日本の臨床医たちに紹介し，PIPCのエッセンスが詰まった本書を翻訳出版するに至るまでの「物語(ストーリー)」をふり返ってみたい．

　シュナイダー先生は2003年より米国内科学会(ACP)総会において，「プライマリ・ケア医のための精神医学　Psychiatry In Primary Care (PIPC)」と銘打った教育プログラムを毎年主宰されている．私が先生とはじめて出会ったのは，2006年のACP総会におけるPIPCのセッションであった．

　消化器内科医として研鑽を積みながら，医師と患者の人間関係を深めることに強い関心を抱き，独自に精神科や心療内科を学習していた私にとって，「内科医が内科医のために教える精神医学」であるPIPCこそ，まさに「自分が求めていたもの」であり，セミナーを受講している最中から，ほんとうに涙が流れるほどの感銘を受けた．

　そして，翌年(2007年)のACP総会におけるセッションにも喜び勇んで参加しただけでなく，私がファシリテーターになって日本におけるPIPCの講義

および実践を行うことについて，シュナイダー先生より全面的な承認を得ることができたのであった．

　さて，シュナイダー先生からOKをいただいたものの，一介の開業医である私の限られた人的ネットワークだけでは，日本中にPIPCを広めていくのが難しいことは十分承知していた．そして，そんな悩みを抱えた私の前に登場したのが丸山文夫先生（藤田保健衛生大学医学部内科学准教授）であった．

　前述したように，私は2007年4月にサンディエゴで開かれたACP総会に参加した．その学会の行事としてACP日本支部主催のレセプションが開かれたのだが，そのパーティーの席で初めて丸山先生に出会った．丸山先生も血液内科専門医でありながら，心療に深い関心を寄せていることがわかりすぐに意気投合．その場で「日本でPIPCセミナーをやりたい」という，私の夢を伝えたのであった．

　帰国後，クリニックでの仕事に追われていた私のもとへ，丸山先生からメールが届いた．

　「私の後輩の医院で，PIPCセミナーを開きませんか？」
メールにはそう書かれていた．直ちに快諾の返事を出したところ，トントン拍子で話は進み，丸山先生の医局の後輩である宮崎　仁先生が院長をしている宮崎医院（愛知県吉良町）でPIPCセミナーを開くことが決まった．ここで現在のPIPC研究会の代表世話人（丸山文夫）と事務局長（宮崎　仁）が顔を揃えたのであった．

　記念すべき第1回目のPIPCセミナーは2007年7月21日・22日に宮崎医院で開催された．そこにはスーパーバイザー精神科医として参加してくださった内藤　宏先生（藤田保健衛生大学医学部精神医学教室准教授・本書共同監訳者）と，内科専門医部会，ACP日本支部，TFCなどのメーリングリストに配信された募集案内を読んで全国から集まった熱心な参加者たちとの素晴らしい出会いが待っていた．私はセミナーのファシリテートを通じて確かな手応えを実感するとともに，スーパーバイザーである精神科専門医の同席のもとに学びを深めていくという，今日の日本版PIPCセミナーのスタイルが確立した．

　記念すべき初回のセミナーに参加したメンバーたちは，自らを「PIPC 1期生」と称しているが，1期生の面々はその後もPIPC研究会のコア・メンバーとして活躍することになり，本書の翻訳作業にも大いに貢献してくれた．また，こ

の時にセミナーの事務連絡用として「PIPC-ML」というメーリングリストも同時に発足したのである．

　こうして幸運な出会いの連鎖反応により，シュナイダー先生が発案されたPIPCを日本に広めるシステムとネットワークが出来上がっていった．その後，横浜，広島，山口，大阪など，各地でセミナーを開催するたびに，心療を学ぶ仲間たちの数はしだいに増えていき，15人からスタートしたPIPC-MLの登録メンバーも，いまでは150人を超えるまでに成長し，「PIPC研究会」という学びのグループへと発展したことは大きな喜びである．

　さて，私が日本でPIPCの普及に奔走しているうちに，米国からACPが版元となって本書が刊行されたというニュースが届けられた．私はすでにシュナイダー先生自身から本書の草稿を提供され熟読していたが，さっそく完成した本を入手して読み直してみると，「なるべく早く翻訳版のかたちにして，本書を日本の医師たちに読んでもらいたい」という気持ちがさらに強くなった．そこで，2008年1月に宮崎医院で開かれた「PIPCセミナー・アドバンストコース」の席上で，PIPC研究会のメンバーの手で本書の翻訳に着手することを提案したところすぐに賛同が得られ，「翻訳プロジェクト」がスタートした．不慣れな翻訳・監訳作業を何とかやり遂げられたのも，シュナイダー先生らの素晴らしい心療エッセンスを早く仲間たちに伝えたいと強く願う「翻訳プロジェクト」のメンバーたちの熱意の賜物である．

　「あなたがやるしかない，あなたならできる」というのは，日本版PIPCセミナーの合い言葉であるが，本書を読んで「MAPSO」の呪文を唱えれば，あなたの前にある心療の扉は開き，まったく新しい世界を体験することができる．そして，あなたの臨床家としてのレベルが確実に高まるだけでなく，患者さんとの間に深い信頼関係を築くこともできるようになる．本書がきっかけとなって，ひとりでも多くの内科医/プライマリ・ケア医が，勇気を出して心療に取り組むようになり，その楽しさや意義深さに目覚めてくださることを祈ってやまない．

　最後に，共同監訳者として精神科専門医の立場からご指導いただいた内藤宏先生，PIPC「翻訳プロジェクト」のメンバーの皆様，特に想定外のピン

チに見舞われたとき迅速に救いの手を差し延べてくださった渡邊　真先生，加藤秀章先生，そして煩雑な監訳作業を強力にサポートしてくださった丸山文夫先生，紺谷　真先生に，深甚なる感謝の気持ちを捧げたい．また，丸善株式会社出版事業部の尽力にも感謝する．そして，いつも私を支えてくれている信愛クリニックのドクター，スタッフ，さらに妻優子と子供達にも謝意を表したい．

2009年1月

井出　広幸

「PIPC」ホームページ：http://pipc-jp.com
ご質問・ご意見・ご相談先：info@shinai-clinic.com

刊行に寄せて

　医療現場において，うつ・不安を始めとする精神科的な問題に対する需要は，近年急速に増大している．もはや精神科医へのコンサルテーションだけで対応して済むような状況ではない．臨床現場の各科担当医が精神科的な問題をスクリーニングし，適切な振り分けと初期対応を実施する必要に迫られているといえよう．

　本書は内科医（プライマリ・ケア医）が，初期対応を適切に行うために必要な知識をコンパクトに解説し，実際に現場で実践できるようになってもらうことを意図したものである．精神科医のための本ではなく，内科医が内科医のために書いた本である点は画期的であり，プライマリ・ケアの現場に特化限定した精神科的臨床対応が明確に述べられている．実際に内科医（プライマリ・ケア医）が直面する精神科的な問題をもつ患者群と，精神科医が専門外来で診る患者群は，その特性において異なるのが当然である．身体症状を主訴とし内科を受診する軽症の精神障害は内科医が担当しつつ，精神科医へのコンサルテーションが必要な中等症以上の精神疾患をプライマリ・ケアの現場で適切に振り分けることができれば，内科と精神科の連携はより上質なものとなるであろう．

　本書を通じて日本の精神科診療の裾野が広がり，精神医学の恩恵がより多く一般社会に提供されることを期待したい．

防衛医科大学校教授　野村総一郎

日本版への序言

このたび Psychiatry Essentials for Primary Care の日本語訳が発刊されたことは，Dr. Levenson と私にとり，大変喜ばしく名誉なことであります．私達は日本のプライマリ・ケア医の先生方がこの本を通じて精神障害に関する知識を得て，今まで以上に精神障害を拾いあげてくださることを願っております．この本は精神科医のための本ではありません．この本の対象は明確に非精神科医であり，特に一般外来を診る臨床医，すなわち精神障害としては未診断の患者が訪れ，患者自身も精神科への紹介を必ずしも好まないような環境で診療する医師に向けて書かれた本です．

この本では MAPSO（Mood, Anxiety, Psychoses, Substance-induced, Organic/Other）という概念に沿って構成されています．MAPSO の導入により精神科的な知識が覚えやすくなりました．この MAPSO は精神障害の診断と治療のためのスキルとしても重要です．是非実際に使っていただければ嬉しいです．

本書の翻訳に関わった全ての人に心より御礼申し上げます．特に本書発刊のきっかけを創り翻訳プロジェクトを率いた井出広幸医師に深謝いたします．

ボブ・シュナイダー
ジム・レベンソン

Forward for the Japanese Edition of Psychiatry Essentials for Primary Care

Drs. Levenson and I are very pleased and honored to have *Psychiatry Essentials for Primary Care* translated into Japanese for the purpose of raising the awareness and knowledge of psychiatric disorders for the primary care physicians of Japan. The material contained in this book is presented explicitly for non-psychiatrist clinicians who regularly come in contact with patients in a general medical setting who have an unrecognized psychiatric disorder or who want their treatment within the general medical setting, as opposed to seeing a psychiatrist.

It is our hope that the organization of the sections of this book around the acronym MAPSO (Mood, Anxiety, Psychoses, Substance-Induced and Organic/Other) will facilitate not only the retention of relevant knowledge but also the application of the important diagnostic and treatment skills necessary to care for patients with psychiatric disorders.

We also offer our sincere thanks and appreciation for all those involved in the translation of this edition. However, we offer a special thanks to Dr. Hiroaki Ida for his inspiration and leadership with this project.

Bob Schneider
Jim Levenson

翻訳者一覧

■監訳者

井出　広幸　信愛クリニック　院長
内藤　　宏　藤田保健衛生大学医学部精神医学教室　准教授

■監訳サポート

紺谷　　真　奈義ファミリークリニック／日本原病院
丸山　文夫　藤田保健衛生大学血液内科・化学療法科　准教授
宮崎　　仁　宮崎医院　院長

■翻訳者

東　　　理　かりゆしクリニック　院長
伊左次　悟　白川村国民健康保険平瀬診療所　所長
井出　広幸　信愛クリニック　院長
井野　晶夫　藤田保健衛生大学一般内科　教授
井村　　洋　飯塚病院総合診療科部長
大中　俊宏　愛媛県立中央病院総合診療部　部長
加藤　秀章　名古屋市立大学大学院医学研究科　講師
木村　勝智　三好町民病院第二内科部長・検診科部長
紺谷　　真　奈義ファミリークリニック／日本原病院
佐伯　典子　愛媛県立中央病院発達小児科　臨床心理士
澤木　秀明　大阪医科大学糖尿病代謝・内分泌内科　助教
孫　　大輔　東京ほくと医療生協・北足立生協診療所（家庭医療学シニアレジデント）

野村　祐二　南大沢メディカルプラザ　副院長
星　誠一郎　星富久山医院　院長
丸山　文夫　藤田保健衛生大学血液内科・化学療法科　准教授
溝岡　雅文　広島大学病院総合診療科　診療講師
宮崎　仁　宮崎医院　院長
渡邊　真　藤田保健衛生大学消化器内科　准教授

■企画編集協力
福本　正勝　航空医学研究センター検査・証明部　部長

(50音順, 2009年3月現在)

目 次

　　　序　章　　　　　　　　　　　　　　　　　　　　（井出広幸）
1　プライマリ・ケアのための精神医学における
　　基本的な概念と用語：MAPSO　　　　　　　　　（星誠一郎）　1
2　自殺傾向のスペクトラム　　　　　　　　　　　　（加藤秀章）　13

Mood Disorders　気分障害　　　　　　　　　　　　　　　　　31

3　うつ病：いかに気づいて診断するか　　　　　　　（野村祐二）　33
4　大うつ病性障害と気分変調性障害の治療：初期の介入
　　　　　　　　　　　　　　　　　　　　　　　　（丸山文夫）　47
5　大うつ病性障害と気分変調性障害の治療：
　　初期治療が上手くいかないときに、どうすべきか　（渡邊　真）　87
6　双極性障害　　　　　　　　　　　　　　　　　　（宮崎　仁）　105

Anxiety Disorders　不安障害　　　　　　　　　　　　　　　133

7　パニック障害と全般性不安障害　　　　　　　　　（井野晶夫）　135
8　外傷後ストレス障害　　　　　　　　　　　　　　（孫　大輔）　159
9　恐怖症　　　　　　　　　　　　　（大中俊宏・佐伯典子）　175
10　強迫性障害　　　　　　　　　　　　　　　　　　（木村勝智）　189

Psychoses　精神病群　　　　　　　　　　　　　　　　　　　199

11　精神病群　　　　　　　　　　　　　　（東　理・井村　洋）　201

Substance-Induced Disorders　物質関連障害　　　　　　　225

12　物質使用と精神障害　　　　　　　　　　　　　　（溝岡雅文）　227

Organic and Other Disorders　器質性とその他の障害　243

13　認知（器質性）障害と老年精神医学　　　　　（紺谷　真）　245
14　精神障害患者における医学的に説明困難な症状　（宮崎　仁）　265
15　パーソナリティ障害　　　　　　　　　　　　（伊左次悟）　277
16　成人注意欠陥障害，摂食障害と女性のメンタルヘルス
　　　　　　　　　　　　　　　　　　　　　　　（澤木秀明）　291

　　索　引　　　　　　　　　　　　　　　　　　　　　　　317

序　章

> **Case Study**
>
> Hさん42歳女性．主訴は倦怠感，頭痛，不眠．過去に不安やうつ状態に悩まされたことがある．身体所見や検査所見には異常がなかった．SSRIの投与を開始して，次第に増量したが症状の改善は芳しくない．
> - この症例の「うつ」とは，大うつ病性障害や気分変調性障害のような気分障害に相当するか？
> - この症例でみられた「不安」は，全般性不安障害，パニック障害，強迫性障害，外傷後ストレス性障害，恐怖症といった不安障害に相当するか？それとも，他の精神疾患の症状としての不安か？
> - SSRIは治療として正しい選択であったか？
> - SSRIの投与量と投与期間は適切であったと言えるか？
> - 上記の臨床的な決断を支えるエビデンスはあるか？
> - この症例の主治医は，内科的な患者を診るときのように，適切な知識と診療力を本症例の精神科的な症状に対してもっていたか？

■問題提起

　上記のような状況は，毎日のように経験されるだろう．精神科的疾患を持つ患者の多くは，精神科専門外来ではなく，一般内科外来（プライマリ・ケア医など）を受診する．しかし，プライマリ・ケアの現場では，これらの精神科的疾患はしばしば見過ごされてしまい，有効な治療が提供されることはない．
　様々な研究によって，プライマリ・ケア医を訪れる患者の約25％に精神科的な問題があることが示されている．そして，このうち75～77％もの患者の精神科的疾患は診断されず，治療も為されていない．また，診断されても，適切な治療を受けるのは半分にすぎない．経済的な事情（例えば，managed care；米国の保険管理医療による慢性的精神障害の脱施設化政策）と，精神疾患への新薬の導入などが相まって，精神科的問題を持つ患者は，ますますプライマリ・ケア外来を受診するようになった．このため，臨床医の患者への診療

に割ける時間は減りつつある状況ではあるが，プライマリ・ケアの現場における精神疾患への適切な治療への期待は高まっている．

■解決策

　研究者と臨床家たちは，上記の問題に対し3つの領域において取り組みを続けてきた．3つの領域とは，医療全体の仕組み，患者の行動，臨床医の現場における臨床行為という領域である．いずれの領域も重要ではあるが，第一に医師による臨床の領域を真っ先に扱うべきである．

　具体的にいえば，臨床医に対して，プライマリ・ケアの現場でよくみる精神疾患を適切に発見して，診断し，治療することが求められている．プライマリ・ケアを担当する医師がこれに熟達していなければ，専門医療のシステムも機能できない．ところが，プライマリ・ケアを担当する多くの一般医は精神疾患のことをよく知らないし，診療する技量を持たないことが多いために，精神疾患を患う患者への治療に対しては消極的になってしまう．精神医学に興味があって，かなり知識を持っている一般臨床医であっても，知識と診療技術にバラつきがある．プライマリ・ケアを担当する医師が一人で精神医学的診療を行うときだけでなく，より重症例において精神科専門医にコンサルテーションを行うときにも，精神医学的知識や診療技術の欠如が問題となる．

　これだけ需要が増えつつあるのに，精神医学的診療の知識と技術が不十分であるのは，臨床研修の内容が精神医学の進歩に沿っていないからである．本書の目的は，プライマリ・ケアなどの現場で，精神科ではない一般臨床医が，精神疾患を患う患者を適切に診療できるだけの精神科医学的知識と技術を提供することにある．本書によって，精神医学的知識の基本が整理され，一般臨床医が精神疾患を患う患者に対する診断と治療の知識を備えることができる．本書は内科医を精神科医にするための本ではないし，精神科医のための本でもないことに留意してほしい．むしろ本書は，一般臨床医が実際の臨床現場において精神症状や精神疾患に気づき，それを診断し，治療できる能力を効果的・効率的に上げるためのものであり，これは「De facto mental health system（実際に稼働しているメンタルヘルスシステム）」に包含されているものである．

■本書の目的

　本書は，プライマリ・ケアという現場で，精神疾患を患う患者に気づいた一般臨床医に，頻度の高い精神疾患に関する基礎知識を系統だって提供することにある．本書の意図する目的について，もう一度述べる．

　「プライマリ・ケアの現場において，一般臨床医が，精神疾患に気づき，診断し，治療できる能力を，効果的・効率的に身につける」ことである．本書は，総合内科，特にプライマリ・ケアを担当する臨床医の視点に基づいている．現場で出会う精神疾患の重症度は様々である．プライマリ・ケアを担当する医師は，多くの場合，現場で適切な治療を提供できている．しかし，ときには精神科専門医に相談したり，コンサルトを依頼したりすることが必要になる．本書は，どちらの状況に対する対応についても提供している．

　本書の目的は，内科医が，精神科的な知識と技術を，他の内科の専門分野に対する知識と同じように扱えるようにすることにある．すなわち，内科医がたとえば循環器の知識に通じているように，精神医学に通じていてほしい．循環器疾患に例えれば，内科医は頻度の高い心疾患に，気づき，診断し，治療するための一般的な知識を持っている．しかし，必要な場合には，循環器科の専門医にコンサルトしたり患者を紹介したりするだろう．内科医は，精神科疾患に対しても同様の態度で望んでほしい．内科医が，精神科的疾患に気づき，診断し，治療して，必要な場合は精神科専門医に相談できるようになるべきである．

■この本の構成

　本書の章の展開は，総論に始まり各論に通じている．1章では，使用頻度の高い精神医学の用語を定義し，本書の概要を示す．精神医学という言葉が何を意味するのか，そしてプライマリ・ケアの現場で精神医学はどのように関わりをもつのかを述べる．最も重要なポイントは，精神症状と精神疾患をわかりやすく使いやすくするために，「MAPSO」という構造化された診断分類を提示していることである．MAPSOとは **M**ood Disorders（気分障害），**A**nxiety Disorders（不安障害），**P**sychoses（精神病群），**S**ubstance-induced disorders（物質関連障害），**O**rganic or other disorders（器質性／その他の障害）という，

精神障害の項目のイニシャルを並べたものである．2章では，臨床医の視点から，いつ，どのようにして，潜在的な自殺のリスクを評価するのかについて述べる．自殺既遂は比較的稀な出来事であるが，自殺傾向は段階的な拡がりをもったスペクトラム的な概念として示される．

　本書の残りの章は，MAPSOに沿った各論としての精神医学的疾患について述べる．気分障害（3章～6章）と，不安障害（7章～10章）は本書の心臓部であり，これらはプライマリ・ケアの現場で最も頻度の高い疾患である．MAPSOのM（気分障害）セクションは4つの章に分けられ，それぞれが，ありふれた疾患である気分障害について，①存在に気づく，②診断する，③治療する，という展開で書かれている．3章は，うつ病を如何に認識して診断するかについて，4章は大うつ病性障害と気分変調性障害の初期対応について，5章は大うつ病性障害と気分変調性障害の初期対応がうまくいかなかった場合について，6章は双極性障害について述べてある．

　MAPSOのA（不安障害）セクション（7章～10章）では，5つの不安障害を4つの章に分けて述べてある．7章ではパニック障害と全般性不安障害，8章では外傷後ストレス障害，9章では恐怖症，10章では強迫性障害について述べた．

　11章ではMAPSOのP（精神病群）セクションとして，精神病群の兆候と症状，抗精神薬の使用について述べる．精神病性障害にも該当しうる疾患として，内科医がよく遭遇する，統合失調症，大うつ病性障害，双極性障害の躁病エピソードを取り上げた．

　12章はS（物質関連障害）セクションの章であり，薬物依存の基本的概念を説明している．薬物依存の詳細については専門成書を参照してほしい．さらに本章ではステロイドやインターフェロンなど一般診療でよく使われる薬による精神障害についても述べた．さらに，精神障害に併存する薬物依存との相互作用について扱った．対象としたのはカフェインの乱用やニコチン依存と，うつとの関連についてである．

　最後のOセクションは器質的疾患とその他の項目である．13章では，認知障害と老年精神医学について述べ，いわゆる**「老年精神医学の3D」**として広く知られている，認知症（**D**ementia），せん妄（**D**elirium），老年期うつ（late-onset **D**epression）を挙げた．14章では，精神障害を有する患者に見られる，医学

的に説明困難な症状（Medically Unexplained Symptoms：MUS）について述べた．15章ではパーソナリティ障害，最終章の16章では成人の注意欠陥障害，摂食障害，女性特有のメンタルヘルスについて述べている．

あえて触れていない領域として，小児の精神疾患については言及しおらず，神経生物学（neurobiology）についてもほとんど触れていない．小児の精神障害に関しては，成人のADD（注意欠陥障害）の項目で僅かに扱うのみである．この領域は，精神医学体の中でも特殊であり，専門性の高い知識と研修が必要だからである．本書はあくまでも臨床に基づくものであるので，神経生物学による仮説は臨床の知見であると誤解される可能性があるので，本書の主旨と馴染まないと考え扱わない．

本書の各章は下記のように構成されている．
- 【精神障害の病名】と内科医
- 主要な概念と用語
- スクリーニングあるいは症例に気づくための戦略
- 対応
- Key Points

【精神障害の病名】と内科医

各章の冒頭において，テーマを明確にして，そのテーマと内科医との関連について示す．いくつかの章において，本書独自の概念を提示することがある．読者には，この冒頭の部分で概略を掴み，その後の部分を理解する助けになれば幸いである．

重要な概念と用語

このセクションは，テーマに関わる概念と基本的な用語を明確に定義する．この部分においてテーマの背景を，その章の主題（例えば，疫学，併存症，自殺リスクなど）に応じて解説する．臨床医としては，疾患についての基本的な概念を理解するだけでは不十分であり，精神医学的な用語に関する知識と理解が必要である．この用語とはすなわち米国の診断基準のDSM-IV（Diagnostic and Statistical Manual for Mental Disorders）に準じたものである．臨床医として診断と治療に関する能力を伸ばすためには，専門用語に関する知識が必須で

ある.何故なら,エビデンスを利用するにあたり,これら専門用語の知識が欠かせないからである.

スクリーニングあるいは症例に気づくための戦略

症例発見のセクションでは,臨床現場で対象となる患者を抽出するための戦略を示す.患者と医師の会話に必要な言葉は,専門文献の中の用語とは異なる.患者の前では,私たちはニューロパチーという用語を使う代わりに,シビレやピリピリする感じがあるかどうかと尋ねるであろう.精神医学的にも同様であり,医師は患者に対して,「あなたは躁であると感じますか?」と尋ねるのではなく,「眠らなくても平気?"ハイ"な気分がする?ヒトが変わってしまったような感じがする?」と問うべきである.このセクションでは,その章で扱う疾患について,どのようにすれば疾患の可能性に気づき,診断に繋げられるのかについて述べる.

治 療

精神疾患に対する基本的な治療は,薬物療法と精神療法である.各章では,それぞれの精神疾患に対する治療について述べている.この本の主旨に沿って,治療はプライマリ・ケアの現場において臨床医が行うとの前提に基づいており,精神科医として行う治療について述べるものではない.治療に関する本書の提示は,エビデンスがある限りエビデンスに基づいている.また,理解を深めるために症例を提示している.

Key Points

各章の終りにおいて,その章のまとめを示した.Key Points は ACP(米国内科学会)の Key Diseases book series から引用した概念である.

NOTES

1. In 1978, the Epidemiologic Catchment Area Study (ECA Study), sponsored by the President's Commission on Mental Health, coined the term "de facto mental health system" in systematically documenting that most patients with a psychiatric disorder turn to the general medical sector, not the specialty mental health sector, for treatment.i
2. Galanter M, Kleber HD, eds. *The American Psychiatric Publishing Textbook of Substance Abuse Treatment.* 3rd ed. Washington, DC: American Psychiatric Publishing, Inc; 2004.
3. For child psychiatry, the reader is referred to Wiener JM, Dulcan MK, eds. *The American Psychiatric Publishing Textbook of Child and Adolescent Psychiatry.* 3rd ed. Washington, DC: American Psychiatric Publishing, Inc; 2004. For more on neurobiology, the reader is referred to Schatzberg AF, Cole JO, DeBattista C. *Manual of Clinical Psychopharmacology.* 6th ed. Washington, DC: American Psychiatric Publishing, Inc; 2007.

1

プライマリ・ケアのための精神医学における基本的な概念と用語：MAPSO
Basic Concepts and Terminology in Psychiatry for Primary Care: MAPSO

■精神医学的な用語と概念を利用すること

　本書の目的は，内科医が内科疾患を診る時と同じように，精神障害を早く上手に診察することにある．内科医が内科疾患を診るときには，5分以内に鑑別診断や原因の絞り込みを行っているが，このように早く精神疾患の診察をするためには，精神疾患に関する用語と概念の体系を習得しなければならない．内科疾患の患者を早く診察している時には，医師は無意識的に仮説思考を用いているが，実際の診療で医師はアルゴリズムを考えているわけではない．患者の症状を聴きながら，医師は直感と連想を用いながら鑑別診断に直行しており，診断確定のための質問を行っている．この思考のプロセスの習得には，訓練と経験を重ねることが必要であるが，内科医の思考プロセスを実例で見てみよう．

　「50歳の女性が，急性発症の胸痛と息切れを訴えている」とする．内科医は無意識のうちに，年齢（50歳），性別（女性），発症形式（急性），症状（胸痛，息切れ）という要素をシャッフルして整理するが，通常，心臓，肺，胃腸，筋や骨などのような大まかな部位から検討するだろう．また，重症度や随伴症状，そのほかの内科的状態など，患者から得られた多くの情報により，医師はある特定の診断を導いている（例えば，心筋梗塞，肺塞栓，逆流性食道炎，肋間筋痙攣など）．さらに診断を絞り込むために，「動くと症状は悪化しますか？」，「食べると悪くなりますか？」などの質問をするだろう．経験豊かな医師は，頻度の高い疾患について精通しているものである．「精通している」とは，診断を鑑別するための用語や質問をよく理解していることである．内科医は，多くの疾患について状況に応じて，患者にわかりやすく説明しなくてはならないが，

ベテランの内科医は豊富な臨床経験を通じて，そのための必要な技術を習得している．

ところが，内科医が精神医学的な診察をしようとすると，内科的診察をするときのようにはいかない．これは精神医学的な診断を行うための言語体系，すなわち用語とその概念の体系を習得していないためであり，内科医が精神医学的な診察をする時には，いつもの仮説思考が使えていない．その結果，精神医学的な診断は軽視され，鑑別すべき多くの疾患の中で重要視されなくなる．臨床現場で，「ストレスのせい」とか「精神医学的な問題」などのあいまいな言葉を聞くことは多いが，「大うつ病性障害の再発」や「全般性不安障害」といった明確な専門用語を聞くことは少ない．このように内科学と精神医学が統合されていない結果，「内科的には悪いところはなさそうですね．あなたの状態はストレスが原因かと思われますので，精神科の専門の先生に診てもらってはいかがですか？」と患者は可哀相にも突き放されるような説明を受けることになる．

本書は，**内科医が精神科医になって精神医学的な診断をすべきであると提案しているわけではない**．内科医が精神科医になることを目指すのではなく，頻度の高い精神医学的な症状について内科医が患者と対話をできるようになることを目指している．エビデンスに基づいた臨床を行うためにも専門的な用語を理解する必要がある．内科医も，ある程度の精神医学的な知識は持っているが，内科医の使う精神医学的な用語と概念はあいまいで不完全であることが多い．さらに，それらの用語と概念を体系化した論理的なシステムをほとんど持って

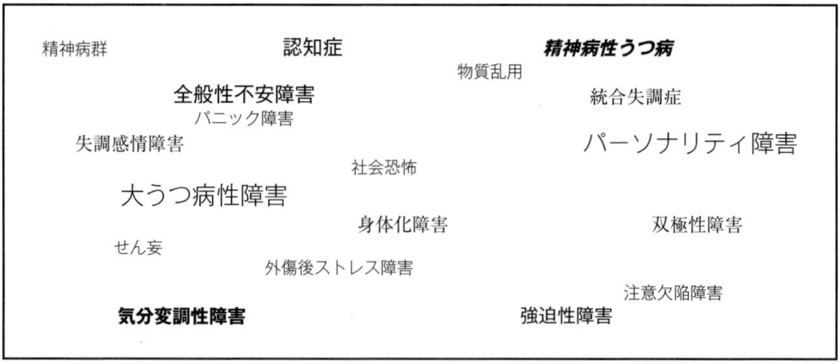

```
  精神病群         認知症                    精神病性うつ病
         全般性不安障害      物質乱用
                 パニック障害              統合失調症
    失調感情障害
                       社会恐怖         パーソナリティ障害
         大うつ病性障害
                        身体化障害           双極性障害
           せん妄
                    外傷後ストレス障害
                                               注意欠陥障害
       気分変調性障害              強迫性障害
```

図 1-1

いない．循環器病の領域において用語とその概念が体系化されているように，精神医学においても用語とその概念のシステムがないと，その知識は役立たない．内科医の精神医学の用語に対する認識を図1-1に示した．すべての用語が混沌として存在しており，コンピューター的に言うと「すべてのファイルがあるが，フォルダがない」状態と言える．

DSM-IV (Diagnostic and Statistical Manual for Mental Disorders, Fourth Edition,「精神疾患の診断・統計マニュアル 第4版」) とは，臨床医と研究者が拠り所にしている精神医学の参考書であり，6,000を越える徴候，症状，包括基準を18の診断カテゴリーに詳細かつ複雑に階層化するものである．最近の大部分の精神医学的研究やエビデンスの基礎は，DSM-IVに記載されている用語により理解し合えるようになっている．DSM-IVがつくられた本来の目的のひとつは，研究者と臨床医のコミュニケーションの改善である．そのため，DSM-IVでは記述的アプローチに基づいた診断システムとなっている．従来の伝統的な精神医学的診断法は，主観的で理論的な診断分類が用いられてきた．これに対して，DSM-IVは記述的で症候学的な分類システムであり，より客観的と言える．その結果，精神医学的な診断の信頼性が大きく改善してきた．精神科医は，日々増えている科学的エビデンスの基礎データを利用するために，DSM-IVという素材を体系化するための思考・認知の枠組みを発展させてきた．しかし，一般の内科医には精神科医とは異なるレベルのニーズとトレーニングが必要である．一般の内科医が精神疾患の臨床を学ぶ際に必要なのは，それに適した環境や学習課程に合った知識体系である．

■MAPSO：内科医が臨床現場で使うための精神医学的診断システム

本書では内科医が臨床現場で精神医学的診療を行うためのシステムとして「MAPSO」(**M**ood（気分障害），**A**nxiety（不安障害），**P**sychoses（精神病群），**S**ubstance-induced（物質関連障害），**O**rganic（器質性障害），Other disorder（その他の障害））というシステムを用いている（図1-2）．MAPSOは，①主要な

Mood	**A**nxiety	**P**sychoses	**S**ubstance-Induced	**O**rganic and Other

図1-2

症状，②重要な病因，そして③一般内科外来で最もよく遭遇する精神疾患，の各概念を統合している．人間の脳は18もの診断カテゴリーを簡単には扱えないので，あえて5つに分類した．5つまでならすぐに覚えることが可能である[1,2]．MAPSOという概念を用いることで，内科医は精神医学的な用語と概念を階層的なシステムとして使えるようになる．用語と概念という「ファイル」が，M（気分障害），A（不安障害），P（精神病群），S（物質関連障害），O（器質性/その他の障害）という「フォルダ」に分類されるのである．MAPSOを用いることにより，内科医はこれまで内科疾患に用いていたような仮説思考を精神医学領域でも使えるようになる（表1-1）．

　MAPSOは精神医学的情報を内科医のために大まかに体系化したシステムであり，**内科医の臨床現場における意思決定に有用である**．しかし，精神科専門医に対しては大まかすぎて良いシステムとはいえない．精神科専門医にとってMAPSOが不十分な理由は，精神科専門外来に必要な精神医学的知識のすべてを網羅していないからである．

　DSM-IVは18のカテゴリーを均等な重みづけでカタログ的に羅列してあるので，内科医にとっては実用的とは言えない．精神科医は，毎日の精神医学的な診療において18のDSM-IVカテゴリーから診断を行う経験を積み重ねている．しかし，内科医にとってDSM-IVは詳しすぎると言える．そもそも内科医は，精神科医のように精神科的情報や診断カテゴリーのすべてを網羅するつもりはないし，精神医学よりも内科学という本来の広大な専門領域を追及しなくてはならない．DSM-IVが有用なシステムであることは間違いないが，本書において診断のバイブルとするつもりはないし，内科医の患者診察のためのツールとして使用する意図はない．

■精神的症状について患者と話し合うこと

　「患者は自分の精神的な症状について内科医と話し合うことを望んでいない」と考えがちであるが，それには根拠がない．WHOが行った多数の国と地域にまたがる研究により，「患者は自分の身体症状と同じように，自分の精神症状についても尋ねられさえすれば，それに答えることを望んでいる」という結果が得られている．患者が内科医に身体的な症状しか言わず，精神医学的な症状

表 1-1　MAPSO 精神医学的な体系化した基盤

気分障害 Mood	不安障害 Anxiety	精神病群 Psychoses	物質関連障害 Substance-induced	器質性とその他の障害 Organic and Other
大うつ病性障害 単一エピソード vs 反復性エピソード	全般性不安障害 (GAD) パニック障害	統合失調症 失調感情障害 双極Ⅰ型障害 (躁病) 精神病性うつ病	すべての精神活性化物質： 市販薬 処方薬 植物性サプリメント カフェイン	器質性精神障害 （一般の身体的状態が原因になるもの） 医薬品によるもの 認知症
気分変調性障害 2年間の小うつ病	外傷後ストレス障害 (PTSD)	認知症 "器質性" 精神病 (せん妄)	ニコチン アルコール 大麻	HIV 外傷性脳損傷
双極性障害 双極Ⅰ型障害 双極Ⅱ型障害 気分循環性障害	強迫性障害 (OCD) 恐怖症 社会恐怖 特定の恐怖		コカイン オピオイド 刺激物 中毒 副作用 離脱症状 長期の影響	その他の精神医学的障害 パーソナリティ障害 身体化障害 摂食障害 注意欠陥/多動性障害 (ADHD)

について言わない理由は，「内科医には話さないのが普通だ」と患者が感じているからである[3]．患者がそのように感じているとしても，内科医に対して精神医学的な症状について話すことに抵抗を感じているわけではない．精神医学的な症状について話し合うことを嫌っているのは，おそらく内科医であって患者ではない．WHOの研究結果では，医師－患者関係が良いほど身体的だけではなく精神医学的な症状についての会話が多い，と示されたことは当然かもしれない．

　MAPSOを使うことによって，一般内科外来の中で精神医学的な症状を取り扱うときに，内科医の「仕事用の頭脳」の中で精神医学的な概念を扱うことができるようになるため，内科医は精神医学用語を自分の臨床の中で使いやすくなるだろう．

■精神障害とは何か？

　精神障害とは，いくつかの異常な症状があり，それらが一定期間持続した結果，日常生活全般に著しい支障を来したときに診断される．日常生活は，個人的な活動，職業活動，社会的な役割など複数の領域にまたがっている．したがって実際の診断過程は，このような症状群を同定してはい完了というわけではない．臨床判断はそれから，症状の一群が実際に精神障害といえるか否かに関してなされる．DSM-IVでは，すべての精神障害を取り上げ，その包括基準と各障害の症状について詳しく述べてある．DSM-IVは，精神科的な研究のための素晴らしいシステムであることは間違いないが，内科医が一般臨床の中で用いるためには適切ではない．第1の理由として，大部分の精神障害の患者が1つの診断名では捉えられないからである．実際の臨床では，1人の患者に複数の精神科的な診断が存在し，それぞれの診断名が様々な程度に混合している．DSM-IVはその個々の要素となる精神科診断のカタログのようなものである．第2の理由として，DSM-IVは診断基準となる症状のリストであり，スクリーニングのための質問は用意されていない．DSM-IVの役割は，精神障害の研究のために定まった信頼性のある基準を提供することである．精神障害は境界のはっきりしない事象を対象としており，病因により定義されていないこともポイントである．内科疾患でいえば，肺炎球菌性肺炎やホジキンリンパ腫は他の

疾患との境界が明瞭であるが，高血圧や片頭痛は正常と異常の境界が不明瞭な疾患である点が精神障害と類似している．

　MAPSOがDSM-IVと異なる点は，基本的な症状カテゴリー（気分/感情，不安，精神病群）だけではなく，病因としての分類を取り込んだ点にある（物質誘発性，一般身体疾患によるなど器質性）．また，5つに分類を制限することで，内科医は患者を診ながら「仕事用の頭脳」の中でこれを取り扱うことができる．このアプローチは胸痛を主訴とする患者を診るときに臓器システム（心臓，肺，消化器，筋骨格系）で，病因を検討することに類似している．

　内科医だけではなく精神科医も間違えやすいことは，患者の症状がDSM-IVの診断基準に症状が合致したとき，その精神障害があると断定してしまうことである．例えば，ある女性が，「気分が動揺し，涙もろく，気力が減退し，体重が増加し，睡眠が障害され，心配事が多く，仕事に毎日行くことができない」場合には，DSM-IVの大うつ病性障害の診断基準に合致しているので大うつ病性障害と診断可能となる．しかし，妊娠でも同様の症状は呈するし，更年期障害や甲状腺機能低下症でも，大うつ病性障害の診断基準の症状に合致することがある．また，これらの疾患以外にも，同様の症状を呈することがある．精神障害と診断するためには，診断基準を満たすことが最低限必要であるが，DSM-IVで列挙された診断基準の症状のすべてを有する患者はめったにいない．患者の症状や症候とDSM-IVの基準とをよく対比させることで，精神医学におけるエビデンスをもっと正確に臨床に用いることができるようになる．精神医学的な診断とは，総合的な臨床判断であり，患者の症状，症状の重症度，患者の様々な機能障害の程度を医師が総合的に評価して診断に至るものである．精神医学的な診断は，決して症状のチェックリストだけでなされるものではなく，常に医師の臨床的な判断に基づく必要がある．この臨床的な判断は，基本的には患者との面接によって得られた情報に基づいている．

■スクリーニングのための質問

　スクリーニングのためPRIME-MD（the Primary Care Evaluation of Mental Disorders）のようなツールは存在するが，アルゴリズム的であるため臨床現場では使いにくい．DSM-IVの診断基準をスクリーニング用の質問として使う

と，「快感消失はありますか？」とか「広場恐怖を経験したことは？」というような，専門用語だらけでわかりにくい質問になってしまう．本書では，MAPSOに含まれる精神疾患とその症状に対する基本的なスクリーニングのための質問を用意している．例えば「気分が落ち込んでいますか？」という質問は気分障害（大うつ病性障害，気分変調性障害）の診断に対して感度が約90％あるが，特異度は57％しかない．しかし，「大好きなことをしているはずなのに，楽しいと感じられませんか？」という興味と喜びの喪失・低下（anhedonia）に対しての質問を加えると，感度が95％に増加し，特異度も90％に増加する．

良いスクリーニング質問とは

ある症状に関して患者と会話をするためには，専門性の高い言語と技術が必要になる．内科的な例として，一般人は下痢という症状についてどう説明したらよいか判らないが，内科医は疾患を知っているので（例：吸収障害による2次性の下痢など），下痢という症状について適切なスクリーニングを行う会話の技術を持っている．一般人にとって尋ねにくかったり，尋ねることを思いつかなかったりするような質問をできることが医師の専門性である．例えば下痢の患者への質問の場合は，「夜中に下痢で起きてしまいますか？」，「ひどい悪臭がしますか？」，「便器に油分のように見える成分はありませんか？（脂肪吸収不全の兆候）」などである．下痢症状にも，うつ症状にも共通する良いスクリーニングのための質問とは，

- わかりやすい言葉を用いて，専門用語を避ける．
「何をするのが好きですか？楽しんでいることは何ですか？」（快感消失症のスクリーニング）
- できるだけ明確に，症状を定量的に表現する．
「普段の日には，何時に眠ろうとしていますか？」（不眠のスクリーニング）
- 解釈を含まない尋ね方を保つ．
「最後にビール，ワイン，またはウィスキーを飲んだのはいつのことですか？」（「お酒を飲みすぎてしまうことはありますか？」ではない）
- オープンな質問と，クローズな質問のバランスを保つ．
「うつのために生活はどんな影響を受けましたか？」（完全にオープンな質問であれば「いかがお過ごしでしたか？」．完全にクローズな質問であれ

ば「うつは，あなたの睡眠，食欲，集中力，性欲，他人と一緒にいたいと思う気持ちに影響しましたか？」)
- まず説明してから，質問する．
「うつ病といわれる人の中には，時に落ち込みと反対の気分を感じる人もいます．そんなときは，じっとしていられないように感じたり，エネルギーに満ち溢れて感じたりするものです．そんな気分になったことはありませんか？」(躁病エピソードのスクリーニング)

精神障害診断のためのスクリーニングと，その的中率について

　精神障害のスクリーニングによる的中率は，一般に内科疾患に関するスクリーニングとあまり変わらない．スクリーニングまたは症例に気づくための質問は，診断のための質問や手段とは異なる．患者が「労作後の胸痛を感じたことがある」と答えた場合には，より詳しい検査が行われ，狭心症の症状があったからといって，それだけで治療を行うわけではない．同じことが精神障害に対しても言うことができ，「気分が落ち込んでいますか？」という質問は，とても感度がよいが特異的ではない．スクリーニングの1質問が陽性だったからといって，大うつ病性障害の治療を開始してよいわけではない．

　スクリーニングの質問により症状が検出されたとき，診断を確定するための質問がさらに必要であり，それが成されて初めて治療が開始されるべきである．一般的な原則として，症状の数が多いほど疾患である可能性が高まってくる．ある精神障害のスクリーニングのための質問に偽陽性であった場合には，それは別の精神障害の存在を示唆しているのかもしれない．例えば「気分が落ち込みますか？」に「はい」と答えて，その後の詳細な質問により大うつ病性障害が否定された場合には，患者は不安障害，他の精神障害，大うつ病エピソードの初期の段階，うつ病の前駆段階などの可能性がある．偽陽性と判断された患者では，長期に経過をみると，陰性と判断された患者と較べて，機能的な障害がより大きく，医療介護サービスをより多く利用していた．医師は，精神障害のスクリーニングで偽陽性となった患者についても，経過観察のための戦略をもつべきである[4]．

精神障害の家族歴に対するスクリーニング

　精神障害の家族歴は，多くの精神障害で発症のリスクが高くなる．一連の症状が精神障害といえるかどうかを診断するとき，家族歴のスクリーニングは重要な情報になる．これは胸痛を訴える患者を診るときに，虚血性心疾患の家族歴が有用であることに似ている．しかし，患者が精神医学的家族歴に関して真実を言わない場合があることが，虚血性心疾患のスクリーニングと異なる点である．それは，精神医学的家族歴を不名誉なことと考えていたり，患者当人が家族にも自分の精神疾患のことを言わなかったり，診断治療を受けたことがなかったりするためである．

　精神医学的な家族歴を尋ねるには，「これまで同じような症状をもった家族や親戚はいませんでしたか？」と質問すれば心理的な抵抗を避けることができる．精神障害の家族歴は，診断の特異度を増加させる．つまり，精神障害のスクリーニングで家族歴が陽性であったとき，患者の症状の原因が精神障害である可能性は増加する．しかし，家族歴が陰性であったとしても精神障害の可能性が有意に減少することはない．

KEY POINTS

- 医師は，症状のパターンを認識して仮説を立てることにより，臨床的な診断を早く正確に行うことができる（仮説思考）．
- この連想的な認知のプロセスを医師は無意識に行っていることが多い．そしてこの仮説思考を実践するためには，医師は直面している疾患に関する基本概念と用語を理解していなくてはならない．
- MAPSO により，非精神科医が精神医学の基本的な用語を整理して捉えることができる．
- ほとんどの患者は，精神医学的な症状についても，尋ねられさえすれば身体症状と同じように話してくれる．
- 精神医学的なスクリーニング質問は，他の医学領域におけるスクリーニングと同じような感度を有している．
- 精神医学的診断のポイントは，まず上手に実用的なスクリーニ

ング質問を行い，それに続いて診断確定のための質問を行うことである．
- 異常な症状が複数存在し，それらがある期間持続し，そのために日常生活の多くの領域（個人・職業・社会的役割）で機能が著しく障害されたとき，精神障害と呼ぶ．
- 最終的に患者が精神障害をもつかどうかを決定するのは，医師の臨床診断による．

REFERENCES

1. Miller GA. The magical number seven, plus or minus two: Some limits on our capacity for processing information. *The Psychological Review*. 1956;63:81-97.
2. Gobet F. Expert memory: a comparison of four theories. *Cognition*. 1998;66:115-152.
3. Simon GE, VonKorff M, Piccinelli M, et al. An international study of the relationbetween somatic symptoms and depression. *NEJM* 1999;341:1329-1335.
4. Leon AC, Portera L, Olfson M, et al. False positive results: A challenge for psychiatricscreening in primary care. *Am J Psychiatry*. 1997;154:1462-1464.

KEY REFERENCES

First MB, ed. *Diagnostic and Statistical Manual of Mental Disorders*. 4th ed.Washington, DC: American Psychiatric Association; 2000.

Kendler KS. Psychiatric genetics: a methodologic critique. *Am J Psychiatry*. 2005;162(1):3-11.

Kupfer DJM, First MB, Regier DA. *A Research Agenda for DSM-IV*. Washington, DC:American Psychiatric Publishing, Inc.; 2002.

Kendler KS. Reflections on the relationship between psychiatric genetics and psychiatric nosology. *Am J Psychiatry*. 2006;163(7):1138-1146.

Zimmerman M. *Interview Guide for Evaluating DSM-IV Psychiatric Disorders and the Mental Status Examination*. East Greenwich, RI: Psych Press Products; 1994.

2

自殺傾向のスペクトラム
The Spectrum of Suicidality

■プライマリ・ケアにおいて自殺傾向を見つけるには

自殺（suicide；自分自身の殺害）は比較的稀であるが，自殺傾向（suicidality；生き続けることをしない考え，または生き続けることのためらい）は，重症精神障害患者に非常に多くみられる．このような重症精神障害は決して精神科専門外来にのみ多いわけではなく，一般の臨床外来にも数多く存在しているのが実情である．内科医の精神疾患に対する知識が増えることによって精神科的診療技術が向上すれば，より多くの自殺傾向を発見することになる．たとえ患者の自殺傾向を発見できなかったとしても，重症な精神障害には，自殺傾向の存在の頻度が高いことを忘れてはならない．例えば，胸痛のように，時に自殺傾向は緊急性を有することもあるが，ほとんどの場合は緊急性に乏しいものである．どのような症例においても，胸痛または自殺傾向を有する患者を，きちんと評価できる知識とスキルが内科医には必要である．

■疫　学

自殺は米国の一般人口において年間10万人あたり12人の割合（訳者注釈：日本では2004年で年間10万人あたり25.5人）で発生する．自殺例の90％以上に何らかの精神障害があるとされているが，このデータは『心理学的剖検（psychological autopsies）』による後ろ向き調査によるものなので信頼性には問題がある．しかし，これに代わる発生率の検証法がないことも事実である．自殺を遂げた人々の精神障害の内訳は，うつ病が50％，アルコールおよび薬物乱用が20〜25％，統合失調症もしくは双極性障害が10％である．合計が100％を越えているのは，2つ以上の精神障害が重複しているためである．多くの教科

書では，うつ病（15％），物質乱用（15％），統合失調症（10％）という高い生涯自殺率が報告されている．しかし，この数字は精神障害での入院患者を対象とした古い研究に基づいているために，過大な数字と考えられる．多数の外来患者をも対象とした最近の研究では，自殺率はうつ病で6％，アルコール依存で7％，統合失調症で4％と示されており，自殺の危険はより低いものの依然として有意である．外傷後ストレス障害（PTSD），パニック障害，パーソナリティ障害のような衝動性を有する精神障害も自殺の危険因子となる．一般にすべての精神障害は，健常者と比較して，自殺についてより高いリスクを有している．

■自殺傾向のスペクトラム

自殺企図（suicide attempts）はすべての精神障害において可能性があり，生命を脅かしうる．"自殺（suicide）"もしくは"自殺既遂（completed suicide）"という用語は実際の行為を意味している．希死念慮（suicidal ideation）と自殺傾向（suicidality）は思考と感情の連続的な概念である（図2-1）．つまり，最初は悲観から始まり，絶望感に至り，ここに居ないこと（例：眠っていて目覚めない――必ずしも死ぬ必要はない）を想像するようになり，死ぬことを考え，死にたいと思うようになり，自殺を企てるようになり，実際に実行するに至る（訳者注釈：このような境界の不明瞭な連続的な範囲の概念を，スペクトラムと呼ぶ）．

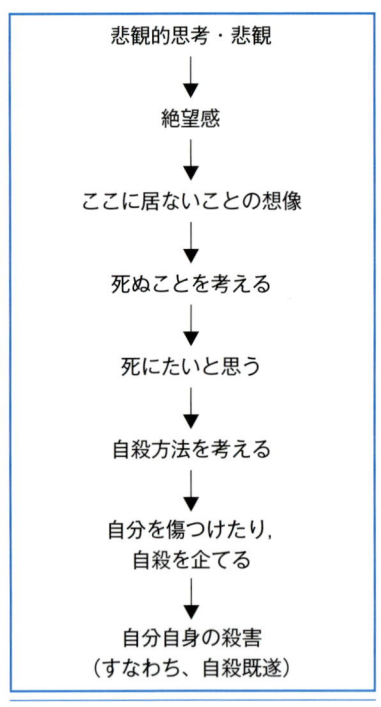

自殺スペクトラムのうち，軽いものは重症の精神障害によくみられるが，自殺既遂は比較的稀である．米国では，年間500万人の人が自殺について考えるが，実際に自殺を実行する人は3万人に満たない．何十年もの間自殺（すなわち危険

```
悲観的思考・悲観
      ↓
    絶望感
      ↓
ここに居ないことの想像
      ↓
  死ぬことを考える
      ↓
  死にたいと思う
      ↓
  自殺方法を考える
      ↓
 自分を傷つけたり，
   自殺を企てる
      ↓
  自分自身の殺害
 （すなわち，自殺既遂）
```

図2-1

因子）の疫学的な相関が研究されてきたが，自殺傾向を予測できる臨床現場で使えるようなスクリーニング法はいまだにない．危険因子と言われるものすべてをスクリーニングしたとしても，偽陽性と偽陰性が多すぎるのである．自殺を予測することができない以上，内科医は患者の自殺傾向をしっかりと評価して，その患者に特有の危険因子と自殺防御因子の組み合わせた対策を立てなければならない．こうした対策を行ったとしても，自殺のリスクは決してゼロにはならない．

　自殺傾向を評価するためには，臨床医はもっと自傷の意図に気を配らなくてはならない．絶望感やそれにまつわる感情（悲観，悲観的思考，意気阻喪）は，精神障害，特に気分障害の重症度をよく反映する．希死念慮を評価するときには，まず重症度の低い方（図2-1の上側）から始め，より重症な考えへと進んでゆくとよい．また，患者は自殺よりも絶望感やマイナス思考について抵抗なく話すので，この連続したスペクトラムの中で潜在的な自殺傾向を評価することにより，**内科医のみならず患者も背後にある精神疾患の重症度を把握することができる**．

　自殺傾向のスクリーニングは，アルコール依存のスクリーニングと同じである．「あなたはアルコール依存ですか？」と聞くことは，余りにも唐突であり有効とは言えない．「あなたは自殺を実行してしまいそうですか？」と聞くことも建設的ではない．患者に希死念慮について聞くときには，内科医はスペクトラムの軽い方から始めるべきである．より重症な状態にある患者(すなわち，自殺を計画したり，それを実行しようとしたりしている）を同定することは重要であるが，より軽症なリスクの患者を同定することも，より早期の予防的介入に繋がるので重要である．スペクトラムの軽症側（図2-1の上側）を同定する質問は，疾患の**重症度**の判断に非常に役立つ．さらに，患者が自殺傾向を率直に否定した時にも，潜在的な自殺のリスクの判断が可能となる．

　精神障害に伴う絶望感やマイナス思考は，患者の苦悩と機能不全の中核を成している．患者の絶望感や無力感（すなわち自殺傾向のスペクトラム）の深さは，疾患の重症度を表す良い指標となる．さらに，臨床医が自殺傾向のスペクトラムを認識し，治療の対象とすることにより，患者はより良く回復するであろう．

　Box 2-1に，より低い自殺のリスクから高いリスクへと進む質問を示した．

> **Box 2-1 スクリーニングのための質問事項：自殺傾向のスクリーニング**
>
> あなたは希望を感じていますか？
> あなたが将来楽しみにしていることは何でしょうか？
> あなたは人生に生きる価値がないと感じたことがありますか？
> あなたは「眠ったらもう目覚めなかったら良いのに」と思ったことはありますか？
> あなたは「死」や「死ぬこと」について考えることが増えましたか？
> こうした考えがあなた自身の生活に影響をおよぼしたことがありましたか？
> 自殺する方法について考えたことはありますか？
> あなたは今、自殺しようとしていますか？

このアプローチは，はっきりとした希死念慮がある時に，より深い会話のきっかけとなる．自殺に関する考えを伴わない単純な絶望感や落胆を，患者は精神障害による症状であると気がついていない．絶望感や落胆には原因となるストレスがあることが多いため，絶望感はしかたがないものとして捉えられ，症状としての希死念慮であるとは認識されない．患者に原因となるストレスがないときは，絶望感の論理的な原因がないので，自分が「おかしい」と感じている．絶望感などの思考や感情は，疾患（大うつ病性障害など）による症状であり，治療すれば治るものであることを医師が説明すると患者は安心するものである．例えば，「内科的疾患であるリウマチの痛みが抗炎症薬で良くなるように，患者の精神的症状である絶望感も抗うつ薬で良くなる」というような説明がよい．

> **Case Study**
>
> Aさん（58歳女性）は，気分変調性障害の長い病歴を有している．彼女はうつ状態が悪化して来院した．症状の重症度を評価するため，あなたは「あなたは将来について希望を感じていますか？」と質問したところ，彼女は「もう将来なんて，どうでもいいんです」と答えた．あなたは，さらに「どれくらいつらい感じなのでしょうか？」と聞くと，彼女は「そうね，自殺しようとは決して思っていないけど，今，神様が私を天国につれていってくれてもいいわって感じかしら」と答えた．
>
> この例で，医師が「あなたは自殺するつもりですか？」とのみ聞いたなら，彼女は率直に「いいえ」と答えたであろう．しかし，それでは彼女の現在の気持ちや考えを本当に捉えたことにはならない．自殺傾向についてアプローチすることにより，より深いコミュニケーションが得られ，障害の重症度，自殺の防御因子の有無，診断のための情報を得ることに繋がっている．Aさんのケースをこの章を通じて詳しくみてゆこう．

■自殺のリスク評価

まず自殺の考えを大まかに掴んだら，希死念慮についてより詳細かつ直接的な質問をする．すなわち，希死念慮の①出現時期，②頻度，③方法，④方法の致死性，⑤計画の具体性，⑥方法の現実性，について確認する．潜在的に自殺傾向をもつ患者すべてに対して，銃器の入手の可能性（訳者注釈：日本では銃の代わりに薬物あるいは道具を用意）について確認すべきである．Box 2-2 の質問例は役に立つかもしれない．

> **Box 2-2　質問例：自殺のリスク評価**
>
> あなたが最初に死ぬことを考え始めたのは，いつのことですか？
> 自殺のことばかり考えてしまいますか？それとも時々考えるだけですか？
> 考えるだけでなく，自殺の計画まで立てたことはありますか？
> その計画をより具体化させたことはありますか？
> 実際に実行に移そうとしたことはありますか？
> あなたは銃を手にいれられますか？（訳者注釈：日本では銃の代わりに薬物あるいは道具）

次に，患者の希死念慮に対抗するためには，臨床医は患者の「生きる理由」について話さなければならない．将来の計画について真剣に考えたり，患者を支える人たちに思いを寄せたり，「宗教的な教条」のような直接的な禁止を用いたりすることが有用である．Box 2-3 の質問は，患者がこれまで考えてみなかった角度から状況をみるきっかけになる．

> **Box 2-3　質問例：自殺を止める**
>
> あなたが死ぬことを実行しないでいる理由は何ですか？
> あなたの困難を助けてくれる人は誰でしょう？
> 将来にどんな計画がありますか？
> あなたが死んだら，周りの人はどれだけ傷つくと思いますか？

■自傷行為と自殺企図の違いとは？

　自傷行為（Deliberate Self-Harm：DSH）は，臨床的な集団でも非臨床的な集団（一般人口集団）でも一般に存在する．自傷行為は密かに行われ，報告されないので，誰も気づかないことが多い．軍の入隊者における最近の研究では，入隊者の約 4 ％に自傷行為の経験があると報告されている[1]．自傷行為は特に境界性パーソナリティ障害と関連している．境界性パーソナリティ障害は，DSM-IV の中で診断基準に自傷行為を含む唯一の診断名である．しかし，自傷行為は不安障害（特に PTSD），物質依存，摂食障害，統合失調症の患者にもみられる．自傷行為のうち，皮膚自傷（70％）が圧倒的に多いが，自分でぶつける・殴る（21 〜 44％），皮膚熱傷（15％〜 35％）も多い．医師は，自傷行為を見つけたときには，自殺傾向を評価することが重要である．しかし，自傷行為をする患者では，自殺するつもりがないことが多い．自傷行為を見つけたときには，精神科専門医へ紹介することが適切であるが，患者の自殺傾向が弱く，危険がないと判断すれば外来で診てもよい．

■危険因子

自殺既遂の危険因子

自殺の危険が明確にあると判断した場合は，次の4つの要素に分けて考えるとよい．

1. 生涯における自殺の危険に関わる慢性的な自殺しやすさ
2. 今現在の自殺傾向に関わる急性の誘発因子
3. 防御因子：あれば急性または慢性の危険が軽減し，なければ自殺の急性が増大する
4. 自殺計画の致死性

精神障害の患者を診る時には，自殺傾向のスペクトラムを適切に評価し，自殺の危険を正確に特定することが欠かせない（表2-1）．そのためのスキルは，胸痛と胸痛に微妙に似ているものとの違いを鑑別する時のスキルと類似している．胸痛患者の多くが心筋梗塞ではないので，内科医は胸痛の患者のすべてを血栓溶解療法のために救急室に送るべきではないように，希死念慮をもった患者のすべてを精神科救急へ入院させるために送るべきではない．

表 2-1　自殺の危険因子

慢性（素因的）	急性（促進因子）	防御因子	致死性の高い因子
男性	最近の喪失体験	結婚	既遂の見込み（すなわち，深刻な自殺手段）
高齢（>65歳）	精神障害の悪化	信仰する宗教	
白人またはアメリカ先住民	身体疾患の悪化	家庭内の子供の存在	
自殺企図の既往	衝動性	積極的な社会的支援	深刻な自殺手段
精神障害	銃器や自殺手段への接近		自殺計画の綿密さ
慢性身体疾患	薬物依存		発見されにくい場所での自殺の実行
自殺の家族歴	致死性の高い自殺計画		
慢性疼痛			
薬物依存			

■自殺の慢性的（素因的）な危険因子

　慢性的（素因的）な自殺リスクとは，自殺の危険因子を形成する固定的な条件のことである．自殺リスクに関わる疫学的因子として最も研究が進んでいるものは，性別，人種，年齢である．男性は女性よりも少なくとも4倍は自殺しやすい．しかし，女性は男性の約10倍の自殺企図や，自殺をするふりをする傾向がある．白人とアメリカ原住民は，アフリカ系アメリカ人，ヒスパニック，アジア人よりも有意に自殺率が高い．米国では自殺者の73％は白人である．年齢も危険因子として重要であり，特に男性において70代から自殺率は劇的に増加する．

　自殺企図の既往があると，その後の自殺企図・自殺既遂の可能性が有意に高くなる．どんな形であれ自殺企図の既往が存在するときの自殺危険率は，他の精神疾患における自殺危険率の約40倍に達する．

　精神障害に伴う急性または慢性の自殺リスクは，患者の経過と症状の活動性に関連している．回復中や寛解中などに落ち着いていた症状が，再燃・再発により悪化した場合には，潜在的な自殺しやすさも急に悪化している．経過に注目し，患者の病状が進行性に悪化しているのかどうかが自殺のリスク評価に役立つ．例えば，統合失調症患者の発症初期の自殺リスクは，慢性期の統合失調症患者の自殺リスクよりも高く，統合失調症における自殺の60％は，初回入院より6年以内に生じている．物質依存，特に重症のアルコール依存症は慢性の自殺リスクである．例えば，長い経過のあるアルコール依存症患者では，社会的な繋がりを失い孤独感・疎外感を感じていることがある．このような状況に加えて，身体疾患の発症，離婚，失業，喪失体験などが突然生じた時に，自殺の危険はさらに高まる．また，酩酊状態は自殺の危険のひとつであるが，シラフに戻ればその危険は消失する．

　慢性の自殺リスクが高い患者では，精神科医にコンサルトしながら診るべきである．例えば，何度も過量服薬と入院を繰り返す患者を考えてみよう．この患者では，おそらく常にある程度の希死念慮があり，慢性的な自殺リスクが高いと言えよう．パーソナリティ障害を伴う慢性的な自殺傾向をもつ患者では，入院しても慢性的な希死念慮が消えるとは思えないので，精神科入院は最後の手段である．逆にそのような患者は入院することにより，逃避や退行欲求を満

たすことを通じて希死念慮が強まる可能性もある．慢性的に自殺の危険が高い患者に有効な入院治療とは，まず落ち着かせ，次に外来治療プログラムに乗せることを目的とした短期間の入院である．このような複雑な症例では，専門家によるマネジメントが必要である．

■自殺の促進因子

　うつが悪化し，強い絶望感，精神的な苦痛，恥辱，屈辱を感じている時には，急性の自殺の危険が増大する．うつ症状にパニックや強迫などの極度の不安を伴ったり，躁症状を伴ったりする場合には，特に自殺のリスクが高い（4章，6章を参照）．初期治療の目標は，これらの増悪する症状のコントロールである（4章，6章の「治療」の項を参照）．最初の数回のうつエピソードの時に自殺のリスクが最も高く，特に老年期のうつ病において顕著である．これは，双極性障害や統合失調症についても同様である．この傾向は，疾患の初期に自殺する症例の多くでは，その診断が確定されていないか治療が開始されていないためである．疾患の初期に自殺の危険は高いが，疾患の経過全体を通じて一般健康人よりも自殺の危険は高い．

　精神病症状がある場合，特に命令性の幻聴や強い迫害妄想がある時には，希死念慮は極めて危険であり，緊急性がある（精神病症状については11章を参照）．

　離婚や失業などの社会的な損失があった時にも，急性の自殺リスクが高くなる．晩年近くになっての配偶者の喪失は，特に危険が高い．また，身体疾患に社会的な損失が加わった時には，自殺リスクは極めて高くなる．

　精神疾患と同様に，身体疾患も，急性または慢性の自殺の危険因子である．多くの身体的な疾患における自殺リスクの増大は，精神科的な疾患の併存の影響をうけている．特に大うつ病性障害の併存が多く，物質依存，パーソナリティ障害，せん妄などの併存も問題となる．60歳以上の自殺者の70％では，身体疾患が深刻な危険因子となる．慢性の身体疾患が存在すると，うつ病と物質依存の併存を生じやすいが，身体疾患自体が独立した自殺の危険因子と言える．癌患者，AIDS，腎不全，多発性硬化症のような神経疾患，気管支喘息，他の多くの身体疾患において高い自殺率が報告されている．米国で行われた大規模

疫学調査の NCS（The US National Comorbidity Survey）によるデータでは[2]，自殺企図に関して有意にオッズ比の高い 12 疾患が示されている．多くの身体疾患のオッズ比は 1.1 〜 3.4 であるが，AIDS，癌，喘息患者においては人口統計と精神医学的な変数を調整しても，一般人口に較べて自殺リスクが 4 倍高い．これらの身体疾患は，身体機能が低下や，慢性疼痛を有するために自殺のリスクが高くなっている．末期状態の患者では，速やかな死を強く希望していると誤解している医師もいる．これに対して，Breitbart's 2000 研究では，実際に，この願望のある癌患者は 17％に過ぎず，速やかな死を希望するかどうかは，うつ病の存在と強く関連しており，原疾患とは関連していないことが示されている[3]．

■防御因子

　自殺に対する防御因子があれば自殺の危険は減り，防御因子がなければ自殺の危険は増える．防御因子は人間関係に由来するものが多く，既婚者は，独身者（未婚・離婚・死別）よりも自殺リスクが低い．また，18 歳以下の子供を持つ家庭の大人にとって，その家族の存在が防御因子となり，雇用を得ていることや，意義の深い仕事に就いていることも防御的に作用する．
　これら防御因子を増やし強化することは，治療のポイントである．Case Study の A さんの場合でも，薬物治療に加えて人間関係を強化する治療プランが自殺リスク全体を減らすことになる．具体的には，孫との連絡を増やすこと，仕事における役割を強化して仕事を継続すること，教会関係の繋がりを強化するように関わること，などである．しかし，自殺の危険がゼロにはならないことに留意すべきである．
　宗教的な繋がりは一般的な人間関係よりも，さらに有効かもしれない．信仰と抑うつの関係を調べた研究は，高齢者が「大いなる存在」を信じることは，教会での活動であるか個人的な信仰であるかに関係なく，抗うつ効果をもつと報告されている．
　研究としては難しいが，「生きる意味」というのは，臨床的には極めて重要であろう．防御因子について患者と会話することには時間がかかるが，患者と医師の双方にとって貴重な情報が得られるであろう．

■自殺の計画の致死性

 患者が自殺を既遂する危険に関わる他の因子として，計画の致死性，計画の具体性，実行の現実性がある．一般的な原則として，より致死的と思われる自殺計画ほどリスクが高い．銃による自殺，首つり，一酸化炭素自殺，喉を切る，という方法を考えている患者は，過量服薬，リストカット，道路への飛び出し，自動車での自損を考えている患者よりも自殺の危険が高い．皮肉なことに，アセトアミノフェンやアスピリンの過量服薬をした人の多くが，それが本当に危険であることを知らず，実は自殺を真には意図していなかったことが多い．

 計画の具体性も重要である．過量服薬の致死性について情報収集（インターネット上にいくらでも情報がある），他人に発見されない場所や時刻に実行することを計画している場合は，何となく過量服薬についての話をする患者の場合よりも，ずっと危険である．

 最後に，自殺実行の手段がより現実的に入手可能である場合には，自殺の危険が高い．例えば，銃器の所有，インスリンやバルビツールのような危険な処方薬，臭化クマリン（訳注：殺鼠剤のひとつ）や殺虫剤のような他の毒物である．

■評価と介入

 内科医の問診やスクリーニングの技量が改善されると，思ったよりも多くの希死念慮を見つけることになる．自殺を考えている患者の多くは，切迫した自殺既遂の危険にあるわけではなく，緊急介入を必要としているわけでもない．以下に希死念慮をもつ患者への介入について，段階を追って示す．

- ■自殺についての現在のリスクと普段のリスクを評価し比較する
- ■自殺の切迫した危険があるかどうかを判断する（24〜48時間以内に自殺を実行しそうか？）．
- ■患者の利用可能なサポートシステムを探す
- ■患者の自殺計画と手段の致死性を評価する
- ■初期介入に相応しい環境（場・施設）を考える
- ■患者と共に，経過観察と緊急の連絡先を含めた介入計画を具体的に作る

- 自殺のリスク評価と介入計画を記録する

■現在の自殺の危険と普段の自殺リスク

現在の自殺の危険を普段の自殺リスク（可能であればそれ以下）まで引き下げることが，希死念慮をもつ患者のマネジメントのポイントである．重要なポイントは下記の通りである．

- 自殺の危険は決してゼロにはならない
- 変えられないリスクもある（例：性別，年齢，人種，既往歴）
- 普段から非常に高い自殺リスクをもつ患者もいる
- 完璧に評価して良いマネジメントをしても，自殺してしまう人もいる

突然，自殺リスクが増加した時には，リスクが安定している時よりも切迫した自殺の危険があることを示唆している．突然のリスクの上昇は，慢性的なリスクの上昇とは別に考えた方が良い．低い基礎リスクの人に，突然大きな変化（例；突然の病気，愛する人の死，物質中毒）を生じた場合には，リスクが持続的に高いわけではない．しかし，普段の自殺リスクが低いにもかかわらず，リスクの大きな変化により，自殺の危険が大きくなるのである．一方で，普段の自殺リスクの高い患者では，実際に高い自殺の危険をもっているが，その状態に何年も変化がない場合は切迫した自殺の危険は乏しいかもしれない．自殺既遂は稀であるが，自殺企図，自殺のふり，自殺について考えることは，精神障害では一般的であることを忘れてはならない．医師は必ずしも自殺を防ぐことはできないが，自殺企図や自殺既遂の潜在的なリスクを評価し，そのリスクを低下させることは可能である．

■切迫した自殺の危険について：24 〜 48 時間以内に自殺を実行しそうか？

患者が自殺について明らかな計画をもっていたり，実行する意図を確認できたりする時，あるいは，まさに自殺を試みた時には切迫したリスクがあること

は明確である．精神病や物質中毒のように意志疎通困難な患者も，切迫した自殺の危険があるかもしれない．その理由は，このような患者と繋がりをもつことが困難なためである．多くの危険因子の危険を測定するスケールは存在しないし，防御因子を定量する方法もないが，臨床的な判断のみがリスクを定量できる唯一の方法である．

患者の利用可能なサポートシステムを探す

　患者のサポートシステムを探すことは，自殺の危険因子を扱う上で最も重要な要素の一つと言える．患者の精神病症状が強かったり，最近，自殺企図をもったり，自殺の危険が極めて高いと考えられたりした時には，入院が最も安全である．しかし，患者の症状から外来で診ることが可能であると判断でき，さらに患者と一緒にいて積極的に協力する家族がある時には，自殺リスクが中等度であると考えられ，外来で経過をみてもよいかもしれない．これは患者を観察できる構造的な環境で生活している場合にも当てはまる．一方，社会的サポートが得られない環境で生活している患者では，自殺リスクが低いと判断されても入院が適切なことがある．このような決断は，精神科専門医に任せるべきである．有効なサポートシステムが存在するときは，治療環境にかかわらず治療計画にサポートシステムを含めるべきである．

初期介入に適した環境とは？

　治療介入を計画するとき，どの環境で治療を開始するかを決定することが重要である．臨床の現場の選択肢は，家か，病院かの2つしかない．安全を確保して治療を行うことと，法的・倫理的に拘束のない環境が求めることの両立は難しい．精神科への入院が制約されるようになったために，精神疾患の治療が外来で行われるようになった．ソーシャルワーカー，看護師，他のサービススタッフを利用することにより，リスクのある患者を外来で診ることが可能となった．もしも切迫した自殺の危険があるならば，入院して安全な環境とプロスタッフによるケアが必要である．

介入計画を明確にする

　患者と介入計画について詳細に話し合うことは，患者が積極的に治療に関わ

ることに繋がる．サポートシステムが利用できる時には，介入計画をサポートシステムに伝えることは，長期の治療や意志決定ために重要である．介入計画にサポートシステムを組み込むことに患者が拒否した場合には，医師は守秘性を守るために苦しい立場に立たされる（「守秘性」の項目を参照）．「安全のための契約」は頻回に用いられるが，これは，しばしば法的な根拠があるかのように過剰に誤って評価されている．「安全のための契約」は，「傷つけない契約」とか「自殺契約」と呼ばれることもあるが，本来は自殺傾向をもつ患者の管理のために考え出されたものである．「安全のための契約」は，治療の内容が状況により段階的に強化されることを明示するための道具である．「安全のための契約」が有効であるためには，患者との明確なコミュニケーションと，患者の治療への明確な同意が必須である．患者の同意が得られない場合は，精神科的入院の適応となる．「安全のための契約」はコミュニケーションのツールとしては有効ではあっても，それ自体は自殺を止める効果はない．

守秘性

　自分のうつ状態，特に自殺傾向について，「誰にも知らせていない」という患者は，対処が難しい．医師 – 患者関係において守秘性は基本である一方で，患者の安全を守るためには守秘性を破らなくてはならないことがある．一般には患者に切迫した自殺リスクがない限り，守秘性を破る必要はない．しかし，重要なサポートから孤立しているような患者に対しては，守秘性を破ることも妥当となる．サポートしてくれる人（例えば，配偶者，家族，友人）に電話をかけたり来院を促したりすることを，患者に頼むことは有用である．

　顕著な自殺傾向があり，医師が切迫した自殺の危険があると判断した場合は，医師は患者の安全を確保しなくてはならない．このため守秘性を破って他の人に情報を開示せざるを得ないこともある．別の方法としては，医師の目の前で患者をサポートしてくれる人に電話をかけさせたりすることも有効である．こうすることで患者を支える人が患者を緊密にフォローし，精神科に紹介する場合にも付き添ってくれるであろう．

■文書化

　自殺傾向のマネジメントをするにあたり，法的責任についても考えておく必要がある．精神科医が訴えられる最大の理由は，患者の自殺である．患者の精神疾患（特にうつ）を取り扱う医師は，介入の内容について注意深く記録しておく必要がある．医師は，患者の危険因子と防御因子について明確に記録し，サポートシステムについて述べ，誰と話をしたのかについて記載しなければならない．また，継続している治療について記載し，患者にいつどうやって緊急サービスに連絡するよう伝えたかという事実を記録しなければならない（Box 2-4参照）．

Box 2-4　文書化の例

Aさんは大うつ病性障害と気分変調性障害の経過観察のため来院．
　彼女はうつ病の症状はあまりよくなっていないと言った．以前よりも希望がもてなくなり，漠然とした自殺に関する考えがあると語った．現在の処方はジェイゾロフト（sertraline）100mg/日で，連日8週間処方されている．

標的症状
挿間的に出現する自殺傾向：自殺の計画はない．
防御因子：孫，仕事，宗教．
入眠障害と倦怠感．
絶望感，孤独感，興味・喜びの喪失・低下も存在．
銃器は入手してない．
躁，精神病症状，不安はない．

評価
気分変調性障害の既往のある大うつ病性障害の患者，症状増悪．
希死念慮：漠然とした挿間性の希死念慮を認めるが，自殺企図の自制は十分ある．夫が来院し，患者への介入計画に同意し，自宅での療養についても受容．
当直医に連絡する方法と，救急外来にいつ行くべきかを伝えた．

計画
ジェイゾロフト（sertraline）を150mgに増量（訳者注釈：本邦では100mgが使用量の上限）．
眠前にマイスリー（zolpidem）5mgを追加．
2日以内に電話連絡し状態確認．再診は翌週．患者と夫は上記の概要に同意した．

　患者ケアの促進や他のスタッフとの計画についてのコミュニケーションにつ

いては，しっかり記録すべきである．これらの記録は，患者が自殺した際には医師を守ることになる．医師の医療記は最も信頼できるものであり，通常は唯一の治療の記録であるので，原告側の弁護士は，記録していなかったことは行われなかった，と主張するであろう．目標とすべきことは，完全に評価して，危険因子を同定し，防御因子を最大化するマネジメントであることを忘れてはならない．これらすべてが完璧であっても，それでもなお自殺する患者がいるのである．

抗うつ剤の使用と自殺のリスク

2004年秋，米国食品医薬品局（FDA）は「短期間の研究によれば，大うつ病性障害や他の精神障害を有する小児と成人において，抗うつ薬の投与は希死念慮や自殺傾向のリスクを増大させた」と報告し，抗うつ薬に"black box warning：最大級の警告"を与えた[4,5]．この警告は24の臨床試験と4,400人の患者の分析に基づくものであった．FDAは自殺傾向のリスクが，抗うつ薬を投与された患者では4％であったが，プラセボを投与された患者では2％であったと示した．**これらのトライアルでは自殺例は1例もなかった**．FDAの警告の本来の意図は，医師がもっと自殺の潜在的危険について話し合い，自殺の危険因子を探究し，患者をより緊密に診るべきというものであった．実際には，FDAの警告は医師と患者に多くの疑問と混乱をもたらした．患者（小児・青年・成人）側は，抗うつ薬を服用すると自殺に繋がると誤解して抗うつ薬の服用を中止するという，FDAにとっても不本意な結果となった．

これに対してFDAは抗うつ薬の使用と自殺傾向に関する新たな勧告と処方ガイドを発行した[6]（巻末の文献を参照）．2007年5月のFDAの勧告は下記のごとくである．

- 18歳から25歳の若年成人では，抗うつ薬を用いた治療の初期に希死念慮と自殺傾向が強まる可能性がある
- 24歳以上の成人または65歳以上の高齢者では，希死念慮と自殺傾向のリスクが増えるという**エビデンスはない**．
- 今後FDAが行う警告としては，うつ病とその他の重篤な精神疾患自体が，自殺の最も重要な原因であることを強調するものになるであろう．

我々は，FDAの新たな勧告が本来の意図を伝えるものであること願っている．すなわち，自殺の可能性について，医師が自殺の可能性について話し合い，自殺に関連するリスクを具体的に検討する助けとなり，より緊密に患者を診る助けとなるような結果につながるものであってほしい．FDAから発行される投薬ガイドは，医師と患者の双方にとって極めて重要な情報源になるためである．

自殺傾向について患者と話し合う時の，留意すべきポイントを下記に示す．

- 治療初期に希死念慮が強まる可能性があることに留意する．
 （近年，これは興奮または不安反応が，抗うつ薬の副作用であったり晩発性の双極性障害が顕在化したものと考えられている）
- 長期に服薬している場合には，自殺傾向が強くなる恐れはないと患者に説明する．
- 患者に急に抗うつ薬を中止してはならないと強調する．なぜなら，急に服薬を中断することは副作用を伴い，自殺の危険が増大するためである．

KEY POINTS

- 希死念慮と自殺企図は極めてよく経験することであるが，自殺既遂が多いとは言えない．
- 臨床における目標は，自殺の危険を完全に評価することであり，自殺を予知することではない．
- 否定的な思考と絶望感からは始まった希死念慮は，連続的に進展して最終的に自殺に至る．
- もし，希死念慮が認められたら危険因子を完全に評価する．
  - 慢性的/素因的な自殺リスク（性別，家族歴，年齢など）
  - 急性の自殺リスク（愛する人の死，疾病の悪化，銃器入手可能な環境）
  - 防御因子（社会的サポート，家庭に18歳以下の子供がいる，宗教的信念）
  - 自殺の方法の致死性
- 自殺の危険を切迫したものか，急性のものか，慢性のものかに

分類する.
- 治療計画を立て，危険因子を同定し，危険の程度を評価する.
- 治療計画を，医療記録に完全に記載する.

REFERENCES

1. Klonsky ED, Oltmanns TF, Turkheimer E. Deliberate self-harm in a nonclinical population: Prevalence and psychological correlates. *Am J Psychiatry*.2003;160:1501-1508.
2. Goodwin R, Marusic A, Hoven C. Suicide attempts in the United States: The role of physical illness. *Soc Sci Med*. 2003; 56:1783-1788.
3. Breitbart W, Rosenfeld B, Pessin H, et al. Depression, hopelessness, and desire for hastened death in terminally ill patients with cancer. *JAMA*. 2000;284:2907-2911.
4. US Food and Drug Administration. Labeling change request letter for antidepressant medications. Available at: http://www.fda.gov/cder/drug/antidepressants/SSRIlabelChange.htm. Accessed August 17, 2007.
5. US Food and Drug Administration. FDA public health advisory: Suicidality in adults being treated with antidepressant medications. Available at: http://www.fda.gov/CDER/DRUG/advisory/SSRI200507.htm. Accessed August 17,2007.
6. US Food and Drug Administration. Medication guide: antidepressant medicines,depression and other serious mental illnesses, and suicidal thoughts or actions.Available at: http://www.fda.gov/cder/drug/antidepressants/antidepressants_MG_2007.pdf. Accessed August 17, 2007.
7. US Food and Drug Administration. FDA proposes new warnings about suicidal thinking, behavior in young adults who take antidepressant medications. Available at: http://www.fda.gov/bbs/topics/NEWS/2007/NEW01624.html.Accessed August 17, 2007.

KEY REFERENCES

American Psychiatric Association's practice guideline for the assessment and treatment of patients with suicidal behaviors. *Am J Psychiatry*. 2003;160.

Block SD. Assessing and managing depression in the terminally ill patient. *Ann Intern Med*. 2000;132:209-218.

Bostwick JM, Levenson JL. Suicidality. In: Levenson JL, ed. *American Psychiatric Publishing Textbook of Psychosomatic Medicine*. Washington, DC: American Psychiatric Publishing, Inc; 2005:219-234.

Copsey Spring TR, Yanni LM, Levenson JL. A shot in the dark: Failing to recognize the link between physical and mental illness. *J Gen Intern Med* (in press).

Harris EC, Barraclough BM. Suicide as an outcome for medical disorders. *Medicine*. 1994;73:281-389.

Khan A, Khan S, Kolts R, Brown WA. Suicide rates in clinical trials of SSRIs, other antidepressants, and placebo: Analysis of FDA reports. *Am J Psychiatry*. 2003; 169:790-792.

MAPSO
Mood Disorders

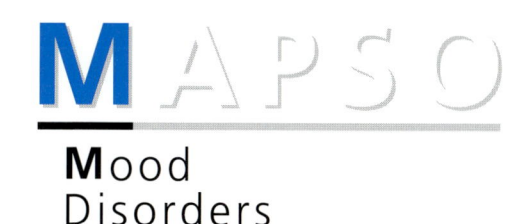

気分障害

- 第3章　うつ病：いかに気づいて診断するか
- 第4章　大うつ病性障害と気分変調性障害の治療：初期の介入
- 第5章　大うつ病性障害と気分変調性障害の治療：初期治療が上手くいかないときに，どうすべきか
- 第6章　双極性障害

3 Mood Disorders 気分障害

うつ病：いかに気づいて診断するか
Depression: Evaluation and Case-Finding Strategies

■内科医のうつ病診断における役割

内科医は，毎日のようにうつ病の何らかの症状に接している．内科医がうつの兆候に気づいた時には，まず，単に気分が落ち込んでいるだけなのか，それとも他に複数の症状を伴ううつ病性障害として捉えるべきなのかを判断しなくてはならない．DSM-IVにおいて，気分障害という分類は，気分の障害（例：抑うつ状態）が中心症状である複数の疾患のグループとしてまとめられている．その中でも，大うつ病性障害は最も多い気分障害であり，プライマリ・ケアの現場で一番多く遭遇する精神障害である．うつ病の頻度は，日常臨床では高血圧に次いで実に2番目に多いのが現実である．そして，うつ病は診断されないことがしばしばあり，診断されても適切に治療されていないことが多い．また，うつ病と誤診される疾患として，①他の精神障害（アルコール依存症），②正常な状態（死別反応など），③身体疾患（睡眠時無呼吸症候群など）がある．

この章の目的は，内科医がプライマリ・ケアの現場で気分障害を見つけるための戦略を提供し，気分障害を正しく診断するために必要な用語と概念を解説することである．

うつを理解するための重要な概念と用語

気分障害に関する用語を知らないと，気分障害を適切に診断し，治療することはできない．「うつ」という用語は漠然としていて，正常な気分を表すこともあるし，症状のことを指す場合もあるし，他の症状と合わせた症候群を示す場合もある．「感情」，「気分」，「抑うつ状態」という用語はお互い同じ意味で使われる．本書で使用される用語と概念を理解すれば，内科医もEBMに基づ

いた精神科的な治療を行うことが可能になる．

大うつ病性障害

DSM-IVの診断基準では，大うつ病性障害の診断基準として，憂うつな気分や喜びの喪失がほとんど毎日，1日中，少なくとも2週間以上続き，深刻な機能低下を呈していることを挙げている．Box 3-1に示す症状が5つ（基準1は必須）以上揃えば，大うつ病性障害と診断できる．プライマリ・ケアを訪れる成人患者の10人に1人では，大うつ病性障害か気分変調性障害が認められる．大うつ病性障害は，あらゆる年代に生じうるが，25〜44歳の発症が最も多い．また，うつ病の生涯罹患率の疫学調査では，女性で10〜24％，男性で5〜12％である．

Box 3-1　大うつ病性障害：DSM-IV 診断基準

1. 憂うつな気分，喜びの消失が，2週間以上，ほとんど毎日，1日中続く
2. 加えて以下の症状が少なくとも4つある（すなわち全部で5つ以上の症状）
    a. 交感神経症状
        i. 睡眠の変化
        ii. 易疲労性
        iii. 食欲あるいは体重の変化
        iv. 精神運動抑制（訳者注釈：話し方や動作が遅くなる）あるいは焦燥
        v. 集中困難あるいは決断困難
    b. 精神症状
        i. 気力の減退
        ii. 無価値感（例：不適切な罪責感）
        iii. 死や自殺についての反復思考
3. 社会機能における重大な障害を呈している

大うつ病性障害の患者が，他の精神障害を併存することは多い．例えばNCS-R（National Comorbidity Study Replication）によると，うつ病が1年以上の長期に及ぶと他の精神障害の併存が70〜80％に達する[1]．

内科医は，抑うつ気分を拾い上げても，大うつ病性障害の診断に必要な他の症状をチェックできなかったり，機能の障害を確認しなかったりという間違いをしやすい．その結果，正常範囲の抑うつ気分を大うつ病性障害と誤診したり，気分変調性障害・双極性障害・不安障害を診断できなかったりする．「症状密度」いう用語は，症状の数が多いほど（密度が高いほど），治療の対象となる疾患

気分変調性障害

気分障害の1つに気分変調性障害がある．この疾患の特徴は，憂うつな気分に加え，うつ病の更なる2つ以上の症状（すなわち全部で3つ以上）が，2年以上にわたってみられることである（Box 3-2参照）．気分変調性障害は一般人の3～6％に認められ，大うつ病性障害と同様の機能障害を呈することがある．気分変調性障害は他の精神障害と併存することも多い．気分変調性障害に大うつ病エピソードを伴うと，二重うつ病（double depression）と呼ばれる．二重うつ病は治療が難しく，大うつ病性障害・気分変調性障害のいずれかの単独発症よりも再発しやすい．気分変調性障害は長期の経過をとるため，患者はうつ症状を病気のせいではなく性格だと捉える傾向にある．患者は「自分は落ち込みやすい性格の人間なだけです」と言うかもしれない．このように抑うつ症状を性格的なものと見なして患者が症状を「異常」と認識しないため，気分変調性障害の診断は難しいことがある．

> **Box 3-2　気分変調性障害：DSM-IV 診断基準**
>
> 1. 憂うつな気分
> 2. 加えて以下の症状が2つある
>   a. 食欲の変化
>   b. 睡眠の変化
>   c. 疲労・気力低下
>   d. 絶望感
>   e. 自尊心の低下
>   f. 集中力の低下，あるいは決断困難
> 3. すべての症状が2年以上存在
> 4. 2カ月以上症状が軽快したことがない
> 5. 2年間，あるいは発症前6カ月間に大うつ病性障害が存在しない

■内科医が，うつ病に気づくための戦略

うつ病のスクリーニングと，偽陽性の可能性について

大うつ病性障害のスクリーニングとして最も感度の高い質問は，「憂うつとか，悲しいとか，気分の落ち込みとかを，感じていますか？：*Are you feeling depressed, sad, or blue?*」）である．この質問のみで，大うつ病性障害を診断する感度は90％であるが，特異度はわずか57％に過ぎない（表3-1）．次に，

興味・喜びの喪失という症状のスクリーニング（「物事に対して興味がわかない，あるいは心から楽しめない感じがありますか？：*Have you lost interest in, or do you have a decreased desire to do, things that used to be pleasurable?*」という質問）を加えると，大うつ病性障害の診断感度は 95％に，特異度は 90％に上昇する（表 3-2）．100 人の患者に対してスクリーニングを行った場合，最初の質問で 40 人の偽陽性を生じ（表 3-1），第 2 の質問の追加により偽陽性は 9 例に減る．言い換えると，医師が「気分が落ち込みますか？」とだけ尋ねた時の大うつ病性障害以外のうつ気分を拾い上げる確率は，喜びの喪失の質問を追加したときに比べて 5 倍近く（40 対 9）高いことになる．

偽陽性例の中には，精神科以外の疾患（うつ状態に類似した病態を呈する身体疾患）や，診断閾値以下の（軽い）うつ状態，他の精神科疾患（例：不安障害），深い悲しみなどの正常な抑うつ反応（死別反応）が含まれている．大う

表 3-1　1 質問法「憂うつですか？」

スクリーニングした 100 人の内	主たる気分障害あり	主たる気分障害なし
陽性 47 人 「憂うつです」と言明	7 （真陽性）	40 （偽陽性）
陰性 53 人 「憂うつではありません」と言明	1 （偽陰性）	52 （真陰性）

大うつ病性障害や気分変調性障害の有病率を 8％と想定すると，1 質問法「あなたは気分は憂うつですか？」：感度 90％，特異度 57％．

表 3-2　2 質問法「憂うつですか？」と「物事に対して興味がわきませんか？」

スクリーニングした 100 人の内	主たる気分障害あり	主たる気分障害なし
17 人 両方の質問に「はい」と回答	8 （真陽性）	9 （偽陽性）
83 人 1 つ以上の質問に「いいえ」と回答	0 （偽陰性）	83 （真陰性）

大うつ病性障害や気分変調性障害の有病率を 8％と想定すると，2 質問法「あなたは憂うつですか？」と「物事に対して興味がわきませんか？」：感度 95％，特異度 90％．

つ病性障害とまで診断されない偽陽性例の経過を観察すると，次第に日常生活に支障を来してカウンセリングなどのメンタルヘルスサービスを利用する傾向が知られているので，偽陽性例にも臨床的な意義はある．

すべての患者に，うつ状態のスクリーニングをすべきなのだろうか？

うつ状態のスクリーニングの後に，正確な診断を行い有効な治療が可能で経過観察ができる施設であれば，すべての成人患者にうつ状態のスクリーニングをすべきであると米国予防医療研究班（US Preventitive Service Task Force; USPSTF）は推奨している[2]．しかし，このようなしっかりした精神科診療体制を確立している施設は少ないし，また，すべての患者にうつスクリーニングを行うには臨床現場では時間がかかりすぎてしまう．患者が待合室で自己記入式の質問表に答えるスクリーニング法もあり，この方法の感度はとても良いが特異度が低いために，熟練した医師の診察が結局のところ必要になる．

USPSTFは，大うつ病性障害に対する治療に繋げることが可能な環境であれば，スクリーニングを行うことを勧めている．治療に繋げることが可能な環境とは，内科の開業医において診断を行い，処方ができ，経過を観察して，必要であれば精神科専門医に紹介することである．このような体制であれば，全例にスクリーニングを行うことが可能になる．これまで普通の内科医は，全例にスクリーニングを行っておらず，患者がうつ症状を呈している時，既往に気分障害があった時，あるいはうつ病の頻度がとても高い患者層に接した時だけに，スクリーニングを行ってきた．このように選択的なスクリーニングを行うと，偽陽性例は減少し真の陽性例は増加する．しかし，この方法では，USPSTFが意図しているうつ状態への包括的な対応は実現できない．USPSTFの意図するシステムに本当に必要なものは，緊急連絡先（電話相談）が提供でき，地域精神衛生の社会資源に詳しい，精神医療・保健衛生に積極的かつそのための能力を持つ臨床医である．

■類似した病態を呈する身体疾患について

身体疾患や物質（乱用だけでなく治療的な適正使用でも）により，気分障害の症状を認めることはよくある．精神科的疾患を疑った場合，早い段階でこれらを鑑別しなくてはならない（Box 3-3）．気分の症状を来す内科的疾患の主なものは，内分泌疾患，悪性腫瘍，慢性感染症および脳血管障害が挙げられる．

> **Box 3-3 うつ病に類似した病態を呈する身体疾患**
>
> 1. 内分泌疾患（例：甲状腺機能低下症，甲状腺機能亢進症，副腎機能低下症，副腎機能亢進症）
> 2. 膵癌
> 3. 慢性ウイルス疾患（例：HIV，C型肝炎ウイルス，サイトメガロウイルス，EBウイルス）
> 4. 脳卒中
> 5. 神経疾患（例：パーキンソン病，多発性硬化症）
> 6. 物質乱用（例：アルコール，コカイン，アンフェタミン）
> 7. 精神活性物質（例：カフェイン，一般用医薬品の交感神経興奮薬）
> 8. 投薬（例：コルチコステロイド，ホルモン療法，インターフェロン，抗癌薬，高齢者の血圧降下薬）

気分障害を誘発する物質としては，アルコールやコカインなどの依存性物質だけではなく，ステロイドなどの処方薬，エフェドリン類などのOTC薬，カフェインなどが含まれる．

気分に影響する物質の中で，最も多いのがアルコールである．うつ病にアルコール依存が併存しているのか，アルコール誘発性の気分障害なのかを鑑別しなくてはならない．アルコールの急性反応は24時間以内に消失するが，毎日大量に飲酒すると慢性の，時に抑うつ的な影響は6～12週間も残存することがある．アルコール依存症患者では，多くの場合で飲酒量を過少申告したり飲酒を否定したりすることに留意する必要があり，抑うつ患者を診るときはアルコール摂取について慎重に聴取する必要がある．

コカインやアンフェタミンのような物質は，離脱症状として強い抑うつを生じることがある．慢性的なマリファナの使用でも，何もかも億劫になり，感情活性の低下を伴う穏やかなうつ状態を生じる．これらの物質は必ずしも過度の服用でなくても，気分を変化させることがある．これらの物質を中等量使用しただけなのに，抑うつ効果が現れやすい人もいる．**患者が抗うつ治療に反応しないときは，物質誘発性の気分障害を忘れてはならない．**

処方薬を含む精神活性物質については12章で論じる．この章では，よく使われる処方薬について簡単に述べる．うつ症状を引き起こす可能性のある薬剤はとても多い．なかでも副腎皮質ステロイドとインターフェロンが最も一般的である．うつ状態を診ているとき，カフェインなどの精神活性物質がよく見落とされる．過度のカフェイン摂取は，不安・いらつき・不眠を起こすことがある．カフェインによって生じた不眠により易疲労感が生じ，その結果カフェインの消費量が増えるという悪循環が生じる．カフェインの使用を急にやめたと

きは，小うつ病に似た間欠的な抑うつ気分，いらつき，疲労，頭痛，集中力の低下を起こしうる．

■診断閾値以下のうつ状態の，大うつ病性障害，気分変調性障害との鑑別について

診断閾値以下のうつ状態

　小うつ病あるいは診断閾値以下のうつ状態は，抑うつ気分を中核症状としている．大うつ病性障害とは重症度で，気分変調性障害とは慢性度において異なっている．DSM-IVでは，このうつ状態は，今後の研究のための基準案として扱われている．本章では小うつ病の概念と意義について述べる．小うつ病が2年以上続いていたり，大うつ病性障害の前駆状態として小うつ病があったりする時，生活機能に及ぼす影響は大きいものとなる．小うつ病は，抑うつ気分に加えて2つの症状（しかし，合計では4症状以下）が少なくとも2週間続く状態と定義されている．

　小うつ病は治療に関係なく3カ月以内に自然治癒する傾向にある．しかし，小うつ病，または診断閾値以下のうつ状態は，大うつ病性障害の強い危険因子であり，この傾向は高齢発症のうつ病では顕著である．臨床的な解決法としては，支持，勇気づけ，支援的傾聴，問題解決，地域共同体による関わりなどを包括的に行うことが最善であろう．小うつ病の治療に関するエビデンスが得られつつあり，最もつらいと感じている標的症状に対する介入か，症状の原因となるストレスに対する介入が望ましいとされ，抗うつ剤の長期服用については推奨されていない．抗うつ薬は最大効果を発揮するのに90日間を必要とすることが多く，さらに少なくとも6カ月間の継続が必要であるために，小うつ病に対する抗うつ薬による治療は適切ではない．また，前述したように，小うつ病の多くは治療なしでも自然軽快することもあり，小うつ病に抗うつ薬で治療すると，主治医も患者も薬物療法が有効であったと誤解する危険性が高い．

　小うつ病の治療には，薬物療法，精神療法，行動療法，社会的介入，生活習慣改善など広範な治療介入が有効であるが，どの介入を選択するかは，患者とよく相談して選択すべきである．気分症状に対する対症療法については4章の

終りで詳しく述べる.

■死別と悲嘆

　死別による深い悲しみ（悲嘆）に対する表現方法は，個人個人で多様である．文化，宗教，人生経験が，悲しみという経験に大きく影響している．どんな死別が，その人に最も衝撃があるのかは予測できるものではない．深く長く続く喪失感もある．ペットとの死別の様に，他人にとっては大したことがないようにみえる喪失体験も，本人にとっては深刻なことがある．死別による強い抑うつ反応はよくみられるが，予め大うつ病性障害が併存していない限り，抗うつ薬による治療は必要ない．死別は苦しみの原因となるが，病気や障害とは言えない．しかし，状況によっては「つらさ」が正常な反応であると実感できない人もいるだろう．

　悲嘆にくれている患者に精神障害（大うつ病性障害など）があるかどうか，悲嘆にくれている患者に「治療」をすることが有益なのかどうかを，臨床現場で見極めることは難しい．悲しんでいる患者に対して，抗うつ薬が過剰に処方されている現実もあるが，抗うつ薬の処方は大うつ病性障害の診断基準を満たした患者に対してのみ処方すべきであろう．一方，抗不安薬のような特定の症状を標的とした処方や，精神療法は有効なこともある．興味深いことに，死別反応のある大うつ病性障害の患者に対して治療を行った場合，うつ症状の改善は得られるものの，悲嘆に対する影響は得られないことが最近の知見で示されている．特に，亡くなった人との関係が複雑で，葛藤を含む場合には，悲嘆反応が慢性化したり長期化したりする可能性がある．このような状況では，服薬治療よりも精神療法を推奨すべきであろう．

　「正常な」典型的な死別反応と大うつ病性障害との相違点について表3-3に示した．死別反応の期間は短く，当の本人は自分を病気だとは思ってはいない．そして，機能的な低下は軽微であることが多い．うつ症状も，重症ではなく長くは続かない．死別反応の憂うつな感情は間欠的に生ずることが特徴的で，時間の経過と伴に悲しみが弱くなるが，大うつ病性障害の抑うつ気分は沁みわたるように拡がっていくことが多い．典型的な死別反応では，死別期に普通の人でも幻聴や幻覚を経験することがあるが，このメカニズムは解っていない．精

神病的抑うつにおける幻覚との違いは，典型的な死別期の幻覚では，安心させるような，短い言葉（映像）で，亡くなった人の声や姿に限定している．一方，精神病の抑うつ症状における幻覚は，苦しく，より広範囲に及び，色々な声・音・映像を呈している．

　死別反応への対処法は，第一に精神障害の除外を行うが，過去の症状と現在の症状を注意深く比較することが診断に有用である．大うつ病性障害や他の精神障害の既往がある場合には，死別反応期にうつ病が再発したり悪化したりする危険性がある．精神病理学的変化が明らかでない場合は，対症療法的な治療と支援的な温かい援助が適応となる．このアプローチは小うつ病の治療と同様である．また，不眠を訴えることが最も多いので，睡眠薬を投与すると良いであろう．一番困っている症状の1つか2つを標的として治療することも良いし，悲嘆の過程を把握していくことも有用である．宗教的な繋がり，支援グループ，友人と家族からのサポートなどもすべてが有効である．死別反応がこじれた場合には，カウンセラーによる患者の適応への援助も良いであろう．いずれの場合も，医師は患者の状態を正確に評価して，患者の悲しみを受容的に受け止め

表 3-3　死別反応と大うつ病性障害の比較

症状	死別	大うつ病性障害
自殺傾向	なし	あり
精神病症状	なし	あり
感情	時々あり	ほとんど抑うつ状態
機能障害の程度	軽症－中等症	重症
罪業感	軽症	重症なことが多い
自己認知	正常	良くない
精神運動抑制	なし	あり
不眠	あり	あり
期間	多くは2カ月以内	長く次第に悪化する症状
うつ病の既往	個人歴，家族歴はない	個人歴，家族歴ともにあることが多い

Case Study

　Z氏は67歳男性．血圧測定のため来院した．彼は無気力に見え，血圧は190／90であった．彼によれば，兄が3週間前に亡くなり，そのことにまだうまく対応できていないという．彼はよく眠れず，兄嫁と亡くなった兄の持ち物を整理すると涙もろくなり，あまりやる気が起こらないという．今のところフルタイムで仕事はできている．自殺念慮はないが，自分の死については考える．うつ病の既往歴はない．以前よりお酒の量は増えている．アルコール依存症歴はなく，寝酒に毎晩2本飲む．彼は兄について話すとき涙ぐむが，2～3分後には元気を取り戻す．
　Z氏の症状は通常の死別反応期間内で落ち着いた．症状を示していたにもかかわらず，彼は感情を制御でき，うまく機能し続けた．彼は大うつ病性障害はなかったので，おそらく抗うつ薬は彼の症状を抑えることはなかったであろう．その代わり，彼の悲しみを認容し，アルコール消費量を減らし，不眠に対し代用策を提供する対処法が適切である．症状の悪化やアルコール消費の増加がないか見守る，注意深い経過観察が治療計画を完了させる．

ることが重要である．言い換えれば，医師は，自分の悲しみに対処できなければ，患者の悲嘆反応にも対応することは難しいと言える．

■季節性感情障害

　季節性感情障害（Seasonal affective disorder：SAD）は，季節性に大うつ病エピソードを繰り返す気分障害である．秋から冬にかけてうつ状態となり，春から夏の間には寛解または正常（ときに軽躁または躁になることもある）の気分となる．高照度光療法（光療法）によりSADが短期間で改善することがRCTで示されたが，光線療法の長期的なメリットは不明である．光線箱，光線ゴーグル，夜明けシュミレーターなど様々な光療法が試みられている．光療法の治療効果は，皮膚ではなく，目を通じて得られる．治療効果を得るためには1万ルクス以上の強い光が必要であるが，至適光線量はまだ判明していない．また，理想の時間帯は確定していないが，多くの対照設定試験では，朝の光のほうが夜の光よりも優れているとされている．光線療法の副作用は，軽い目の刺激症状，頭痛，不眠，過度の活動性（稀に躁状態）などであるが，ほとんど

の光療法では紫外線を排除しており，光過敏症がないかぎり皮膚の副作用は問題にならない．光療法で基底細胞癌や白内障が生じたとの報告はない．治療後，数年経過しても眼球の変化は生じないとされており，眼球への禁忌は特にない．日焼けサロンは，目が覆い隠され，紫外線光線が強く危険であるために，光療法としては使用できない．家庭やオフィスの蛍光灯を異なる波長のものに替えることの有用性は明らかではない．非季節性のうつ病において，光療法が急性効果を少し有しているというエビデンスはいくつかあるが，標準的治療法にとって代わるものではない．季節性感情障害であっても，症状が重度であれば，光線療法より精神療法の方が有用である．

■双極性障害と精神病症状のスクリーニング

　大うつ病性障害の診断を確定する際には，躁，軽躁，精神病症状のスクリーニングが必須である．患者がうつ状態の時には，通常，躁や軽躁は認めないが，その既往はあるかもしれない．しかし，双極性障害における混合性エピソード（6章参照）は例外である．**大うつ病性障害の治療と，双極性障害の治療は異なるので，大うつ病性障害の治療を始める前に，双極性障害を鑑別しておくことが重要である．**もし，双極性障害のうつ病期に対して気分安定薬の併用なしに抗うつ薬のみで治療すると，躁転（患者のうつ症状が躁病エピソード，あるいは軽躁病エピソードに切り替わること）する危険がある．双極性うつ病を治療する際には，抗うつ薬に加えて気分安定薬を，最初からあるいは経過中に併用することが多い（双極性障害の診断と治療は6章を参照）．

　精神病症状は，大うつ病性障害の15％に認めうる．精神病症状が存在すると，「精神病性うつ病」あるいは「精神病的特徴をもったうつ病」と呼ばれる．そのような患者は双極性障害であることが多いが，必ずしもそうであるとも限らない．精神病症状は，うつ病の最も重症な時期にのみ生じると誤解されていることが多いが，実際には中等度のうつ病にも精神病症状は生じうる．しかし，そのような精神病症状を捉えるには積極的なスクリーニング戦略が必要である（12章参照）．

■併存疾患のためのスクリーニング

　うつ病に，内科的疾患や他の精神障害を併存することはよく経験される．前述のように，大うつ病性障害の患者の75％で他の精神障害を併存するが，一生涯の間に，うつ病患者が何らかの不安障害を併存する率は59％，何らかの物質障害を併存する率は24％である．このように，治療方針が大きく異なるので，第二の診断のため積極的なスクリーニングを行うことが重要である．

KEY POINTS

- 「うつ状態」という用語は非特異的であり，正常な感情，異常な症候，一連の臨床的症候群という概念全体を包含している．
- 「憂うつとか，悲しいとか，気分の落ち込みとかを，感じていますか？：*Are you feeling depressed, sad, or blue?*」という質問は，気分障害のスクリーニング質問として90％の感度をもつ．
- 無症状の人を含む一般住民をスクリーニングでは，うつ病の偽陽性は多い．
- 利用できる精神科施設が限られているのであれば，スクリーニングの対象を，①うつ症状を呈している，②気分障害の高リスク群（うつ病の既往・家族歴ありなど），に絞るとよい．
- まず，うつ症状の原因が，身体状況に起因する場合と，内服薬を含む物質により起因する場合を除外すること．
- 軽症のうつ病，あるいは診断閾値以下のうつ病（subsyndromal depression）は，しばしば，無治療で自然治癒するが，大うつ病性障害の初期症状である可能性がある．
- 死別により悲嘆している人は「落ち込んでいる」と感じるが，治療が必要な大うつ病性障害ではないことが多い．

REFERENCES

1. Kessler RC, Berglund P, Demler O, et al. Lifetime prevalence and age-of-onset distributions of DSM-IV disorders in the national comorbidity survey replication. *Arch Gen Psychiatry*. 2005;62:593-602.

2. USPSTF. Screening for depression: Recommendations from the US Preventive Services Task Force. *Ann Intern Med.* 2002;136:760-764.

KEY REFERENCES

Golden RN, Gaynes BN, Ekstrom RD, et al. The efficacy of light therapy in the treatment of mood disorders: A review and meta-analysis of the evidence. *Am J Psychiatry.* 2005;162:656-662.

Hensley PL. Treatment of bereavement-related depression and traumatic grief. *J Affect Disord.* 2006;92(1):117-124.

Kroenke K. Minor depression: midway between major depression and euthymia. *Ann Intern Med.* 2006;144:496-504.

Leon AC, Portera L, Olfson M, et al. False positive results: a challenge for psychiatric screening in primary care. *Am J Psychiatry.* 1997;15:1462-1464.

Magnusson A, Partonen T. The diagnosis, symptomatology, and epidemiology of seasonal affective disorder. *CNS Spectr.* 2005;10(8):625-634.

Rodin GM, Nolan RP, Katz MR. Depression. In: Levenson JL, ed. *American Psychiatric Publishing Textbook of Psychosomatic Medicine.* Washington DC: American Psychiatric Publishing, Inc; 2005:193-218.

Schneider RK, Glenn RN, Levenson JL. Chapter 4. In: Levenson JL, ed. Depression. Philadelphia: American College of Physicians; 2000: 76-96.

Whooley MA, Avins AL, Miranda J, Browner WS. Case-finding instruments for depression, two questions are as good as many. *J Gen Intern Med.* 1997;12:439-445.

Winkler D, Pjrek E, Iwaki R, Kasper S. Treatment of seasonal affective disorder. *Expert Rev Neurother.* 2006;6(7):1039-1048.Zisook S, Shuchter SR, Sledge PA, et al. The spectrum of depressive phenomena after spousal bereavement. *J Clin Psychiatry.* 1994;55:29-36.

4 Mood Disorders 気分障害

大うつ病性障害と気分変調性障害の治療：初期の介入
Treatment of Major Depression and Dysthymia: Initial Interventions

■大うつ病性障害と気分変調性障害の治療と内科医の役割

成人のプライマリ・ケア外来患者のうち，約10人に約1人は大うつ病性障害または気分変調性障害を有している．大うつ病性障害（major depressive disorders；MDD）はその高い有病率とは対照的に，正しく診断されて適切に治療を受ける割合は依然として低い．プライマリ・ケアにおける1つの研究では，12カ月間に受診した患者のうち52％が大うつ病性障害に対する治療を受けていたが，このうち適切な治療を受けていたのは僅か42％に過ぎなかった[1]．適切で有効な治療を行うためには，①丁寧に診察して正確に診断すること，②これまでの症状の経過についての特徴を掴むこと，③その症例における標的症状を認識すること，④自殺傾向を評価すること（第2章），⑤双極性度の可能性について検討していること（第6章），⑤精神病症状について評価していること（第12章），⑥併存症の有無を確認していること，が必要である．

■初期治療に対する一般戦略

大うつ病性障害と気分変調性障害に対する初期治療に対しては，精神療法と精神科薬物療法（すなわち処方）の2つの治療法がある．大うつ病性障害と気分変調性障害に対しては，非精神療法的・非薬物療法的な介入（食事・運動・宗教など）は補助的療法に過ぎない．小うつ病あるいは閾値下うつ病（大うつ病性障害の診断閾値以下の症状：subsyndromal）に対しては，非精神療法的・非薬物療法的な介入が治療法として用いられる．非薬物的治療については，この章の終りで述べる．

外来のうつ病患者に対する初期治療として，精神療法と薬物療法の組合せにより，(1) 精神療法，(2) 抗うつ薬，(3) 抗うつ薬と他の薬との併用，(4) 1種類以上の薬物療法と併用した精神療法，の4つがある．これら4つの初期治療戦略の1つを用いることで，40～60％の反応率が期待される．ただし，反応率は障害の種類（大うつ病性障害か気分変調性障害か），重症度，反応までの時間の長さ，併存症の状態（内科的および精神医学的）を含む要因に左右される．

■治療前に考えるべきこと

臨床医が抗うつ薬を処方しても，多くの患者では，90日以上の内服をしようとしない．この原因は，誤診，過剰処方，服薬への患者の抵抗と考えられる．これは，うつ病の治療が十分な事前評価と患者への教育なしで始められるためであろう．治療を始める前に，治療開始前のチェックポイントをいつも検討すべきである．これにより，アドヒアランスが改善し，良い転帰が得られるであろう．このチェックポイントをBox 4-1 に示す．

第2章と第3章では，抑うつ症状を有する患者を評価する際の，最初の鍵となるステップについて述べてきた．これらのステップによって，類似した症状を示す内科疾患や小うつ病あるいは閾値下うつ病の可能性を除外して，患者の抑うつ症状の原因を鑑別し，症状の重症度，そして患者の安全度を評価する．この時点で，重症度の高い十分な症状（つまり，診断閾値以上の症状）があり，DSM-IVの診断基準が満たされる場合には，臨床医は診断を確定することができる．しかし，重要なことは，いかなる精神障害の診断も最終的には臨床的な判断であっ

Box 4-1　治療を開始する前の鍵となる考慮すべき問題

1．類似した病態の一般身体疾患と診断閾値以下のうつ状態の除外（3章）
2．初期診断の確立
3．症状の経過についての特徴を明らかにする
4．自殺の危険の評価（2章）
5．過去の躁状態あるいは軽躁状態の評価（6章）
6．精神病症状の評価（12章）
7．併存症の評価（例：身体疾患，精神病性の特徴の有無，物質依存）
8．標的症状の同定（標的症状の同定の項を参照）
9．患者の希望と過去の治療を確認した後に，治療に対する反応を予想する

て，チェックリストによって為されるものではないことを強調したい（第1章参照）．

うつ病の症状の推移をみる

大うつ病のエピソードの存在を診断した時には，それら症状がこれまでどの

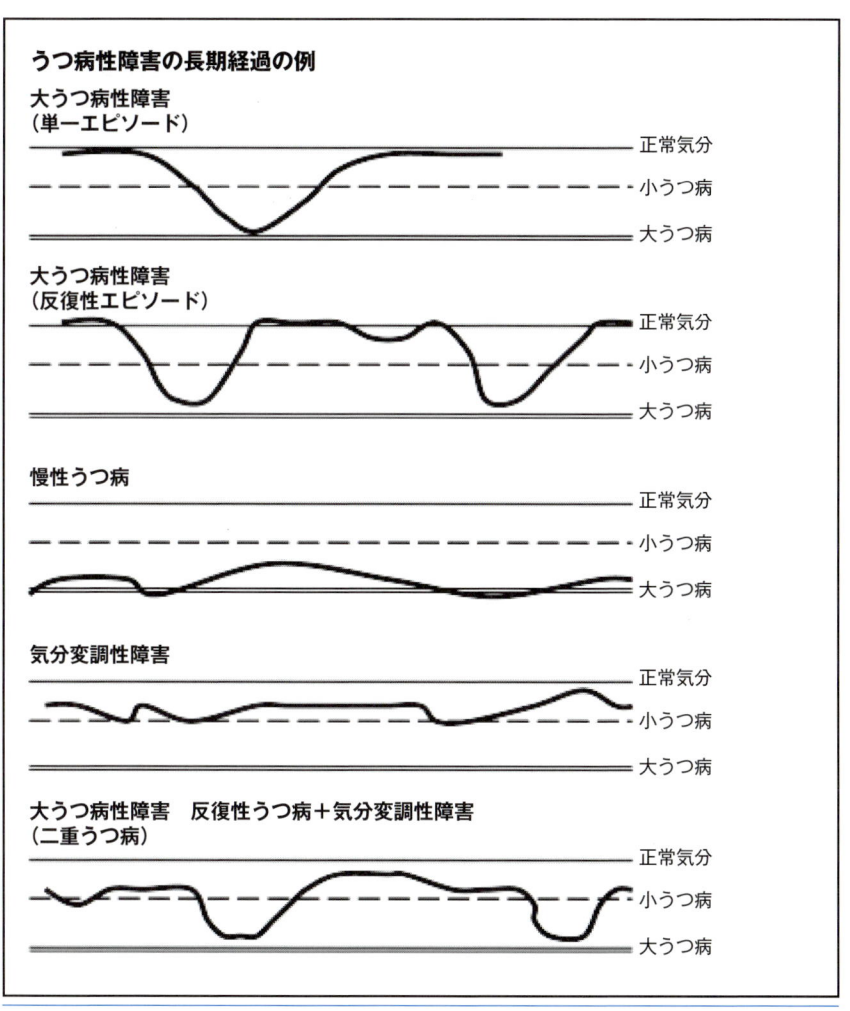

うつ病性障害の長期経過の例

大うつ病性障害
（単一エピソード）

大うつ病性障害
（反復性エピソード）

慢性うつ病

気分変調性障害

大うつ病性障害　反復性うつ病＋気分変調性障害
（二重うつ病）

図 4-1

ように推移してきたかを検討すべきである．症状の変動パターンにより，単一エピソード，反復性エピソード，慢性うつ病，気分変調性障害，気分変調性障害を有する反復性の大うつ病性障害，に分類される．以前にエピソードがあるか（エピソードの回数も），以前の治療に反応したか（あるいは反応しなかったか）を明らかにすることは，現在の治療を決定し，予後を予見する上で有用である．現在のエピソードが初回治療のエピソードと思われても，慎重に既往歴を尋ねると，治療なしで回復した過去のエピソードが解ることがある．例えば，患者は「今回は症状が消えなかった，今回の症状はいつもよりは悪い」と言うかもしれない．通常，症状がより長く存在するほど，治療により長い時間がかかるものである．

　反応，寛解，社会復帰（すなわち回復）の間の違いは，微妙であるがはっきりした違いがある．「反応」とは，初期症状の50％以上が減少するか，障害の基準である症状がもはや認められないまでの症状の減少である．「寛解」とは，障害のすべての徴候と症状が消失したことである．本質的には，寛解は障害に関連する症状がないことを意味する．典型的には，反応率は寛解率よりも高い．一方，「正常機能」への復帰についてはあまり研究されていないが，これこそが患者が期待しているものである．「回復」は長期間の寛解維持によりもたらされる．

標的症状の確認

　治療を開始する前に標的症状を確認し記録すべきである．標的症状とは，患者が一番困っている症状であり，治療により解決することが期待されている症状のことである．標的症状は定量できることが望ましい．定量とは，例えば，睡眠，体重の変化，泣いた回数，欠勤回数などであり，これは「気分が良くなった」というような定性的な指標よりも測定しやすい．標的症状は，疾患を特徴づける症状と密接に関連している．例えば，易怒は患者と子供との関係に大きな影響を与えるし，疲労や気力のなさは就業不良や仕事の能率の低下と関連している．大うつ病性障害の治療を受けている患者では，治療初期には，時には数週間経っても，「良くなった気がしない」と訴えるものだが，標的症状をみると著しい改善を得ていることがある．これは，患者の抑うつ気分は，うつ病の治療において最も遅く回復する症状の1つであるためである．うつ病に対

する治療によって，早期に良い治療効果が得られているときには，本人が「自分は，良くなった気がしない」と言っていても，すでに睡眠，食欲，気力が改善していることがある．患者の周りの人々は，患者が「気分が良くなった」と感じていなくても，症状が改善していることに気づいているものである．「気分が良くなった」と感じていなくても，治療の開始時の患者の標的症状は，医師と患者にとって治療効果を判定するための有益なベンチマークとなりうる．これにより，非常によく効く可能性がある薬剤を早期に変更してしまったり，中断してしまったりすることを回避できる．

患者の意向を確認し，過去の治療への反応をチェックする

　現在，我々は，幸運にも大うつ病性障害に対する有効な治療法を有している．うつ病の治療に関して，患者は，以前の治療による自分の経験，家族・友人・メディアなどからの情報を有している．残念なことに，歪んで明らかに間違った情報をもって診察室へ来る患者もある．患者が自分の疾患について何を知っているかに注目すべきである．医師は正しい情報を与え，患者の意向を確認することで，間違いや誤解を訂正することができる．

　患者の我慢に対して文句を言うよりも，患者の意向に沿うことの方が，より良い医師－患者関係に繋がるであろう．良好な医師－患者関係は，コンプライアンスと治療の成果に欠かせないものである．例えば，患者は「以前に使用された抗うつ薬は効果がなかったので飲みたくない」と決めてかかることがある．しかし，以前の投薬では，処方量が少なすぎたり服薬期間が短すぎたりしたために良好な結果が得られなかったと判明すれば，以前は「効かなかった」ものの，有効である可能性があるその治療薬を，この患者に再び処方できるようになるかもしれない．抗うつ薬は少なくとも6〜12週間投与するべきであり，投薬量は最大耐用量まで増量される必要があるとの研究もある．良好な医師－患者関係に基づく対話は，結局アドヒアランスとコンプライアンスを良くする．治療の初期段階で精神療法を導入し患者の精神療法に対する理解を得ておけば，急性期だけでなく長期的な治療に対しても有利に作用する．また，精神療法を導入することにより，薬物療法がすべてを治す完全で安易な答えである，という囚われから逃れることに役立つ．

■経過観察と治療期間

　現在の治療指針に従って，医師はうつ病の治療をしている患者を，十分な効果が得られるまで1～2週間ごとに経過を観察すべきである．多くの忙しい医師と患者では，頻回に通院で顔を合わせることは困難であり，非現実的でもある．開業ナース（訳者監注；米国の医療システム）への受診や電話連絡でも十分である．より緊密にフォローすれば，患者のアドヒアランスと治療の成果が向上し，治療を脱落する患者はほとんどいなくなるであろう．

　患者の治療に対する治療効果を測定するために，Beckうつ病評価尺度（Beck Depression Inventory）のような自己記入式のうつ病評価尺度が利用されている．しかし，標的症状（この章の「標的症状の確認」を参照）を経過観察することは，このような評価尺度を用いることの代用となる．標的症状のような具体的な指標があれば，薬物療法の内容を変更（例えば，薬を増量）するときの判定の際に良いガイドとなる．また，標的症状は，治療法を変更するかどうかの意志決定において，医師と患者との議論の材料となる．患者自身で実施できる「質問紙票」を，診察の待ち時間に記入すれば，医師へ有益な情報を提供することができる．これは，診察の前に自己血圧測定や自己血糖測定を行うこと

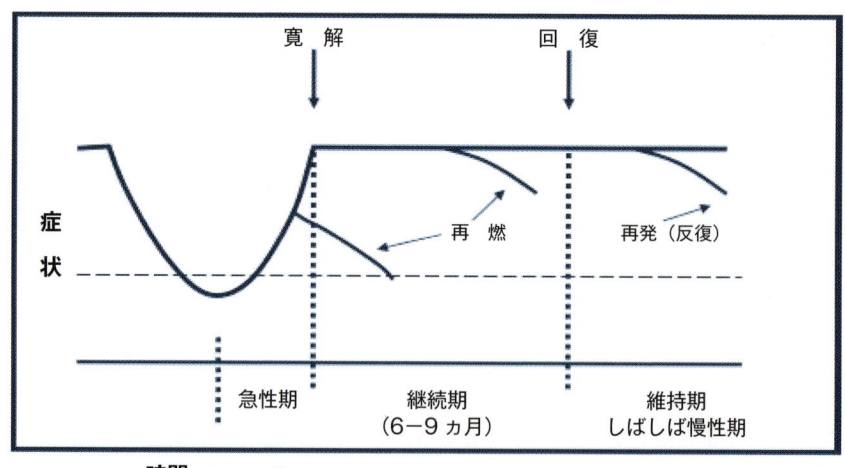

図 4-2

と同じ意味がある．

　治療は急性期，継続期，維持期の3つの時期に分けられる．急性期のゴールは寛解すること，継続期のゴールは現在のうつ病エピソードの再燃を防ぐこと，維持期のゴールは新たなうつ病エピソードの再発を防ぐことである．単一のうつエピソードに対する治療期間は，症状を寛解させるための期間に，再発防止のための継続治療の期間を合わせたものである．長期間の継続治療（すなわち維持療法）は，うつ病のハイリスクの患者，例えば複数回の過去のうつエピソード，症状の残存，慢性のストレス要因，併存症を有する者に対して推奨されている．

急性期

　急性期は，時間によって定められるものではなく，症状が寛解する（すなわち寛解期）までの期間として定義される．急性期とは，治療の開始とともに始まり，完全に寛解となって症状がなくなるまでである．多くの抗うつ薬では，効果発現までに2～4週間かかり，投与量の最大効果に達するには6～12週間かかる．しかし，3カ月以内に寛解に入らず，抗うつ薬の増量または変更が必要とされることが多い．急性期療法の焦点は症状寛解であり，治療期間の長さではなく，急性期の治療には「時計」がないということを記憶すべきである．

継続期

　抗うつ薬による治療をどれくらいの期間継続すべきだろうか？継続期は，時間依存性であり，最近，継続期は最初のうつエピソードが寛解を得てからも6～9カ月は続けるべきと勧告されている．うつ病の種類によっても異なるが，継続療法のない患者の再発率は50％であり，薬物療法の中止後6カ月以内にほとんどが再発する．このため，患者が継続療法の必要性を理解することは，非常に重要である．単一のうつ病エピソードに対する治療期間は，最も短くても急性期と継続期を加えて9～12カ月である．

維持期と再発予防

　治療を維持期に移行するか積極的治療を休止するか，という判断は難しく，すべての情報を検討した後に，原則的には医師と患者の相談によって決定する．

最も考慮すべきことは，再発の危険性，うつ病相の重症度，治療の副作用，患者の意向である．

　再発の危険性は，うつ病エピソードの回数が増えるとともに増加し，1回のうつ病エピソード後の再発率は 50 ～ 85％である．残存しているうつ症状の数とうつ病エピソードの重症度は，いずれもうつ病の再発率と相関している．自殺の可能性や精神科へ入院した患者では，再発後に患者が自殺するリスクが高いために，維持療法を行うべきである．内科的疾患や精神科的疾患が共存すると，治療を複雑にするだけではなく，再発の危険性も増加する．しかし，最も多くの重要な要因は患者の選択であり，一部の患者では，再発のハイリスクにもかかわらず薬物療法なしで経過をみたいと言って譲らない．患者が治療を中止したい理由を十分理解するよう努めれば，実は深刻な副作用が起こっていたとか，疾患に対して誤った認識をもっていたというような解決可能な理由が浮かび上がってくるかも知れない．患者がそれでも治療を中断すると決めた場合は，再発の初期徴候をモニターして，その際にどうするかを予め決めておくことが医師と患者と双方にとって非常に重要なことである．

　維持療法は，典型的には無期限に継続されるが，寛解に用いた用量を維持量としても用いるべきであり，維持療法のために減量すべきではない．薬物療法に併用される精神療法が，再発の危険性を減少させるという証拠が得られつつある．一部の患者では，維持期に薬物療法を漸減中止して精神療法のみで順調な経過を得られることがある．我々は，維持期の治療には薬物療法を減量や中止しないことを推奨し，治療計画に精神療法を追加することを強く推奨している．しかし，抗うつ剤による薬物療法を止めたいと強く望む患者では，精神療法の継続によって再発の危険性が減少するかもしれない．

■初期の治療戦略

　うつ病に対する治療として臨床医が行う初期の介入の大部分が薬物療法である．精神療法は初期治療に単独で用いても有効であるという強いエビデンスがあるにもかかわらず，セカンドラインの治療法とされている．

精神療法

　精神療法は，大うつ病性障害または気分変調性障害の患者のための治療オプションとして，しばしば見過ごされている．精神療法は，軽症〜中等症の大うつ病性障害または気分変調性障害に対する単独療法としても，重症や慢性型の大うつ病性障害に対する補助療法としても有効であるという強いエビデンスが示されている．補助的な精神療法は多くは有用であり，患者が希望すれば実施すべきである．特に初期治療で完全寛解が得られないときには，精神療法の導入を検討すべきである（第5章を参照）．今日では，気分変調性障害に対しては薬物療法と精神療法の併用が推奨されることが多いが，実際には患者の選択次第である．反復性の大うつ病性障害と同様に，多くの場合で気分変調性障害の治療は長期化する．

　精神療法の論議については，ジークムント・フロイト（Sigmund Freud）の前にまで遡るほどの壮大な長い歴史がある．この章では，うつ病に対する**初期治療**として推奨される精神療法が有効であるという証拠を，内科医に対して明快に要約して述べる．この本では，恐怖症に対する暴露療法や，治療抵抗性うつ病に対する精神療法の併用など，それぞれの章に焦点を合わせて論議してある．

■背　景

　多くの精神療法の技法は標準化することが難しいので，精神療法の研究は困難であった．精神療法の扱う状況は，しばしば不均一であり，精神療法の作用や効果を定量して評価することが困難である．多くの人々が，多くの種類の精神療法を研究した結果，かえって複雑な結果を招いた．これらの治療がなぜ効果があるのか，どれくらい効果があるか，について正確に理解することは難しい．20年以上に渡って，精神療法の中でも独自のスタイルをもつ認知行動療法（cognitive behavioral therapy；CBT）は，いくつかの理由により精神療法研究の最前線かつ中心にあり続けている．その理由は，(1) 心理分析など他の心理療法で焦点が当てられる自己の内面に対する洞察と比べて，より計測しやすい行動と思考に焦点を当てている，(2) CBTの技術は非常に具体的であり

マニュアルとして標準化しやすい，(3) 最初に限られた疾患（例えば，うつ病）の患者のために開発された，である．これらの理由から，我々はうつ病に対する初期治療として，CBT を最も注目している．

　CBT はアーロン・ベック（Aaron Beck）により考案されたものである．CBT では，個人の体験や社会的生活を通じて得られた一連の解釈（認識・認知）の集合体をスキーマと呼び，これを通じてパーソナリティや精神病理を捉えるものである．これらのスキーマ（中核信念，例えば「私はダメな存在だ」など）は，個人の生活における出来事を解釈するために使われ，そのスキーマに沿った反応（行動）を起こすことになる．健康な人は，持っているスキーマは適応的であり，スキーマ全体がうまく機能して健康でいられるよう作用している．精神障害においては（ベックは最初にうつ病に焦点を当てた），例えば，うつ病におけるスキーマ（「私は無力だ」「私は迷惑をかけている」などという中核信念）によって，悲しみ，喪失，絶望の認知を生じる．ベックはうつ病の認知スキーマを書き換えて，行動を修正してゆくことにより，うつ病によって生じた症状が緩和されるとした．初期のうつ病に対する CBT は，うつ状態の中核信念と行動の同定を目標とした短期（例えば 12 回）の治療として開発されたが，その後には心理療法士の援助による共同作業という形に改変されている．新しく手に入れた「落ち込みにくい」中核信念により行動を変えることで，うつ病の症状が緩和されるわけである．精神分析療法との違いは，これらの中核信念や行動がなぜ生じるに至ったのかについての洞察を要せずに，回復できる点である．訓練を受けた心理療法士が導く共同作業の中で，あくまでも患者が主体となって学んでゆくのが CBT である．学習を通じて患者が学ぶ内容を以下に示す．

- 否定的認知すなわち自動思考（無意識に繰り返してしまう思考）を同定して監視する．
- 思考と感情と行動がどのように相互に関連し合っているかを理解する．これらの関連を理解することが，認知のスキーマ（中核信念）の特定に繋がる．
- 最近の実体験に基づいて，認知の歪みを見つけ出し，それに取り組む．
- 認知の歪みを，より現実的な認知に書き換えた上で，それを実際に試してみる．

上記は大胆に単純化して述べたものであるが，これくらいの説明なら多くの患者が理解してくれる．患者自身が精神療法の仕組みについて理解し納得することが，精神療法への受容とアドヒアランスの維持に欠かせない．うつ病の急性期と維持期の両方の治療としてCBTが有効であるとするエビデンスがある．初期治療がうまくいかなかったときの，CBTと薬物療法などとの併用については次章で取り上げる．

大うつ病性障害患者の治療に対するAmerican Psychiatric Association（アメリカ精神医学会）の治療指針では，CBTは軽症から中軽度のうつ病の急性期治療のみにおいて単独で用いるとされている[2]．重篤なうつ病患者に対して，CBTが薬物療法と同じくらい有効であるという論議もあるが，この主張のための決定的なデータはない．

CBTには，より重症なうつ病の治療の急性期の単独療法として，いくつかのエビデンスがある．また，より複雑なうつ病（すなわち慢性うつ病，残存症状，再発エピソード，併存症の状態）の急性期と特に維持期の治療においても，薬物療法との併用についての大きなエビデンスがある（第5章参照）．

■心理療法士との共同治療

医師が薬物療法を含む推奨される一般的なケアを提供し，心理療法士が精神療法を提供するという共同治療における役割分担は，ますますより一般的になってきた．医師，患者，心理療法士の間で，治療効果に対する期待とそれぞれの役割についての意思疎通が明確であれば，治療が非常に成功する可能性がある．これは，心理療法士に限らず，その他の専門家（例えば，心臓専門医，神経科内科医，外科医）と共同した治療連携ついてと同様である．

■薬物療法

製薬業界は，それぞれの抗うつ薬の作用の違いを強調し，抗うつ薬への関心を集めてきた．しかし，うつ病治療において，現在あるすべての抗うつ薬は，盲検試験によっても，ほぼ同等の効果であることが示されている．抗うつ薬の種類の違いは重要ではあるが，うつ病治療においては，十分な投与量と十分な

投与期間の方がより重要である．いろいろな抗うつ薬の最大量を 12 週間投与した後に比較した場合，反応率と寛解率には基本的に違いは認められない．一般的に，初回の抗うつ薬に対する反応率は，40 ～ 60％の間にある．この相違は，母集団の違い，うつ病の重症度，研究デザインの違いであって，薬の種類の違いによるものではない．逆に言えば，うつ病で治療された 40 ～ 60％の患者は，最初の薬剤に反応しない．現在では，うつ病に対する薬物療法のアプローチは，高血圧症に対する薬物療法と似ているとされる．すなわち，**いくつかの単独療法が最初に行われ，それが部分的な効果しか得られなかった場合には，薬の増量や他の薬剤が併用される**．どの薬剤を選択するかは，患者の標的症状（例えば，不眠や倦怠感）や患者の懸念（例えば，体重増加，性機能障害）とともに，予想される効果と副作用（例えば，鎮静，焦燥，消化管器症状）のマッチングによって決定される．臨床医は，患者とその特有な症状に相応しい薬物を探し出すことが最初に必要であるが，最も強調すべきことは，薬物の許容最大投与量までの使用，十分な治療期間，そしてなによりも患者のコンプライアンスである．

■中断症候群

抗うつ薬は，急に中断すべきではない．いかなる抗うつ薬でも 4 週間以上投薬を継続した後に突然に休止または中断すると，中断症候群を生ずることがある．すべての三環系抗うつ薬（tricyclic antidepressant；TCA）で中断症候群を生じうるが，より短い半減期で活性代謝物がほとんどない選択的セロトニン再取り込み阻害薬（selective serotonin reuptake inhibitor；SSRI）とセロトニン－ノルアドレナリン再取り込み阻害薬（serotonin-norepinephrine reuptake inhibitor；SNRI），すなわち parooxetine（パキシル®）と venlafaxine（本邦未発売）では，通常，中断症候群を伴う．一方，fluoxetine（本邦未発売）は半減期が長いために，中断症候群が最も少ない．

中断症状は，急性の不安，抑うつ気分，睡眠障害，知覚異常，眩暈感，嘔気，嘔吐，下痢，頭痛，振戦，運動失調，発汗などである．中断症候群は過剰な薬理効果で致死的なことがある「セロトニン症候群」とは異なっている．中断症候群は不快であるが，致命的ではない．中断症状の管理としては，徴候が数日

で治まるまで，投与していた抗うつ薬または類似した薬剤を再投与するか，対症療法を行うことである．

神経伝達物質仮説の限界

大うつ病性障害またはあらゆる精神障害において，原因となる「唯一の神経伝達物質またはそのレセプター」は1つも発見されていない．精神医学は一般的に，うつ病を単一の生物学的原因で説明しようとする生物学的還元主義の方向にはない．むしろ，精神医学は，精神障害に関与する危険因子のすべてを取り扱ってきた．現在，精神障害は，先天性の遺伝要因，後天性の遺伝子活性化または不活化，人生経験，患者の考え方や行動，社会環境などの複合的な相互作用に基づくと考えられている．最終的には，中枢神経系（CNS）の神経伝達物質システムにおいて，これらすべてが相互に作用して変化に結びついている．薬物がCNSにおける神経伝達物質の濃度を変えることは事実だが，治療の成功も失敗も薬による神経伝達物質次第なのだという考えには強く警告したい．

> **Box 4-2　代表的な抗うつ薬**
>
> - 三環系抗うつ薬（TCA）
> - 選択的セロトニン再取り込み阻害薬（SSRI）
> - セロトニン–ノルアドレナリン再取り込み阻害薬（SNRI）
> - その他の抗うつ薬（bupropion, mirtazapine, trazodone, nefazodone など）
> - モノアミン脱水素酵素阻害薬（MAOI）

主要な抗うつ薬

前述のように臨床医は，患者の標的症状と意向に基づいて，抗うつ薬の予測された作用と副作用から薬を選択する．抗うつ薬の種類とそれらの概要についてはBox 4-2に示す．各々の抗うつ作用の種類について，推定される作用機序，投与開始量，最大投与量，重大な副作用，特定の臨床状況で有利な可能性のある薬剤の特徴（例えば，bupropionでは体重増加を生じやすい）を示した．抗うつ薬は常に進歩しており，新薬が常に開発されている．医薬品メーカーの医薬情報担当者（MR）は新薬を賞賛するが，特定の薬剤を選択することよりも，最大量を適切な期間投与することの方が重要であること忘れてはならない．

表 4-1 三環系抗うつ薬の特徴と 1 日投与量

三環系抗うつ薬	口渇、便秘	鎮静体重増加	起立性低血圧	性機能障害	薬物相互作用	開始投与量 (mg)	毎日の通常投与量 (mg)	本邦での1日投与量 (mg)
Amitriptyline (トリプタノール®)	+++	++++	+++	+++		25	25 – 300	30 – 150
Clomipramine (アナフラニール®)	++	++	++	++	すべての三環系抗うつ薬は基質として肝臓で代謝され、酵素の阻害や誘導には関与しない。	50	75 – 300	50 – 225
Desipramine (本邦では販売中止)	++	+	++	++		50	75 – 200	(販売中止)
Imipramine (トフラニール®)	+++	+++	++++	+++		50	50 – 300	25 – 200
Nortriptyline (ノリトレン®)	++	++	+	++		25	50 – 150	25 – 150

+ = 副作用の大きさ

三環系抗うつ薬（TCA）

TCA（Box 4-3 を参照）は，忘れ去られた古いタイプの抗菌薬のように，最初に用いるべき薬ではない．しかし，TCA は長い使用経験があるため有効であるエビデンスが多い．1990 年以前では，TCA は 30 年間以上うつ病の療法の中心にあった．Imipramine は，当初は抗精神病薬として開発が始まったが，後に世界初の抗うつ薬として 1958 年に開発に成功した．TCA 群では，作用と副作用は類似している．TCA 群はノルアドレナリン，セロトニン，弱いドパミンの再取り込み作用を阻害する．TCA 群の副作用は，主にムスカリン性アセチルコリン受容体，H1 ヒスタミン受容体，α-1 アドレナリン作用受容体の遮断によるものである．

> **Box 4-3　三環系抗うつ薬**
>
> Amitriptyline（トリプタノール®）
> Clomipramine（アナフラニール®）
> Desipramine（本邦では販売中止）
> Imipramine（トフラニール®）
> Nortriptyline（ノリトレン®）

TCA 群のほとんどは，ノルアドレナリン再取り込みを最初に阻害する．Clomipramine（アナフラニール®）は，例外的にセロトニン受容体に高親和性を有している．Clomipramine の活性代謝物である N-desmethylclomipramine は，強力なノルアドレナリン再取り込み阻害薬であることに注意すべきである．Clomipramine は主に強迫性障害（obsessive-compulsive disorder；OCD）の治療に用いられてきたが，TCA と最近開発された SSRI の中間的な特徴を示している．

致死的な過量内服（「TCA の過剰投与」を参照）の可能性にもかかわらず，TCA はうつ病の治療における良い選択肢とされている．不眠症，疼痛，食欲不振の患者に対しては，TCA は良い適応である．Nortriptyline（ノリトレン®）は抗コリン作用が最も弱く，血中濃度における治療域が明確である唯一の抗うつ薬であるため，著者は nortriptyline をよく使用している．Imipramine（トフラニール®）の濃度は治療効果と相関しているが，血中濃度における治療域は確立されていない．Nortriptyline では，血中濃度と治療効果のカーブは逆 U 型である．Nortriptyline の濃度は，吸収，代謝，コンプライアンスが不良である患者においては特に有用である．Nortriptyline 濃度が 150 ng / mL を超えるときは，投与量を減らすことが逆に効果を高める可能性がある点に注意すべき

である．

　Nortriptyline の典型的な投与開始量は 10 〜 25 mg（夜）であり，ゆっくり増量して調節すべきである．Nortriptyline の用量は，症状の安定が得られたときか，副作用が生じたときに決定される．Nortriptyline 濃度が，患者の全身状態に左右されることに留意を要するが，これは TCA が結合する主要な血漿タンパクである α-1 酸性糖タンパク（急性相反応物質）の増減に密接に関係している．

　Amitriptyline と imipramine は，その他の TCA（例：nortriptyline, desipramine）に比べてより鎮静作用と抗コリン作用性作用が強い．Amitriptyline は nortriptyline の親化合物であり，Imipramine は desipramine の親化合物である．Amitriptyline と imipramine は，有効量での忍容性が良くないので，現在では単独療法として使用されることは少ない．Amitriptyline は，うつ病の有無にかかわらず慢性神経障害性疼痛の治療に用いられることが多く，副作用と薬物相互作用のために，高用量の投与は制限されている．

TCA の大量内服

　TCA の重大な欠点は，大量内服時における毒性と潜在的致死性である．TCA は，心臓と脳における Na チャネルを遮断し，心臓不整脈やけいれんを生ずる可能性がある．TCA の大量内服時は，救急医療により即時の対処が必要である．TCA の大量内服時による心臓合併症（心臓ブロック，心室頻拍と細動，心停止，心原性ショック）は，幸運にも相対的には稀である．TCA の過量による ICU への連続的な入院についての 2 つのレビューでは，重大な不整脈の発生率は 225 人中 3 人（1.3％）から 153 人中 4 人（2.6％）であったのに対して，明確な低血圧は 14 〜 51％であった．その他の検討では，昏睡は予後不良のサインであり，過量投与患者 316 人中 53 人（17％）で昏睡があり，最終的にその 53％は致死的であった．その対処方法は，心臓モニタリングを含む支持的治療であり，胃洗浄の適応は薬物摂取より 1 時間以内に洗浄できるケースに限られている[3]．通常，活性炭が投与されるが，活性炭では TCA の腸吸収を減らすことは困難である．心臓不整脈や低血圧症を生じた時には，炭酸水素ナトリウムまたは過換気による血液アルカリ化が有用である．炭酸水素ナトリウムと過換気の両方を実施すると，過剰なアルカリ化を生ずる可能性がある．一般的に，抗不整脈薬は使用すべきでない．低血圧症，アシドーシス，低酸素血症

の修正を標的にした治療の方が，抗不整脈薬によって心筋におけるTCAの作用を減弱することより効果があり，また抗不整脈薬（キニジン，プロカインアミド，ブレチリウム，アミオダロン）が不整脈を悪化させる可能性がある（催不整脈作用）からである．リドカインとβ受容体遮断薬は，慎重に使用すれば効果を得ることがある．

副作用

すべてのTCAは，タイプIc抗不整脈薬活性を有している．Cardiac Arrhythmia Suppression Trial（CAST）では，心筋梗塞後にタイプIc抗不整脈薬を投与することにより，突然死のリスクが増加する可能性を示した[4]．このためTCAにも，類似の危険性を有する可能性がある．心疾患（特に伝導異常）の既往や，心臓不整脈（例：高齢者の）のハイリスクの患者に対してTCAを用いられる場合，投与前に心電図をチェックすべきであり，定期的に経過観察すべきである．

選択的セロトニン再取り込み阻害薬（SSRI）

現在，SSRIがうつ病に対する最も一般的な第一選択の薬物療法である（Box 4-4参照）．TCAと比較するとSSRIは一般的に鎮静作用が少なく，体重増加が少なく，大量内服時でも非致死性である．最も多くのSSRIは，うつ病の治療に於いて最初の3〜6週間では目立った効果がなく，効果を得るためには6〜7週間を必要とする．大量内服時におけるSSRIの安全性は，自殺の危険が高いうつ病や他の精神障害の治療において非常に有利である．

> **Box 4-4　選択的セロトニン再取り込み阻害薬**
>
> Citalopram（Celexa® 本邦では未承認）
> Escitalopram（Lexapro® 本邦では未承認）
> Fluoxetine（Prozac® 本邦では未承認）
> Fluvoxamine（ルボックス®，デプロメール®）
> Paroxetine（パキシル®）
> Sertraline（ジェイゾロフト®）

TCAとSSRIは，同じ程度の性機能障害を生ずる．SSRIには，それぞれ特徴的な副作用があり，SSRIの選択は，TCAと同じく患者の独特な特徴（例えば，標的症状や併存症）と，薬の効果や副作用のプロフィールに基づくべきであるが，すべてのSSRIのうつ病に対する治療の効果は同等である．すべてのSSRIは，セロトニンの再吸収を選択

表 4-2　SSRI の特徴と 1 日投薬量

SSRI	鎮静	体重増加	性機能障害	開始投与量 (mg)	毎日の通常投与量 (mg)	本邦での 1 日投与量 (mg)
Citalopram (Celexa® 本邦では未承認)	＋／－	＋	＋＋	20	20 － 60	(未承認)
Escitalopram (Lexapro® 本邦では未承認)	－	＋	＋＋	10	10 － 40	(未承認)
Fluvoxamine* (ルボックス®, デプロメール®)	＋	＋	＋＋	25	100 － 200	50 － 150
Fluoxetine (Prozac® 本邦では未承認)	－	＋／－	＋＋	10 － 20	20 － 60	(未承認)
Paroxetine (パキシル®)	＋＋	＋＋	＋＋＋	20	20 － 60	20 － 40
Sertraline (ジェイゾロフト®)	＋／－	＋	＋＋	25 － 50	50 － 200	25 － 100

*Fluvoxamine のみ 1 日 2 回内服，その他はすべて 1 日 1 回内服
＋；副作用の強さ，－；問題なし

的に阻害し，それによってシナプスで使用されるセロトニンの量を増加させる．すべての SSRI は，肝のチトクローム P450 システムによって代謝されているが，いくつかの SSRI は，基質としてチトクローム系で代謝されるだけでなく，特定のチトクローム系を有意に阻害して薬物相互作用を生ずる．SSRI のグループの特徴として，性的機能障害，消化管障害，頭痛，睡眠障害などの副作用がある．患者をコホート全体で見ると，薬剤間には若干の相違があり，それらの相違を表 4-2 に示した．SSRI は「第一選択」の薬物療法として用いられるが，最近では新しい種類の抗うつ薬（例えば，venlafaxine, duloxetine, bupropion, mirtazapine）も同様に試されている（表 4-3 参照）．

　低用量での開始と段階的な投薬量の増加は，SSRI の投与初期によく出現する副作用（例えば，興奮や消化管障害）を最低限に減らすことができる．また，

表 4-3　SSRI とその他の抗うつ薬の特徴と 1 日投薬量

SSRI	鎮静	体重増加	心毒性	性機能障害	開始投与量 (mg)	毎日の通常投与量 (mg)	本邦での 1 日投与量 (mg)
SNRI							
Venlafaxine XR	−	+	+ 心拍数増加、血圧上昇	++	37.5	150 − 300	（未承認）
Duloxetine	+	−	+／−	++	30	60 − 120	（上市予定）
その他の薬剤							
Bupuropion	−	−	+ 血圧上昇	−	10	300 − 400	（未承認）
Mirtazapine	+／−	+	++	−	15	45 − 60	（上市予定）
Trazodone（デジレル®）	+++	++	+ 血圧低下	持続勃起症	25 − 50	100 − 300	75 − 200
Nefazodone	−	−	−	−	50	300 − 500	（未承認）

＋；副作用の強さ，−；問題なし

　典型的には，初期の副作用は最初の 2 週間で消退する．一方，性機能障害は，SSRI のすべてに共通して認められ，用量依存性と考えられている．この点については，下記の節で詳細に述べる．

副作用

　SSRI は，大うつ病性障害による中途覚醒に効果があるにもかかわらず，しばしば入眠障害を誘発することがある．この場合，SSRI を朝の内服に切り替えるか，夜に睡眠導入薬を加えることによって対処が可能である．抗うつ薬の trazodone（デジレル®）も非常に有効であり，temazepam（未承認）や zolpidem（マイスリー®）などの薬剤も同様に有効である．SSRI には TCA のような重篤な心臓副作用を生じないが，稀ではあるが徐脈を生ずることがある．

　セロトニンの極めて高い濃度よって生ずる**セロトニン症候群**は，幸いにも稀ではあるが，発症したときには致命的になる可能性がある．セロトニン症候群

は，強い消化器症状（悪心や嘔吐），変容した精神状態（被刺激性，混乱，せん妄），深部反射亢進，ミオクローヌス，運動失調，各種自律神経症状（高体温，高血圧，頻脈，発汗）などの特徴がある．セロトニン症候群は，典型的には2つ以上のセロトニン作動薬が同時に投与されるか，先に投与されていた薬物が十分にウォッシュアウトされる前に併用されたとき（例えば，他の抗うつ薬がMAOIと重なったとき）に生ずる．また，MAOIによる高血圧クリーゼとセロトニン症候群が一部重なることもある．ノルアドレナリンとセロトニンの両方を増加させる可能性のある薬剤（すなわちTCAとSNRI）では，高血圧クリーゼとセロトニン症候群の混合した状態を生ずる可能性がある．典型的には，MAOIを開始する前に，大部分の抗うつ薬においてウォッシュアウトのために2週間を必要とする．Fluoxetineでは，その長い半減期と活性代謝物のために最高6週間を必要とする．Tramadol（Ultram®），トリプタン，コカインなどの非抗うつ薬でも，明確なセロトニン作動活性を有することがあり，どの抗うつ薬に併用されても，セロトニン症候群を生ずることがある．セロトニン症候群は，しばしば自然軽快することがあるが，支持療法と原因となる薬剤の中止によって軽快する．また，cyproheptadine（ペリアクチン®）の投与により，症状はいくらか改善するかもしれない．

セロトニン-ノルアドレナリン再取り込み阻害薬（SNRI）

Duloxetine（Cymbalta®；上市予定）とVenlafaxine（Effexor®；未承認）

　選択的セロトニン-ノルアドレナリン再取り込み阻害剤（SNRI）には，duloxetineとvenlafaxineがある（表4-3参照）．SNRIの安全性，忍容性，副作用のプロフィールはSSRIと類似しているが，SNRIでは高用量において血圧上昇作用を有している．Venlafaxineの臨床試験では，200 mg/日以上の投薬量にて，5.5％の患者に15 mmHg以上の拡張期血圧の上昇が認められた．Duloxetineの60～120 mgでの投薬では，5％の患者で平均1 mmHgの拡張期血圧の増加を生ずるが，少数の患者においてはより高い血圧上昇を生ずる．SNRIの副作用として，嘔気はより頻度が高く，一般的なSSRIの20～26％に比べて，venlafaxineでは37％，duloxetineでは35～40％である．SNRIは，強い倦怠感を有していたり，うつ病エピソードに伴う疼痛症候群であったりする場合に，特に第一選択薬として用いられる．また，SNRIはSSRIに反応し

なかった患者に対して，第二選択薬としても重要な役割を有する．

その他の抗うつ薬

Bupropion（Wellbutrin®；未承認）は，ノルアドレナリンとドパミン再取り込み阻害薬である．Bupropionは，高用量ではけいれんを生ずる可能性があり，米国食品医薬品局（FDA）は，過食症や神経性無食欲症の既往歴がある患者に対しては禁忌としている．開発初期の過食症の女性に対するbupropion 600〜800 mg／日の研究では，けいれん発症の危険性は4％であった．しかし，bupropionのけいれんに対する危険性を過大評価すべきではない．さらに新しい情報では，新たなけいれん発症の一般的な危険性が0.06％であるのに対して，bupropion投与100〜300 mg／日で0.1％，300〜450 mg／日で0.4％と段階的に危険性が増加して，600 mg／日以上では2.3％であると報告された．一方，最も多くの患者は300 mg／日で反応し，450 mg／日以上の投与は稀である．bupropionは特徴のある抗うつ薬であり，性機能障害も体重増加の副作用はないし，禁煙も補助する効果がある．Bupropionの副作用は，眩暈感，体重減少，口渇，興奮である．また，心拍数と高血圧が増加させる報告はあるが一般的ではない．しかし，bupropionをニコチンパッチと同時に使用したときには，約6％で血圧上昇を認めた．

Mirtazapine（Remeron；上市予定）は，もう1つの効果的な抗うつ薬である．Mirtazapineの作用機序は完全には詳細に明らかにされていないが，中枢神経系でセロトニンとノルアドレナリンを増加させ，また，α-2受容体への拮抗作用がある．Mirtazapineの最も頻度が高い副作用は体重増加と鎮静であり，大部分はその抗ヒスタミン作用に起因する．この2つの副作用は，高用量への慣れに伴って減少することがある．また，口腔内崩壊錠（未承認）が入手可能であり，錠剤の嚥下が困難な患者で有用である．Mirtazapineがうつ病に対する典型的な第一選択薬でないにもかかわらず，著しい拒食症や不眠症を有する患者では特に良い選択である．また，不安症状を伴ううつ病の患者では有用と思われる．Mirtazapineは，就寝時15 mgより開始して15 mgずつ増量して調節することが典型的な投与法である．

Trazodone（デジレル®）の作用機序は詳細に分析されてはいないが，セロトニンのシナプス後レセプターを阻害すると推定され，その活性代謝物は弱い

ながらも SSRI として作用する．大多数の患者において，trazodone の抗うつ薬として有効な量は 300 mg 以上である．Trazodone は，抗うつ薬としての十分な投薬量では鎮静効果が強いために，通常，うつ病の第一選択薬としては考えられていないが，睡眠補助薬としては汎用されている（第 3 章参照）．Trazodone の至適開始量は 25 ～ 50 mg であり，十分な反応が得られるまで 3 ～ 5 日ごと 25 ～ 50 mg ずつ調節しながら増量することができる．Trazodone は，特に高用量で開始した場合には起立性低血圧を生じる可能性のため，投薬初期においてはゆっくり増量する．Trazodone は，稀に持続勃起を生じる可能性があるが，男性では 6,000 人に 1 人，女性（陰核の持続勃起）ではそれ以下の頻度である．このため，一部の臨床医は，危険の過大評価のために必要以上に trazodone の使用を避けている．この稀な副作用と，持続勃起を生じたときの対処法を男性患者に慎重に警告すべきである．

Nefazodone（未承認）は，trazodone より鎮静的ではないので，抗うつ作用投薬量でも忍容性がより高い．また，持続勃起を生じず，起立性低血圧の頻度も 3 ％と低い．しかし Bristol-Myers Squibb 社は，致命的な肝機能障害の危険性が約 10 万件あたり 30 例に認めたために，2004 年 6 月に nefazodone の販売を中止している．一方，nefazodone の後発医薬品は，まだ使用可能である．Nefazodone は CYP450 $_3A_4$ によって代謝されるが，併用投与された薬物が CYP450 $_3A_4$ で代謝される場合には，さらに注意が必要である．

モノアミン酸化酵素阻害薬（MAOI）

MAOI（tranylcypromine；未承認，phenelzine；未承認）は，1950 年代に開発されたうつ病に対する最初の有効な治療薬である．しかし，特定の薬物や食品との相互作用により，高血圧クリーゼ生ずるために（Box 4 - 5 参照），TCA の出現により急速に使用されなくなった．最近では，精神科医は MAOI を難治性や治

Box 4-5　MAOI と危険な相互作用を生ずる薬剤

- トラミンを多く含む食品（発酵食品，ワイン，チーズ；巻末の食品リストを参照のこと）
- セロトニン作動薬
- Meperidine（Demerol®，塩酸ペチジン注射液®）
- 非選択的交感神経作用薬（エフェドリン類）
- 精神刺激
- その他の抗うつ薬

療抵抗性うつ病患者に対してのみ処方している．内科医は，稀にMAOI抗うつ薬を使用している患者に遭遇することがあるので，MAOIによる2つの重大な有害反応である高血圧クリーゼとセロトニン症候群（この章の最初に記述）について，十分知っておかなければならない．高血圧クリーゼは，MAOIはモノアミンオキシダーゼ酵素の阻害により，カテコールアミンの代謝をブロックすることによって，カテコールアミンが危険なレベルに達することによって生じる．この状態は，MAOIの治療を受けている間に交感神経様作用薬物を摂取するか，ノルアドレナリンの再取り込みを阻害する薬物（例えば，TCAやSNRI）を内服するか，カテコールアミン（チラミン）の豊富な食品を食べることによって生じる可能性がある．高血圧クリーゼは，けいれんや脳卒中の原因となる重症高血圧を生じる可能性があるので，緊急医療が必要である．高血圧クリーゼの対処法として，MAOIや問題のある薬物などを中止して，血圧を降下させ（β遮断薬は動脈収縮に関与するα刺激作用を抑制しないので用いてはいけない），支持療法を開始することが必要である．

Seligeline（エフピー®）は，当初，パーキンソン病に対して承認されたMAOIであるが，最近，経皮性のパッチ薬として米国で販売された．Seligelineは，大うつ病性障害の治療に対して安全かつ有効であることが示されてきた．Seligelineは，経皮的なパッチであり，典型的には長期間経口摂取ができない入院患者のうつ病の治療のオプションとしてのみ提供されているユニークな抗うつ薬である．Seligelineは低用量において，MAO-AでなくMAO-Bを阻害するので，相対的に選択的なMAOIである．それ故，最低量（6 mg）で使用すれば，食事やその他のMAOIの規制がないと医薬品メーカーは述べている．一方，9 mgと12 mgの高用量では，その選択性は失われる可能性があり，食事のおよび薬物の規制は必要である．

精神刺激薬（訳者監注：本邦では使用不可．methylphenidate（リタリン®）も2007年10月「うつ病」にかかわる適応症は削除）

精神刺激薬のD-amphetamine（デキセドリン®）とmethylphenidate（リタリン®）は，抗うつ薬が開発されるまで単独療法として用いられ，その後長い間，抗うつ薬と併用されてきた．精神刺激薬は，従来の抗うつ薬が治療効果を発現するまでの6〜8週を待つことができないような，特に衰弱して医学的に具合

の悪い患者の初期治療として有用である．また，精神刺激薬は抑うつ症状の残存した患者で使用される．衰弱して医学的に具合が悪い患者に対する初期の療法としての精神刺激薬については，第5章で詳細に述べる．

抗うつ薬の副作用プロフィールと標的症状のマッチング

不眠症と過剰な眠気

うつ病では不眠症または過剰な眠気を生ずることがあるが，一部の抗うつ薬でも同様の症状を生ずる．抗うつ薬は，睡眠検査結果に対して多様で複雑な影響を及ぼすが，これらの検査結果の臨床上の重要性は完全に明確にはなっていない．無作為化試験では，いろいろな結果が示されている．例えば，nefazodone 対 fluoxetine の比較では，抗うつ効果は同等と証明されたが nefazodone の方が眠気は少なかった[5]．Imipramine 対 fluoxetine を比較した研究では，両者の抗うつ効果は同等であり，両者とも等しく基礎にある不眠症を改善したが，不眠症に対する効果は両者に相違はなかった[6]．すべての SSRI では，不眠症を約 10〜20％の患者で副作用として生ずる．また，眠気は5％以下と一般的には認められないが，一部の患者では強い眠気を示す．Trazodone と nefazodone はプラセボと比較しても不眠症を生じさせないが，25％の患者で眠気を生ずる．

慢性不眠症のためには，例えば，規則的な就寝時刻を保つ，ベッド上では睡眠以外のことを行わない，仮眠を避ける，カフェインを除去するなどの睡眠衛生指導も重要である．持続性の不眠症では，双極性障害，物質乱用，睡眠時無呼吸症候群を疑うべきである．不眠症を伴ううつ病治療についての情報は，Box 4-6 を参照すること．

患者によっては，昼間の過剰な眠気は夜間不眠症の結果であるようにみえるが，Box 4-6 はそれら患者に対する戦略としても適切

Box 4-6　不眠を伴ううつ病の治療戦略

- 興奮作用のある抗うつ薬を避ける（bupropion）
- 鎮静作用のある抗うつ薬の投与または併用（Trazodone；デジレル®, mitrazapine）
- 睡眠導入薬の追加（Zolpidem；（マイスリー®）

Box 4-7　過眠を伴ううつ病の治療戦略

- 興奮作用のある抗うつ薬の使用（bupropion）を朝に内服
- 精神刺激薬を追加（訳者監注：本邦では使用不可）

である．不眠症のない高傾眠をもつ患者に対する臨床上の治療戦略をBox 4-7に示す．過剰な眠気がその他の抑うつ性の症状の解消した後も持続する場合，ナルコレプシーや睡眠時無呼吸などの他の原因についても検索すべきである．

■性機能障害

　最近の研究では，SSRIで治療された60〜70％の患者で性機能障害関連の経験がある．性機能障害は，性的衝動（リビドー）の減退，性的興奮の減少，オルガスム獲得の困難さにまで渡る可能性がある（図4-3を参照）．セロトニンは，性機能におけるこの3つの相のすべてに関わっている．この第1相の障害を確認することは，性機能障害に対して適切に介入するために重要である．

　SSRI関連性機能障害の治療の参照となる無作為プラセボ対照比較試験が少数ある．この臨床試験におけるプラセボの反応率は，最高60％と高率であった．また，抗うつ療法によって回復するうつ病自体による性機能障害の存在も明らかである．この複雑さによって，最初のステップでは，治療前の性機能状態，最初に妨げられた相，その他の性機能障害を引き起こす既往歴についての注意深い考察が必要である．患者に教育することは，治療計画を立てる上で極めて重要である．患者に対して，性的興奮のために長い時間が必要であること，治療薬に慣れると性機能が回復する可能性を説明するべきである．また，1日の

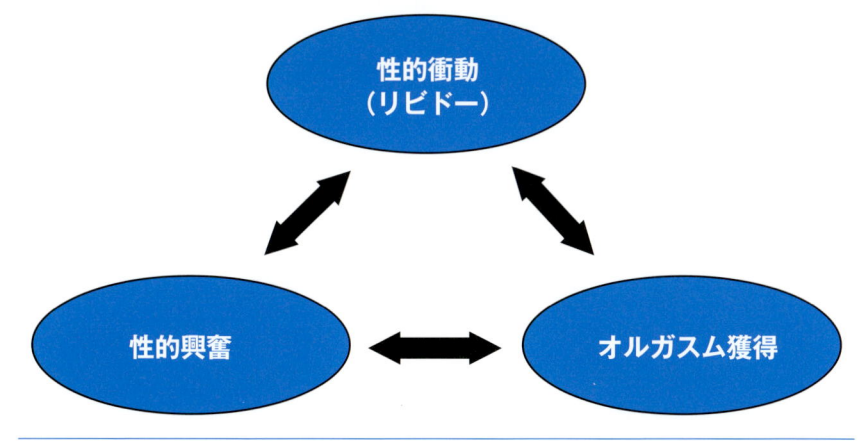

図 4-3

休薬または週末の投薬量の減量は，しばしば有用である．

Box 4-8 で示した管理方法が奏功せず，性機能に関する副作用が継続する場合には，治療薬を変更するか，薬物療法の介入が必要であるかもしれない．Bupropion と nefazodone（いずれも未承認）は，薬物トライアルではプラセボ

> **Box 4-8　SSRI による性機能障害の管理**
> 1．病歴をよく聴いて，障害初期相の早期発見と他の原因の鑑別
> 2．予想される反応についての患者教育
> 3．治療薬に慣れるのを待つ
> 4．投与量の減量や薬物非投与日を作ることによる投与スケジュールの変更
> 5．抗うつ薬の変更
> 6．Bupuropion や sildenafil（バイアグラ®）などの薬物療法の導入

と同等の性機能障害率が示されている．Mirtazapine（上市予定）の性機能障害は，プラセボよりも多いが SSRI よりは少ない．無作為比較試験のデータでは，SSRI に関連した性機能障害の男性に対して sildenafil（バイアグラ®）の使用が有効であるとされている．少数の症例報告（無作為臨床比較試験のデータなし）では，女性の SSRI 誘発性の性機能障害についても，sildenafil の使用が示されている．SSRI から bupropion への変更は，減少した性的衝動（リビドー）や遅い性的興奮の問題を有する患者に対して有用である．しかし，同時投与されたときに bupropion が SSRI 関連の性機能障害を回復させるかどうかについて，オープントライアルでの陽性結果が 1 報告，無作為比較試験の陰性結果が 1 報告と矛盾するエビデンスがある．その他の作用薬（例えば，yohimbine（未承認），methylphenidate（リタリン®），amantadine（シンメトレル®）も有効と報告されてきたが，臨床試験によって効果は明らかにされていない．

体重増加

体重増加は SSRI で認められるが，TCA と mirtazapine（上市予定）ではより多く認められる．体重増加は，治療の最初の 3 カ月間に限られていることが最も多く，通常ほとんど介入を必要としない．体重と食欲の変化はうつ病の一般的な症状であるので，急性期における治療効果か副作用かどうかの鑑別は難しい．急性期の治療の後に，寛解であるにもかかわらず体重増加が続いていたり，体重増加が著明（患者の標準体重より 5〜10% 以上多い）であったりした場合や，運動量の増加やカロリー摂取量減少に失敗した場合には，薬物を変更することは理にかなっている．Bupropion または nefazodone は，SSRI に比

して体重増加に影響を及ぼしにくい．SSRI の fluoxetine では，体重減少を生ずることもある．

神経性無食欲症

神経性無食欲症（神経性食思不振症，anorexia nervosa；AN）では，臨床経験と今までに報告された副作用の検討により，食思不振と体重減少を生ずる可能性がある抗うつ薬（例えば fluoxetine，bupropion）は用いられずに，食欲を刺激する作用のある抗うつ薬（例えば mirtazapine，TCA）が好んで使用されている．大うつ病性障害のある若い女性患者では，神経性無食欲症を生ずるリスクが高く，大うつ病性障害がある神経性無食欲症へのアプローチは第 16 章で述べる．

電気けいれん療法

電気けいれん療法（electro convulsive therapy；ECT）は，重症うつ病に対するもう 1 つの重要な治療法である．症状を急速に減少させることが必要な状況，例えば重篤な栄養障害，深刻な希死念慮，精神病状態，緊張病，妊婦に対して用いられる．ECT については，特に治療抵抗性うつ病における適応を中心に第 5 章で詳細に述べてある．

■大うつ病性障害への補助的療法と小うつ病における気分症状のマネジメント

小うつ病あるいは閾値下うつ病に対する症状マネジメントは，薬理学的，精神療法，行動，社会，ライフスタイルへの介入を含む幅広いものである（表 4-4）．介入方法の選択は，まず患者の意向を尊重すべきである．初診時に行われる精神療法だけで十分であり，処方を必要としないことも時々ある．非精神科医の多くは，患者との会話を精神療法だとは思っていない．良い面接をする非精神科医は，ストレスの原因の同定し，一連の症状を障害として診断し，患者のうまくいっている対処方法やうまくいってない対処方法について取り上げ，問題を解決し，反射的傾聴をしている．これらのすべては良い精神療法の要素でもある．一方，症状の持続や，心理社会的ストレスの原因が複雑（例え

表 4-4　小うつ病あるいは閾値下うつ病への対応

非薬物療法	薬理学的
精神療法	睡眠導入薬（例：ゾルピデム）
運動	ベンゾジアゼピン系薬物（例：クロナゼパム）
栄養	鎮痛薬（例：アセトアミノフェン，NSAID）
宗教的な介入	ホスホジエステラーゼ阻害薬（例：シルデナフィル，vardenafil）
精神刺激物質の減量	
患者教育	

ば，失職，重篤な一般身体疾患，災害生存者）であるとき，熟練した心理療法士によって行われる精神療法が有効である．その他の非薬理学介入としては，運動，精神活性物質の中止，睡眠衛生，栄養，宗教的な介入，教育がある．

小うつ病あるいは閾値下のうつ病に対する薬物療法

　症状的な薬物療法の介入としては，trazodone（デジレル®），睡眠導入薬，ベンゾジアゼピン系薬物，鎮痛薬がある．睡眠，疼痛と不安は，最も一般的な標的症状である．おそらくtrazodone以外のすべての薬物は，一般臨床医になじみ深いだろう．Trazodoneは抗うつ薬に分類されるが，低用量では就眠補助薬として有用である（ただし，trazodoneの催眠鎮静薬としての使用のデータベースは不十分である）．Trazodoneの後発医薬品もあり，長期間の使用においても習慣性がなく，乱用されない．Trazodoneは，睡眠導入剤だけでは解決し得ない不眠に広く使われている．Trazodoneの投薬量開始量の範囲は25～50 mgであるが，投与開始時に少量から開始して，ゆっくりと増量する理由は，高用量で開始すると低血圧症を生ずる可能性があるためである．先に示したように低用量で開始して，ゆっくり増量すれば，この副作用はほとんど生じない．多くの患者では，投与開始量で十分なことが多く増量の必要はないだろう．一方，100～150 mg以上では朝も眠気が残ることが多い．Ttrazodoneによる朝の眠気の残存に対しては，投薬量を調節して寝る前よりも早めに服用することが一般的な工夫ある．また，持続勃起は起こりうる非常に珍しい合併症であり，

男性では 6,000 人に 1 人，女性（陰核の持続勃起）ではさらに稀である．このため，一部の臨床医は危険性の過大評価のために必要以上に trazodone の使用を避けているが，この稀な副作用と持続勃起を生じたときの対処法を男性患者に慎重に警告すべきである．

ベンゾジアゼピン系薬物は，典型的には不安障害に用いる．しかし，不安症状はしばしば小うつ病あるいは閾値下うつ病を含むうつ病性障害の構成要素である．短期間のベンゾジアゼピン系薬物の使用は，患者が最近の事柄（例えば，愛する人の死や病気）について「考えずにはいられない，頭から離れない」とき，あるいは，眠ろうとしている意識から患者が「気をそらす」のに苦労しているときには非常に効果的ある．睡眠導入薬（次節で述べられる）は，入眠障害によく効くが，昼間における作用をほとんど有しない．ベンゾジアゼピン系薬物を処方するとき，より長時間作用型のベンゾジアゼピン（例えば，clonazepam（リボトリル®，訳者監注；日本の保険適応はてんかん）が，短時間作用型や急速作用型（例えば alprazolam［ソラナックス®］）よりも好まれる．これは，夜間に使用される長時間作用薬は，昼間に軽い抗不安作用を有していること，漸減中止が可能であること，短時間型ベンゾジアゼピン系薬物よりも誤用や乱用され難いことによる．Clonazepam の典型的投与開始量は 0.25 〜 0.5 mg を，就寝時または 1 日 2 回である．

睡眠導入薬は，睡眠衛生指導（この章の後の「睡眠衛生指導」を参照）で解決しなかったときに有用である．ストレス負荷によりうつ状態となり，一時的な入眠障害を生じることが多い．典型的には，睡眠導入薬（例：zolpidem［マイスリー®］）が，短期使用で処方される．睡眠導入薬は中枢抑制薬なので，依存と離脱の可能性がある物質乱用患者（既往を含む）において，特に乱用の危険が高いので，睡眠導入薬の慢性的な投与は避けるべきである．また，新しく開発された睡眠導入薬が，技術的に「非麻薬性」で乱用の危険性が低かったとしても，睡眠導入薬としての注意を払うことにかわりはない．不眠症に対して慢性的な治療が必要な場合には，trazodone がしばしば使用される．

鎮痛薬は，うつ状態の治療においては，重要な役割を果たしている．痛みはうつ状態の各種症状をより悪化させることがあるし，痛みはうつ病を悪化させることも真実である．さらに加えて，うつ状態と痛みは不眠を悪化させるし，不眠によっても，うつ状態と痛みは悪化する．この話題は範囲が広く複雑なの

で，痛みとうつ状態，その治療について論議を尽くすことはここではできないが，医師は痛みについて患者に尋ねて，完全にそれを評価すべきであることを強調しておく．非麻薬性鎮痛薬（例えば，非ステロイド性抗炎症薬［NSAID］とアセトアミノフェン）は，相対的に安全な治療である．理学療法，作業療法，運動プログラム（この章の後期に述べられる）も，痛みの軽減と長引く抑うつ症状に対して非常に有用である．

勃起障害のための薬物

うつ病と勃起障害（erectile dysfunction；ED）は，男性において一般的に同時に発症するが，原因や関係は明確ではないことがある．うつ病の男性では，うつ病でない男性より ED を 2 倍生じやすいが，ED とうつ病のどちらが先に生じたかがはっきりしないこともある．ED が大うつ病性障害による症状であり，うつ病に対する療法により ED が回復することもある．大部分の抗うつ薬では，男女伴に性的な副作用を生じうる（第 6 章参照）．男性の ED と，小うつ病あるいは閾値下うつ病の関連はあまり明確ではない．Sildenafil（バイアグラ®）は，ED と軽 - 中等症の抑うつの症状のある男性に対して，プラセボと sildenafil（25 〜 100 mg）との 12 週間の無作為二重盲検試験が行われた．この試験では，あらかじめ軽症例を除いた大うつ病性障害の患者を対象とし，ED，オルガスムの機能，性欲，性交における全体の満足感は，sildenafil 群においてより高いものであった（すべての用量において P ＜ 0.001）．Sildenafil 以外のホスホジエステラーゼ阻害薬の tadalafil（シアリス®）と vardenafil（未承認）については，現在までに比較研究されていない．

非薬理学的介入

小うつ病あるいは閾値下うつ病の患者は，薬物療法以外の介入を好むことが多い．また，薬物療法以外の介入は，抗うつ薬（大うつ病性障害が存在するとき）や精神療法と併用されることがある．潜在的に有用であるが証明はされていない方法が多いが，いくつかの補助的介入の有益性は示されている．

運動療法

うつ病の有病率は身体的活動が高い患者では少なく，うつ病患者では一般的

にうつ病そのものの結果として身体活動は非活動的である．ほとんどすべての運動療法（エアロビックや強度が弱い運動）は，うつ病の補助的治療として有効であり，エネルギーの改善，気分，食欲，睡眠と自信を改善させ，運動しない場合と較べて有効な治療法である．また，運動療法の抗うつ作用の有用性は，抑うつ症状の寛解後にも続くもので，長期間のマネジメントや再発予防の一部としても価値がある．一般に，運動療法は安全であり，軽症-中等症のうつ病の療法に対して有効である．しかし，重症うつ病患者では，部分的に回復するまで運動することはできないことが多い．早期に運動を患者に勧めても，失敗することが多く，不満足な気分になることが多い．また，強迫的に過剰運動を行ってしまう可能性がある神経性無食欲症を伴ったうつ病患者に対しては，運動療法の処方は禁忌である．

睡眠衛生指導

睡眠周期の崩壊は，うつ病の一般的な症状であり，睡眠の減少はうつ病を悪化させる．シフト交代勤労者，慢性疼痛患者，物質乱用者，産後では，睡眠障害のためにうつ病の発症が多くなる．慢性的に，不十分な睡眠を生活習慣としている患者もいる．患者の睡眠パターンの分析や適切な睡眠衛生の指導は，非常に役立つことが多い．睡眠の準備が整ってからベッドに入ること，長い時間ベッドの中で本を読んだりテレビを見たりしないこと，夜間排尿を生じやすい寝る前の飲水，午後遅くから夜にかけて刺激性物質の摂取を避けること，などが書かれた簡単な情報シートの提供も有用である．悪い睡眠習慣を十分に変えることができなければ，うつ病に対する治療の効果が徐々に弱くなり再発を促してしまう．

栄養と水分補給

適切な食事と十分な水分補給が重要であることは明らかなのに，両者はうつ病患者のマネジメントにおいて，しばしば見落とされている．食事や水分の摂取量の減少や，ジャンクフードの過剰摂取は，しばしば抑うつ症状と伴に認められる．栄養失調または脱水症が続いたり，患者がすでに衰えた状態（例えば，慢性的疾患，高齢者）にあったりする場合，薬物代謝の変化，脱水症に引き続く立ちくらみなどの続発性の問題が生じる可能性がある．もし，これらが長期

化すれば，電解質異常やビタミン欠乏症を生じる可能性がある．また，一部のうつ病患者では，経口的な栄養剤が有用である場合がある．ビタミンB群は，治療抵抗性うつ病で研究されてきたが，その結果は一定していない．しかし，総合ビタミン薬を毎日摂取することは，悪影響を及ぼすことはなく役立つことがあるかもしれない．

セントジョーンズワート（St.John's Wort，セイヨウオトギリソウ）とその他の代替医療療法

セントジョーンズワートは一般的な植物であり，栄養補助食品として米国で広く売られている．FDAは，これを"薬物"と考えていないので，その有効性や純度を評価していないにもかかわらず，現在でも多くのアメリカ人が抑うつ症状のために，これを含む製品を摂取している．セントジョーンズワートの活性成分は hypericin（naphthodianthrone）であるが，hypericin が血液脳関門を超えることができるかどうかは明らかになっていない．しかし，$in\ vitro$ では，セロトニン，ノルアドレナリン，ドパミンの神経伝達物質の再取り込みを阻害し，GABA受容体と結合する．ドイツでは，セントジョーンズワートは不安，うつ病，不眠症の治療として認可されている．このため，hypericin を使用したうつ病治療の研究の大部分はヨーロッパのものである（hypericin の代謝と排出は，現時点では知られていない）．米国では，hypericin の固定した供給元がなく安定した製剤が市場に出回っていないため，ヨーロッパの臨床試験結果をそのまま適応することができない．したがって米国で臨床試験を行う際は，試験に使用する hypericin 製剤の調整から始めなければならない．しかし，入手可能なデータでは，hypericin が相対的に安全で，軽症うつ病の療法に有効である可能性があることを示唆している．一方，ほとんどの経験豊かな臨床医は，重症うつ病に対しては効果がないと考えている．また，セントジョーンズワートはチトクローム P450 酵素（特に CYP_3A_4）とP糖タンパクの有力な誘発因子であるので，同時投与すると，amitriptyline, cyclospoline, digoxin, indinavir, warfarin, alprazolam, simvastatin, 経口避妊薬を含む多数の薬物の血漿濃度を低下させる．セントジョーンズワートは，セロトニン症候群の危険性のために SSRI と併用投与されるべきでない．

患者は抗うつ作用を得る目的で，ほかのいろいろな種類のハーブや栄養的な

薬（例えば，イチョウ葉，カバカバ［訳者監注：Piper methysticum を含むハーブ］，メラトニン，ビタミン大量摂取，DHEA，クロミウム，イノシトール，Sアデノシル・メチオニン）を摂取することがある．さらに詳しい議論は，この本の守備範囲外であるが，支持療法的な使用において，これらの作用薬の使用を支持するエビデンスは乏しい．副作用と薬物相互作用についての危険性が認識されていないので，患者が何らかの治療を受けている可能性があるかについて，医師は慎重に尋ねなければならない．

精神活性物質の減量

　患者は，うつ症状を促進させたり悪化させたりするなど，抗うつ治療に対する悪影響を与える薬物を使用していたり，自己治療していたりすることがある．
　カフェインは，おそらく最も広く使われている精神活性物質である（第12章参照）．抑うつ症状，特に疲労と気力の低下した多くの患者では，カフェインにより自己治療することがある．コーヒー，紅茶，カフェイン添加ソーダ，ハーブ飲料（例えば，マテ茶，ガラナ）を始めとして，ダイエットや，頭痛薬，眠気覚ましのためにカフェインが医師の処方なしで販売される市販薬のように使われる可能性がある．一部の患者では，カフェインに対して特別に感受性が高く，低用量(例えば，1～2杯のカフェイン添加した飲物)で副作用を生ずることがある．定期的に高用量（例えば，1日につき4杯以上のカフェインを添加した飲物）を摂取したときには，カフェインが不安を発生させたり睡眠を妨げたりすることがある．カフェインの離脱症候群として，易怒，抑うつ，無気力，頭痛，集中力の減少は，特に午後遅くに生じやすい．カフェインの過度摂取は，抗うつ薬の有効性である睡眠の正常化を阻害することがある．また，カフェインの過剰摂取は，抗うつ薬，特にSSRI，SNRI，bupropion の副作用（例えば，イライラ，下痢，不眠症）を悪化させることがある．市販薬の点鼻薬（鼻炎スプレー）は，薬自身の副作用であるイライラや不眠などの副作用を引き起こす可能性があるし，それらの薬は抗うつ薬との相互作用によっても副作用を生ずるかもしれない．市販薬の交感神経刺激薬（例えば，鼻炎スプレー）は，非特異的アドレナリン作動薬であり，耐性（tachyphylaxis）を生じやすいため，本来の効果を得るために大量に用いている場合がある．鎮静作用のある抗ヒスタミン薬は，うつ病による精神的緩慢さや抗うつ薬による副作用である鎮静を

悪化させるかもしれない．うつ病患者に対するアレルギー性の上気道症状に対する適切な治療法は，非鎮静性の抗ヒスタミン薬とステロイド点鼻薬である．もし，うつ病患者が，風邪やアレルギーの季節に，抗うつ薬治療のレジメンが変わっていないにもかかわらず，新たな副作用を生じた時には，一般用医薬品の作用や相互作用を考慮すべきである．

多種多様な代替医療製品では，しばしば，交感神経刺激物である麻黄（マオウ）を含んでおり，麻黄は天然のエフェドリン作用を有している．市販薬の交感神経刺激薬のように，このようなハーブを含んだサプリメントは，医薬品との相互作用によるものと自身の本来の作用によって，不眠やイライラの原因となることがある．このようなサプリメントによって，病気やケガを生ずる危険性があるので，FDAは2004年2月にエフェドリンアルカロイド（例えば，麻黄）を含有しているサプリメントの販売を禁止した．これ以来，米国では，これらのサプリメントは一般的に見られなくなった．

アルコールは，自己治療の典型的な形であり，短期的には一部の人に対して，幸せでリラックスした感覚を生じさせ，睡眠の導入を補助する．アルコールは中枢神経抑制薬であるので，結局，うつ病を悪化させることになる．アルコールは最後には，レム睡眠を崩壊させて，動機付けと自尊心を減少させて，栄養不足を引き起こし，睡眠の質と量を蝕んでいく．うつ病の治療の最初の段階では，断酒を厳しく指導することは適切である．うつ病症状が寛解したときには，用心深く，限定されたアルコールの再開は考慮されてもよいが，1日につき1杯以上にならないように助言すべきである．

患者に対して，精神状態に影響する他のすべての物質の使用について質問する必要がある．慢性的に毎日マリファナを使用すると，うつ病，無関心，集中力の減少を生ずることがある．このため，たとえ一時的な使用であっても，活動期のうつ病患者に対してマリファナを使用してはならない．コカインとアンフェタミンは脳内のカテコールアミンを放出させるので，繰り返し使用すると激しい抑うつ気分を伴うカテロールアミンの減少の悪循環を導き，その結果さらなる乱用を呼び，最終的には「破滅」を生ずる．規則的なコカインやアンフェタミンの使用を中止すると，抑うつ性の離脱症状を生じやすい．

リラクセーション法

　瞑想，ヨガ，太極拳やその他の精神‐身体療法のようなリラクセーション法は，うつ病を伴う不安症状の軽減させるために有効なことがある．一般人のために体得しやすい体系もある．リラクセーション法の実践は，単純ではあるが患者の努力と動機付けが必要である．うつ病患者では，しばしばエネルギーと動機づけが欠如しているので，中等度から高度のうつ病患者に対するリラクセーション法は非現実的である．しかし，不安を有していたり，長期の治療を受けていたりする軽症うつ病患者では，リラクセーションは重要な補助的手段になり得る．理学療法士や作業療法士と同様に，多くの心理療法士はリラクセーションに精通しており，患者にリラクセーションを教えことが可能である．また，リラクセーションのための非医学的な情報の数は増加している．

宗教的な介入

　うつ病患者は，孤独を感じ，社会的支援と繋がれていないことが多い．うつ病は，宗教がない人より宗教がある人の方が生じ難いとされている．最近の研究では，頻回の教会への出席者では，うつ病発症が少ない可能性が示されている．宗教の何が保護効果を有しているかは明らかではないが，社会的支援，希望の吹き込み，生きている意味の感覚，苦しみの容認，その他のこころの価値などの効果によると考えられている．秩序ある世界（（例えば，神に対する信仰と信用）の認識は，うつ病の身体症状よりもうつ病の精神症状に対する保護（防御）効果を有しているように思われる．医師は宗教を"処方"することができないが，過去の信仰や宗教的活動について慎重に調べれば，医師の励ましによって再び元気を取り戻すためのサポートへの道筋が見えてくるかも知れない．患者の信頼の喪失や，精神的な疎外によって，うつ病は誘発されることがある．聖職者またはパストラルカウンセラーは，「精神宗教的」葛藤を有しているうつ病患者に対して，有効な援助を与えることができる．

患者教育と支援グループ

　多くの患者と家族は，教材から情報を得ることが可能であり，Box 4-9にリストアップされた組織から，印刷物やインターネット上の情報が得られる．よりたくさんの情報を望む人々のために，良い本が多数ある（Box 4-10参照）．

教材は治療の補助的手段として有用であるが，これらの情報は主にプライマリ・ケア担当医とメンタルヘルスの専門家が提供して有効性が発揮される．主治医など医療スタッフが，患者教育のための資料を認めたりその補足をしたりしない限り，効果がないとされている．患者教材は，患者の行動変化に最も大きな影響力の1つであるが，患者と医師の対話に置き換わるものではない．

社会的隔離（孤立）は，うつ病の危険因子でもあるし，その症状や原因でもある．社会的隔離に対する直接的な処置は有用である．うつ病患者が，家族や

Box 4-9　うつ病患者をサポートする全国規模の組織

Depression Awareness, Recognition, and Treatment (D/ART) Program
National Institute of Mental Health
5600 Fishers Lane, Room 14C03
Parklawn Building, Rockville, MD 20857
800-421-4211
301-443-4140

Depression and Related Affective Disorders Association (DRADA)
8201 Greensboro Drive, Suite 300, McLean, VA 22102
703-610-9026
888-288-1104

Depressives Anonymous: Recovery from Depression
329 East 62nd Street, New York, NY 10021
212-689-2600

National Depressive and Manic-Depressive Association
730 North Franklin Street, Suite 501, Chicago, IL 60610
800-82-NDMDA
Fax: 312-642-7243

National Foundation for Depressive Illness, Inc.
PO Box 2257, New York, NY 10116
800-239-1265
http://www.depression.org

Mental Health Information Center
800-969-NMHA
Crisis Hotline: 800-273-TALK（800-273-8255）
TTY Line: 800-433-5959
http://www.nmha.org

友人，コミュニティとより多く接触することは，医師の励ましと同じくらい有用である．その他の慢性内科疾患と同様にうつ病患者に対しても，支援グループが同じ状況の他の患者の体験を共有する機会を提供することで，援助の機会を与えている．臨床医は，地域で利用できる資源（サービス）について把握しておかなければならない．メンタルヘルスについての照会，支援グループ，うつ病についての一般事項に関する（米国）国家情報源を Box 4-9 に示した．

> **Box 4-10　うつ病の知識に関する書籍**
>
> *Understanding Depression: What We Know and What You Can Do About It* by Raymond DePaulo Jr., et al. (New York: Wiley, 2005)
> *The Noonday Demon: An Atlas of Depression* by Andrew Solomon (New York: Simon and Schuster Trade, 2001)
> *Free Yourself from Depression* by Michael D. Yapko (Emmaus, PA: Rodale Press, 1992)

KEY POINTS

- 初期のうつ病に対する単独療法に対する反応率は，40 ～ 60％ の間である．
- 寛解率は，反応率より低い（30 ～ 50％）．
- いかなる治療でも開始する前に，医師はしっかりした診断をすべきである：
  - 診断を確立する．
- 症状の過去の推移を見直すことは，単一エピソードまたは反復性の大うつ病性障害と気分変調性障害を区別するために重要である．
  - 標的症状（患者が最も困っている症状）を明確にする．
  - 患者の意向を十分に尊重する．
- 治療初期の患者教育では，患者の誤った情報を修正し，これからの治療を受け容れる準備をさせることである．
- 慢性症状や急性ストレス要因が存在する場合には，早期から精神療法導入を検討するとよい．
- 薬物療法において，十分な期間（6 ～ 12 週間）抗うつ薬を最大投与量で使用することは，抗うつ薬の種類の選択より重要で

ある．
- 初期の経過観察は，頻度を高くすべきであり，少なくとも4～6週間ごと（理想的には2週ごと）であること．これらは電話で，または医師以外が行ってもよい．患者教育，患者の反応，副作用が経過観察のポイントであり，患者の予後改善と相関している．
- 抗うつ薬は，十分な反応または寛解が得られた後，少なくとも9カ月間は継続投与すべきである．このことは，ほとんどの抗うつ薬が，少なくとも1年間の投与が必要であることを示している．
- 再発の危険が高いときは（例えば，頻回のエピソード，症状の残存，慢性のストレス要因の存在，併存症の存在），長期間の維持療法が考慮されるべきである．
- CBTは，軽症 – 中等症のうつ病に対する単独療法として，大きなエビデンスを有する効果的な治療法である．

REFERENCES

1. Wang PS, Lane M, Olfson M, et al. Twelve-month use of mental health services in the United States: results from the national comorbidity survey replication. *Arch Gen Psychiatry*. 2005;62:629-640.
2. *Practice Guideline for the Treatment of Patients with Major Depressive Disorder*. 2nd ed. Washington, DC: American Psychiatric Association; 2000.
3. Kerr GW, McGuffie AC, Wilkie S. Tricyclic antidepressant overdose: a review. *Emerg Med J*. 2001;18(4):236-241.
4. CAST Investigators. Preliminary report: effect of encainide and flecainide on mortality in a randomized trial of arrhythmia suppression after myocardial infarction. The cardiac arrhythmia suppression trial. *N Engl J Med*. 1989;321(6):406-412.
5. Rush AJ, Kraemer HC, Sackeim HA, et al. Report by the ACNP Task Force on response and remission in major depressive disorder. *Neuropsychopharmacology*. 2006;31:1841-1853.
6. Simon GE, Heiligenstein JH, Grothaus L, et al. Should anxiety and insomnia influence antidepressant selection: a randomized comparison of fluoxetine and imipramine. *J Clin Epidemiol*. 1998;59(2):49-55.
7. Clark MR, Chodynicki MP. Pain. In: Levenson JL, ed. *Essentials of Psychosomatic Medicine*. Washington, DC: American Psychiatric Publishing; 2007:451-492.

KEY REFERENCES

Boyer EW, Shannon M. The serotonin syndrome. *N Engl J Med*. 2005;352:1112-1120.

Butler AC, Chapman JE, Forman EM, et al. The empirical status of cognitivebehavioral therapy: a review of meta-analyses. *Clin Psychol Rev*. 2006;26:17-31.

Casacalenda N, Perry JC, Looper K. Remission in Major Depressive Disorder: a comparison of pharmacotherapy, psychotherapy, and control conditions. *Am J Psychiatry*. 2002;159:1354-1360.

Clark MR, Chodynicki MP. Pain. In: Levenson JL, ed., *American Psychiatric Publishing Textbook of Psychosomatic Medicine*. Washington, DC: American Psychiatric Publishing; 2005:827-870.

Coppen A, Bolander-Gouaille C. Treatment of depression: time to consider folic acid and vitamin B12. *J Psychopharmacol*. 2005;19:59-65.

DeRubeis RJ, Hollon SD, Amsterdam JD, et al. Cognitive therapy vs medications in the treatment of moderate to severe depression. *Arch Gen Psychiatry*. 2005;62(4):409-416.

Dunn AL, Trivedi MH, Kampert JB, Clark CG, Chambliss HO. Exercise treatment for depression: efficacy and dose response. *Am J Prev Med*. 2005;28:1-8.

Gregorian RS, Golden KA, Bahce A, et al. Antidepressant-induced sexual dysfunction. *Ann Pharmacother*. 2002;36:1577-1589.

Kessler RC, Berglund P, Demler O, et al. The epidemiology of major depressive disorder: results from the National Comorbidity Survey Replication (NCS-R). *JAMA*. 2003;289:3095-3105.

McKendree-Smith NL, Floyd M, Scogin FR. Self-administered treatments for depression: a review. *J Clin Psychol*. 2003;275-288.

Robinson MJ, Owen JA. Psychopharmacology. In: Levenson JL, ed. *The American Psychiatric Publishing Textbook of Psychosomatic Medicine*. Washington, DC: American Psychiatric Publishing; 2005:871-922.

Trivedi MH, Rush AJ, Wisniewski SR, et al. Evaluation of outcomes with citalopram for depression using measurement-based care in STAR*D: implications for clinical practice. *Am J Psychiatry*. 2006;163:28-40.

5 Mood Disorders 気分障害

大うつ病性障害と気分変調性障害の治療：
初期治療が上手くいかないときに、どうすべきか
Treatment of Major Depression and Dysthymia: What to Do When the Initial Intervention Fails

　う つ病に対する初期治療において，効果がなかったり効果が不十分であったりすることはよく経験される．実際に初期治療として抗うつ薬を単剤で開始した場合に，寛解の達成を治療目標と定義するならば，成功例は30％にすぎない．すなわち，失敗例は60〜70％と実に成功例の2倍近く高い．一方，症状の50％軽減を治療目標と定義すれば，成功率は40〜60％に上昇するが，多くの患者では50％の症状軽減では治療が成功したとは感じない[1]．

　本章では，米国国立精神衛生研究所（National Institute of Mental Health；NIMH）がスポンサーとなって行った Sequenced Treatment Alternatives to Relieve Depression（STAR*D）研究の結果を提示する．STAR*D研究は，うつ病の治療に対して経時的に行われた前向き研究の中では最も大きく，米国の41施設で4,000人以上を対象としている．そのうち18施設は一般内科であったが，一般内科施設と精神科専門施設との間では，結果にほとんど差がなかった．この章では，うつ病の初期治療が失敗したときに，次の戦略としてSTAR*D研究の結果を用いることとする[2]．

■治療抵抗性うつ病　vs　「偽治療抵抗性」

　うつ病に対する治療を受けている患者の約40％が，"治療抵抗性"と判断される可能性がある．しかし，"治療抵抗性"が本当に治療に反応していない状態を表しているのだろうか．これらの"治療に反応しない"と判断された患者は，適切な治療を受けていなかったり，診断が誤っていたりした可能性がある．内科的に例を挙げてみよう．高血圧で6ヵ月，hydrochlorothiazide（ダイクロトライド®）25 mgで治療され血圧が135／98だったとしよう．この患者の高

> **Box 5-1　偽抵抗性：関連する因子**
>
> **臨床医の要因**
> - 十分量でない抗うつ薬の使用
> - 不十分な治療期間
> - 誤診
>   - 一般身体疾患による類似した病態
>   - 見逃された併存症（身体疾患，他の精神疾患，物質依存）
>   - 一般のうつ病として見逃されたうつ病の特殊型
>   - －精神病性のうつ病
>   - －双極性障害のうつ病エピソード
>   - －月経前不快気分症候群
>
> **患者の要因**
> - 低いコンプライアンス
> - 社会的な併存症（貧困，薬物乱用，失業）
> - 特異体質（吸収不良，代謝の亢進）

血圧は"治療抵抗性"ではない．むしろ治療が不適切だったと言うべきである．同様に，100 mgのsertraline（ジェイゾロフト®）で軽快しないうつ症状は，治療抵抗性というよりも治療不十分というべきである（訳者監注：米国では200 mgまで使用可能なため）．患者のうつ病が，"治療抵抗性うつ病"と誤って診断されるとき，我々はこれを"偽抵抗性"と呼ぶ（Box 5‐1）．

　我々は，偽抵抗性の原因をさらに2群に分類した．1つは患者の要因であり，もう1つは医師の要因である．治療が失敗に終わる最も多い原因は，不適切な抗うつ剤の使用にある．抗うつ剤の量が少なすぎるか，治療期間が短すぎることが多い．患者は（そして医師も），症状がよくなるまで時間がかかることを待つことができない．早い反応を非現実的に期待していると，効果をじっくりと待って最大用量までゆっくりと投与量を増やす前に薬を替えてしまうことにある．治療のために適切な治療期間は，STAR*D研究の初期治療段階において強調されている．すなわち，寛解（基本的に無症状であること）に達するまでの治療期間は平均12週を要して，治療に反応（症状の50％軽減）した患者のうち，効果を得られたのが8週以後である患者が56％であった[2]．苦しみ続けるうつ患者に，薬が有効かどうかを見極めるためにただ待ち続けることは実に大変なことである．治療初期に患者を頻回に診察することは，症状のモニタリングだけではなく，こうした状況で，ただ待ち続けなければならない患者を支え，治療へのアドヒアランスを保つことに繋がる．

　適切な処方量と治療期間にもかかわらず患者のうつ症状が軽快しないときには，うつ病の診断自体を見直さなくてはならない．例えば，一般身体疾患，他の精神科疾患，薬物依存などはしばしば併存するが，それらが見逃されて一般的なうつ病に見えることがある（第3章参照）．

> **Box 5-2　治療抵抗性うつ病の分類**
>
> Stage 0：十分な抗うつ薬療法を受けたことがない
> Stage 1：1種類の十分な抗うつ薬治療に非反応
> Stage 2：2種類の異なる薬理学的特性の抗うつ薬による十分な抗うつ薬に治療抵抗性
> Stage 3：Stage 2 治療抵抗性に加えて、増強療法に治療抵抗性
> Stage 4：Stage 3 治療抵抗性に加えて、2つめの増強療法に治療抵抗性
> Stage 5：Stage 4 治療抵抗性に加えて、電気けいれん療法に治療抵抗性

　患者が治療を遵守しないことも，治療への反応が悪い原因となる．薬を調子の悪い日にのみ服用したり，服用量を勝手に減らしたりして処方を変更してしまう患者は多く，抗うつ薬を服用する患者の多くは，医師の承認なしで服薬を中止してしまう．アドヒアランスの問題は，精神科疾患に限ったものではないので，すべての臨床医が心に止めておくべき問題である．特に，慢性の一般身体疾患（糖尿病，高血圧，高脂血症）の治療ではコンプライアンスが問題になるが，患者と直接その件について話し合うだけで解決すること多いであろう．また，血中濃度を測定することでコンプライアンス不良を検出できるだけでなく，稀ではあるが薬物代謝の異常（代謝の亢進や吸収不全）を診断できることもある．患者の過去の記録や家族から情報を得ることは，コンプライアンスの判断に有用である．

　偽抵抗性を除外して，はじめて真の治療抵抗性うつ病の可能性を考えるべきである．Thase と Rush（1997）は，真に治療抵抗性のうつ病を分類するための多段階のシステムを考案した（Box 5-2）．彼らは治療抵抗性とは，絶対的な概念というより相対的な概念であると考え，治療抵抗性を治療経過が計画通りにならなかったことと定義した．この分類システムは，患者の過去の治療歴を見直すときに有用である[3]．

■治療薬の変更　vs　治療薬の追加（増強療法と併用療法）

　前述したように寛解や治療に対する反応を待つことは大変である．特に，多くの場合では完全な寛解は得られず，得られたとしても長期間（6〜8週）を必要とする．もしも，適切な治療が適切な期間行われたにもかかわらず反応が悪いときには，治療薬を変更するか第二選択薬を追加すべきである（図5-1）．

うつ病の治療戦略：切り替え 対 増強療法

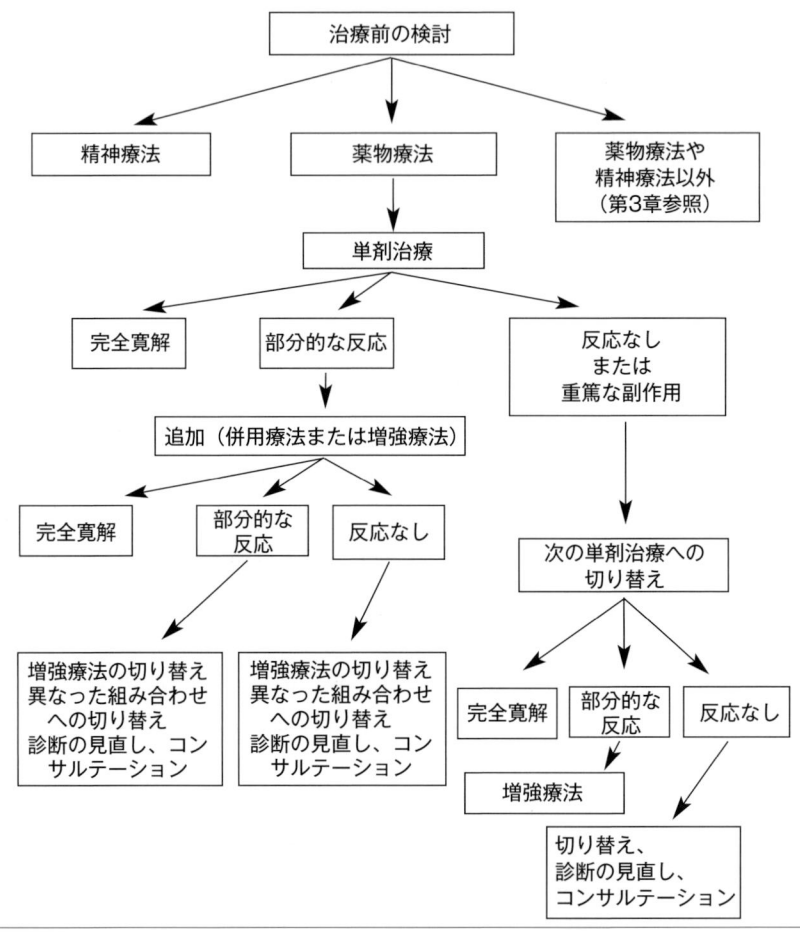

```
                        治療前の検討
                    ↙        ↓        ↘
              精神療法    薬物療法    薬物療法や
                            ↓         精神療法以外
                         単剤治療      （第3章参照）
                    ↙      ↓      ↘
             完全寛解  部分的な反応   反応なし
                          ↓         または
                   追加（併用療法    重篤な副作用
                   または増強療法）      ↓
              ↙      ↓      ↘       次の単剤治療への
          完全寛解  部分的な  反応なし    切り替え
                   反応               ↙    ↓    ↘
                    ↓       ↓     完全寛解 部分的な 反応なし
              増強療法の   増強療法の            反応
              切り替え    切り替え              ↓      ↓
              異なった    異なった           増強療法  切り替え、
              組み合わせ  組み合わせ                   診断の見直し、
              への切り替え への切り替え                コンサルテーション
              診断の見直し、診断の見直し、
              コンサル    コンサル
              テーション  テーション
```

図 5-1

最初に投与した抗うつ薬が，ほとんど全く効かないか副作用が強いときには，薬の変更が必要である．少し治療に反応するが，寛解には至らないときには，治療薬を追加することが多い．他の抗うつ薬を追加することを「併用療法 (dual therapy)」と呼び，抗うつ薬以外の追加を「増強療法（augmentation）」と呼ぶ．増強療法と併用療法は，似てはいるが，区別されるべき治療法である．増強療

法とは，最初に投与する抗うつ薬の効果があるが，抗うつ薬以外の薬剤（例：lithium［リーマス®］，buspirone，T3［チロナミン］）を加えることにより，抗うつ薬の効果が増強されるという意味である．併用療法とは，他の種類の抗うつ薬を加えることであり，患者は単剤治療を2つ受けているとも言える．併用療法の例として，SSRI + bupropion，SSRI + trazodone，SNRI + mirtazapine がある．下記の項では，まず STAR*D 研究からいくつかの重要な知見を取り上げ，抗うつ薬の切り替えについて，併用戦略（精神療法との併用せを含む）を詳しく検討する．

　STAR*D によると，最初に投与される単剤の抗うつ薬の治療（ステップ1）によって，約1/3の患者が寛解に達し，その後，観察期間を延長するに従い寛解率は低下していた．初期治療の段階で高い寛解率を示したのは，女性，白人，有職人，より高い教育と収入をもつ患者層であった．これに対して，より治療を要した患者層は，より重症なうつ症例と精神科的・内科的な疾患の併存例であった．

　STAR*D によれば，使用する薬剤の種類やクラスにかかわらず寛解率は約25％であった．具体的には，bupropion や venlafaxine は，sertraline（ジェイゾロフト®）に変更しても差はなかった．また，他のSSRIである citalopram に代えても同様であった．これらの結果より，抗うつ薬の効果がどの神経伝達物質系に作用するのかという問題よりも，適切な量を適切な期間投与することの方が重要であるといえる（詳しい単剤治療については第4章で扱う）．

抗うつ薬の切り替え

　次の抗うつ薬への切り替えは，思いつきでは行われていない．初期治療の結果がいかなるものであろうと，最初の薬剤の反応は，次の抗うつ薬の選択に影響を及ぼしている．STAR*D 研究では，citalopram から bupropion といった異なる薬理学的特性の抗うつ薬への変更と，citalopram から sertraline（ジェイゾロフト®）といった同じ薬理学的特性同士の中での変更との間には，ほとんど差を見出せなかったが，多くの患者（そして臨床医の一部も）は，抗うつ薬の変更にあたっては，同じ薬理学的特性の薬物を使いたがらないことが多い．しかし，抗うつ薬の切り替えにあたっては，患者の標的症状を明確にして，第4章で示すような治療前の検討事項を繰り返し評価した上で，薬物が選択され

るべきである．

　もう一つの治療前に検討すべき重要なことは，過去に用いられた抗うつ薬への反応について，見直すことである．抗うつ薬の変更にあたって，「初めて使用する薬剤」が，実は過去にすでに使用されたことがあるかもしれない．しかし，過去に使われた薬剤を変更の候補から外す前に，なぜ過去の治療は上手くいかなかったのかを考えるべきである．患者がある治療薬を"効かなかった"と評価していたとしても，実際には投与量が不適切だったかもしれない．例えば，bupropion を服用により興奮と振戦を発症して 4 日間で服用を中止した患者に考えてみよう．さらに詳しく聴くことで，患者は初期服用量として 300 mg を朝 1 回で内服していて，しかも，毎朝 4〜6 杯のコーヒーを服用していることが判ったとする．Bupropion を高用量で開始して，さらに大量のカフェインを服用すれば，興奮や振戦が起こるのも当然であったと解るであろう．この症例では，患者はまず，カフェイン消費量を減らした上で，bupropion の初回服用量を減らす（例えば 100 mg）ように指導すべきであった．

　ある薬を止めたり，ある薬を開始したりするに当たり，医師が参考にできるエビデンスはほとんどない．薬剤を変更する方法には，(1) 現在服用中の薬を完全に中止して次の薬をすぐに服用開始する，(2) 現在服用中の薬を漸減して同時に新たに導入する薬の服用量を漸増する（漸減漸増法），(3) 最初に服用していた薬を除々に減らし完全に中止してから新たな薬を開始して徐々に服用量を増やす，の 3 つの選択がある．その選択に際しては，それぞれの薬のクラス，半減期，相互作用を考慮して，どの変更法を用いるかを決めるべきである．

　通常では，同じクラス（例えばある SSRI から別の SSRI に換える）の変更を行うときは，1 つを完全に止めて直ちに次を始める手法を用いることが多い．この時に，特に注意すべきことは最初の薬の半減期である．Fluoxetine のような長い半減期を有する抗うつ薬では，本質的には自然に漸減していくので漸減法をしなくても完全に止めることができる．しかし，長い半減期は，次に投与する薬の肝代謝に影響したり，セロトニン効果に影響したりすることがある．いずれの場合でも，副作用が起きる可能性が高くなる．最も極端な場合では，極めて稀ではあるがセロトニン症候群を生ずることがある．Fluoxetine を中止してから新しい薬を処方する場合には，2〜3 日後に低用量から始めてゆっくり処方量を増やしていくのが良いであろう．

初回治療薬の半減期が非常に短い場合や，種類の異なる抗うつ薬に切り替える場合には，漸減漸増法が望ましい．しかし，次の節で述べるが MAOI への切り替えは重要な例外である．一方，半減期が短く代謝物質が活性を持たないまたは少ない抗うつ薬（例えば paroxetin［パキシル®］，venlafaxine 即効錠など）では，中断症候群をより生じやすいと考えられるので漸減中止すべきである．すべての抗うつ薬において，急に服薬を中止した場合には，中断症候群を生ずる可能性があることを記憶しておくべきである（第 4 章を参照）．

　初回治療薬を漸減中止してから，次の新たな薬剤の開始までウォッシュアウトの時間を置くという方法の適応は，MAOI による高血圧クリーゼやセロトニン症候群のように主に 2 つの薬剤の間に危険な相互作用が潜在する場合に限られる．MAOI へ切り替える場合，初回治療に用いた抗うつ薬とそのクラスによって異なるウォッシュアウト期間を設ける必要がある．SSRI と TCA では，多くの場合少なくとも 2 週間を必要とする．しかし，fluoxetine では，その活性代謝物質 norfluoxetine の半減期が長いために 5 週間を必要とする．これらの事情を勘案すると，MAOI による治療法は精神科医に任せることを勧める．

併用戦略（増強療法と併用療法）

　併用戦略（切り替え戦略と対比して）は，典型的には初回単剤で部分的な反応が得られたが，寛解は達成されない場合に考慮する．具体的には，第一選択の抗うつ薬を最大量投与しているにもかかわらず反応が頭打ちになってしまった場合，あるいは副作用のために投与量を増やすことができない場合である．併用戦略については，これまで個別に検討されてきたが，それぞれの処方同士が直接比較されることはほとどなかった．STAR*D 研究では，SSRI と buspirone を併用，SSRI と bupropion の併用，venlafaxine と mirtazapine の併用，mirtazapine と lithium または T3 の併用，nortriptyline と lithium または T3 の併用について比較検討された．トラゾドンの併用や精神刺激薬の併用については後述する．抗うつ薬と抗精神病薬あるいはリチウム以外の気分安定薬との併用については，本書の守備範囲を超えているので，他書に譲る（文献参照）．

■精神療法の併用

　抗うつ薬と精神療法の併用については，その有効性を支持する膨大なデータベースがある．精神療法には多くの種類があり，また，副作用が非常に少ないので，様々な状況下で用いることができる．このため，精神療法を治療の初期段階から導入することを考慮するべきである．うつ病に対する単独療法としての精神療法（例えば，認知行動療法；CBT）は，第4章で詳細に述べているので，ここでは薬物療法と併用した精神療法に焦点を当てる．

　薬物療法と精神療法の併用は，慢性または再発性大うつ病性障害患者の急性治療と維持期治療のいずれにおいても有用である．例えば，うつ病によって慢性疲労を感じている患者では，抗うつ薬による治療が上手くいっているにもかかわらず，自分は抑うつ状態にあるので疲れやすいと信じ込んで，信じたとおりに行動しているために活動性が上がらず，辛い思いをしているかもしれない．また，別のうつ病患者では，活力，睡眠，集中力は回復しても，自分自身に自信が持てなかったり対人関係で問題を残していたりするかも知れない．このように身体症状が回復した後に残った信念と行動が，精神療法を行うべき対象である．2000年，Kellerらは大規模臨床試験において，慢性うつ病（すなわち2年以上持続する大うつ病性障害）に罹患した成人を，抗うつ薬（nefazodone）単独投与群，CBT単独実施群，抗うつ薬とCBTの併用療法群のいずれかに無作為に割り当てた．少なくとも1回の治療セッションに参加した対象（681人中662人）の全体での治療反応率は，nefazodone単独群，CBT単独群のいずれもが48％であったのに対して，併用療法群で73％と有意に高いものであった．試験から脱落せず研究を完了した519人の治療反応率は，nefazodone単独群の55％，CBT群の52％に対して併用療法群では85％とより高いものであった．薬物治療単独群では，CBT単独群より早期に治療効果が現れたが，治療開始12週目には両者の有効性は同程度であった．併用療法では，相加的な効果が認められ治療開始4〜5週で治療効果が現れて，試験終了の12週まで効果が維持された[4]．

　CBTと薬物療法の併用は，再燃または再発のリスクが最も高い時期—すなわち，寛解または回復を得られた後の6カ月間の再燃予防において特に有効と思われる．別の研究では，様々な薬物療法によって寛解を得た再発性うつ病患

者187人に対して，薬物療法継続しながらCBT施行群と非施行群に無作為に割付けを行い，割付け後の2年間で再燃または再発について評価を行った．CBTと薬物療法との併用によって優位な予防効果が得られたが，その効果は以前のうつ病エピソードの回数と関係していた．以前に5回以上うつ病エピソードを有する患者（全対象患者の41%）では，CBTを薬物療法と併用することにより，2年後の再燃または再発率が72%より46%に減少した[5]．

■複数の薬物併用

ここでは，最初に使用した抗うつ薬でうつ病が寛解に至らなかった場合に，一般に追加される薬物について述べる（抗うつ薬とその主な副作用に関する詳細な議論については第4章を参照）．

トリヨードサイロニン（T_3）とリチウムによる増強療法（本邦では保険適応外）

T_3とリチウムは，抗うつ薬の作用増強薬として早くから研究された薬物のひとつである．初期の試験は，三環系抗うつ薬（TCA）の増強を目的としたものがほとんどであった．一方，最近のエビデンスは，古くから用いられてきたこれらの薬剤による増強療法が，より積極的に導入することを支持している．メタアナリシスによれば，T_3による作用増強はプラセボに比べて有効性が一貫して示されている．しかし，大部分の試験では治療への反応（寛解ではなくて）について評価であるので，有効性を定量化するのは困難である．リチウムの作用増強に関する大きなメタアナリシスでは，プラセボの18%に対してリチウムは45%の治療反応率を示した[6]．STAR*D試験では，初回療法としてのnortriptylineまたはmirtazapineが不成功であった場合に，T_3とリチウムの作用増強効果を比較している．寛解率は，T_3群で24.7%，リチウム群で15.9%であったが，被験者数が少なく統計学的比較はできなかった．リチウム群では，治療脱落率がT_3群に比べて有意に高率であった[7]．Texas Medication Algorithm Project（TMAP）[*1]では，他の抗うつ薬へ切り替えか，もう1種類の抗うつ薬の併用を試みる前に，lithiumによる増強療法を行うことを推奨している．

リチウムによる増強療法は，通常300 mg/日から開始して，600〜900 mg

に増量することができる．T_3 は 25 μg から開始して 50 μg /日まで増量可能である．この程度の低用量 T_3 投与では甲状腺機能が大きな影響を受けることは通常ないが，甲状腺刺激ホルモン（TSH）の過剰な抑制を避けるために，モニタリングすべきである．Lithium は甲状腺機能低下症を生じる可能性があるので，甲状腺機能をフォローすべきである（Lithium の詳細については第 6 章を参照）．

Buspirone（未承認）

Buspirone（BuSpar®）は，単独では大うつ病性障害治療に有効ではないが，作用増強薬として若干の効果が認められている．buspirone は，SSRI や SNRI と併用されることが多いが TCA とも併用可能である．不安，落ち着きのなさ，被刺激性といった症状が残る患者は，buspirone 増強療法の特に良い適応である．Buspirone は，1 日 2〜3 回服用する．15 mg の錠剤は 2 分割と 3 分割ができるように割線がついており，きめ細かい投与量の設定による厳密な処方が可能である．開始用量は 15 mg /日を分割処方する（5 mg を 1 日 3 回または 7.5 mg を 1 日 2 回）．その後 1〜3 週間で最高 30 mg /日まで増量して，最大量は 60〜90 mg /日であるが，多くの患者は低用量で反応がある．増量の妨げとなる主な副作用は，眩暈感，嘔気，鎮静である．．

Bupropion の追加（未承認）

Bupropion（Wellbutrin®）は，SSRI や SNRI とよく併用されるが，TCA または mirtazapine と併用してもよい．Bupropion は，覚醒作用を持つ抗うつ薬であり，疲労感，無気力，感情鈍麻といった症状を残している多くの患者には良い選択である．また，初回治療薬が性機能障害を起こした場合には，bupropion 増強療法は良い適応となる．性機能障害が bupropion によって軽減するか否かに関してはエビデンスが分かれているが，bupropion の追加投与によって初期治療に用いた抗うつ薬の投薬量を減量できる可能性がある．症例によっては，初期治療薬を bupropion に置き換えられることがある．徐放錠が最も多く処方され，その初回投与量は 100 mg /日である．必要であれば最大投与量まで徐々に増量可能であるが，特に高用量では，過活性化，神経過敏，時に振戦が生じうる副作用である．

TCA の併用（保険適応あり）

　TCA の併用は，不眠症，焦燥，慢性疼痛，不安，慢性の重篤な抑うつ症状が残る患者に対して考慮するべきである．ニューロパチーによる疼痛患者には，amitriptyline（トリプタノール®など）の疼痛緩和作用が魅力であるが，主に抗コリン作用による副作用が目立ち，その使用には制限がある．TCA の使用を考慮する場合には，我々は，二級アミン，特に amitriptyline の代謝産物である nortriptyline（ノリトレン®）を薦めている．25 mg を就寝時で開始して，段階的に投与量を増加する．一方，fluoxetine と parokxine（パキシル®）は，TCA の代謝を抑制し TCA の血中濃度を上げるため，上記 2 剤の作用増強を行う場合には，TCA の初回投与量は少なめにして，必要であれば TCA の血中濃度を測定する．

Trazodone の併用（保険適応あり）

　抗うつ薬と trazodone（デジレル®）との併用は，よく行われている．増強療法として用いるほかに，特定の標的症状（例えば不眠症）に対して使用されることもある．SSRI で誘発された不眠，うつ病自体による睡眠障害を有する患者では，低用量の trazodone に反応することが多い．典型的な処方は，就寝前の 25 mg ないし 100 mg である．しかし，患者によっては，さらに高用量でも忍容性があり，高用量でないと効果が出ないこともある．

Mirtazapine の併用（上市予定）

　Mirtazapine（上市予定）は単剤でもうつ病に有効であるが，しばしば，SSRI，SNRI，bupropion と併用される．TCA と副作用プロファイルが似ているため（例えば，鎮静，体重増加），併用した場合には副作用が増強する．Mirtazapine の併用は，不眠や食欲不振が続く場合に考慮されることが多い．就寝時の 15 mg で開始し，必要に応じてゆっくり増量するが，朝の眠気が残る場合には，午後 10 時前にするなど服薬時間を早くすべきである．

■精神刺激薬（Stimulants）
（訳者監注：本邦では使用不可．methylphenidate（リタリン®）も2007年10月「うつ病」にかかわる適応症は削除．）

精神刺激薬のD-amphetamine（Dexedrine；未承認）とmethylphenidate（リタリン®）は，米国で1937年と1954年にそれぞれ発売され，以来うつ病の治療に用いられてきた．精神刺激薬はうつ病への単独療法としても使用できるが，抗うつ薬がその効果を発揮し始めるまでのつなぎの治療薬として，あるいは抗うつ薬の長期使用と併用して使用されることもある．以下に，精神刺激薬が有効である臨床病態について述べる．

衰弱した患者への精神刺激薬の適応（未承認）

精神刺激薬は，いくつかの身体疾患に対して適応がある．外界に無関心で，精神運動遅滞を有し，食事をとらず，身体治療や職業治療などの治療に加わらない急性疾患（例えば，脳卒中）からの回復早期の重度に衰弱した患者（特に入院中の患者）は，精神刺激薬の短期間の投与に反応するかもしれない．早朝（すなわち，午前8時にするなど）と正午の低用量（2.5〜10 mg）のmethylphenidateの開始は，確実に食事や治療への参加することへの意欲を増す効果がある．もし，これらの症状が大うつ病性障害の症状と確定診断されるのであれば，抗うつ薬を投与して精神刺激薬を中止するが，場合によっては少数の症例では精神激薬を単独療法として継続されることがある．

慢性的な疼痛，倦怠感，集中力の減退と関連した慢性疾患（例えば，癌，HIV，多発性硬化症）を有する患者では，しばしば精神刺激薬の単独療法によって治療される．期待通りの迅速な作用の発現と，薬剤相互作用がほとんどないことにより，精神刺激薬は特に有用な選択肢である．虚弱な高齢者では，前述のように精神刺激薬の特に良い適応である．

精神刺激薬の使用には2つの注意すべき点がある．特に，投与量を徐々に増量過程で，精神刺激薬によってせん妄状態になる患者もある．低用量（2.5〜5 mg）のmethylphenidateの使用では，せん妄は通常みることはないが，可能性がないわけではない．心拍数と血圧の上昇も潜在的な問題である．治療開始時と投与量の変更時に，計画された綿密な経過観察とバイタルサインのチェッ

クを行うことによって，早期に問題を検出することが可能である．低用量の精神刺激薬では，心拍数と血圧にはほとんど影響しない．これらの薬剤は半減期が短いので，どんな問題も短時間しか生じない．

迅速な反応が必要な身体疾患を有する患者に対する精神刺激薬の使用（本邦では保険適応外）

大うつ病性障害の患者や，古典的な抗うつ薬が効果を発揮するまでの6～8週間を待てない身体疾患を有する患者（必ずしも衰弱していなくとも）では，精神刺激薬の良い適応である．精神刺激薬の投与開始によって，数日のうちに有意な効果を得ることができる．この治療方針によって，古典的な抗うつ薬が効果を発現するまでの間に症状が軽減する．前述の例のようにmethylphenidate（リタリン®）は，毎朝あるいは毎朝夕にて投与されるが，methylphenidateを朝8時と正午の2.5～5.0 mgの投与が一般的な開始方法である．2日間で有意な反応が見られない場合には，投与量を1～2日ごとに10 mgまで，通常では1日の総投与量が40 mgを越えないよう増量する．いったん反応が得られたら，医師は効果の持続時間を観察すべきである．多くの患者では，効果が午後まで持続するので，朝のみの単回投与でよい．数週間後に，抗うつ剤が単独で効果を発揮する様になれば，精神刺激薬は漸減されていく．精神刺激薬は，食欲不振や体重減少が目立つ患者対しては避けられることが多い．もし，減退した食欲や食べようとする意欲が，うつ病や無関心と関連しているならば，精神刺激薬は患者の食欲を改善するであろう．ほとんどの患者では，低用量の精神刺激薬は食欲不振を生じない．相対的な安全性と速効性を考えると，体力が減退して抑うつ気味の身体疾患患者の回復期の後期ではなく，より早期に精神刺激薬の使用を考慮すべきである．緩和ケアの患者においても，薬剤の速効性による利益があるので，抗うつ薬への精神刺激薬の併用や精神刺激薬の単独療法は，良い適応となる．

抗うつ薬に精神刺激薬の追加（未承認）

医師は，倦怠感，無関心，無気力，集中力低下などのうつ症状が残存している患者に対しては，抗うつ薬に精神刺激薬を追加することを考慮すべきである．短時間作用薬（例えば，methylphenidate, D-amphetamine, generic Adderall）が，

第一に使用されるが，投与量が決定した後は持続放出型の薬剤に変更すべきであろう．短時間作用薬では，投与回数が少なくて迅速な効果は出にくいが，乱用の可能性が低いという利点がある．多くの場合，精神刺激薬は完全寛解の後には漸減されるものであるが，長期にわたる完全寛解を維持するために精神刺激薬の増強療を必要とする患者もある．もし，精神刺激薬の増強療法が必要であれば，精神科医への相談を勧める．

■電気けいれん療法（保険適応あり）

電気けいれん療法（electroconvulsive therapy；ECT）は，重度の低栄養，深刻な自殺企図，精神病性症状，緊張病，妊娠，などのような速やかな症状の軽減を必要とする重症うつ病の治療において重要な選択肢である．ECTは，治療抵抗性のうつ病に対する最も効果的な治療でもある．作用機序は電気的な刺激自体ではなく，ECTによって生ずるけいれんである．ECTは，多様な身体的疾患を併存したうつ病患者においても安全に使用されてきた．ETC直後の心臓・循環器系の反応は，交感神経刺激によって生ずる心拍数と血圧の上昇と，それに引き続く迷走神経刺激による徐脈である．けいれんに伴って頭蓋内圧は上昇するので，脳の占拠性病変や頭蓋内圧を上昇させる他の原因が有るときには，ECTは相対的禁忌である．前向性健忘は，ECT治療の過程でしばしば問題となる．健忘は数週間かけて徐々に弱まるが，ごく少数の患者では記憶喪失が持続する．

安全性と治療効果について，以前より定評のあるにもかかわらず，ECTは誤解されているために，米国のいくつかの州ではECTの使用にあたっては制限の規定がある．ECTの誤解の由来は，この治療の開発の黎明期に，麻酔薬や筋弛緩薬を用いることなく実施されてきたためである．この黎明期には，薬物療法がなかったために，ECTは多少なりとも過度に実施されてきた．小説が映画化された『カッコウの巣の上で（One Flew over the Cuckoo's Nest）』も，一般の人々へのネガティブで間違ったECTのイメージが植え付けることに負の貢献をしている．現在までに，ECTの適応と禁忌は十分に検討され，適切な麻酔と電気刺激についての指標も改善されてきた．しかし，依然として間違った情報のために，必要のない使用制限が続いていることもある．一般の内科

医は，精神科医より ETC 適応の勧められた患者やその家族から，助言を求められるかもしれない．以下は，患者が ECT を受ける際に検討すべき重要な項目である．

- ECT は安全で効果的である．ECT による死亡率は 1/10,000 以下であり，その死亡原因は麻酔に関連するものであって ECT 自体によるものではない．
- ECT は治療のための全身性の電気的なけいれんの誘発である．
- ECT に対する絶対的な禁忌はなく，身体疾患を有する患者においても安全に用いることができる．主な危険は麻酔と関連している．
- 通常の ECT 治療コースは，週に 2, 3 度の頻度で計 6〜12 回行う．

■経頭蓋磁気刺激（本邦では保険適応外）

経頭蓋磁気刺激（transcranial magnetic stimulation；TMS）は，ECT の電気的な刺激によるけいれん発作を起こす代わりに，磁気刺激を用いるものである．しかし，その効果の大きさや，うつ病の治療に対する役割は未だ確立されていないが，副作用が少ないために TMS は期待され，ECT よりも広く受け入れられている．しかし，最近の TMS と ECT の無作為化比較試験では，ECT はうつ病の短期治療に対し非常に効果的であったのに対して，TMS は ECT ほど効果がないことが明らかになってきた[8]．

■迷走神経刺激（未承認）

迷走神経刺激（vagal nerve stimulation；VNS）は，体内に埋め込まれた刺激装置を用いて，左側迷走神経を刺激するものである．VNS は，1997 年に複雑部分発作の治療法として承認され，2005 年に FDA は難治性うつ病に対する VNS の適応を承認した．重篤な治療抵抗性のうつ病患者 59 人を対象としたオープンラベル臨床試験では，薬物療法に VNS を併用した場合の寛解率は 3 カ月で 15％，1 年後で 27％，2 年後で 22％であったと報告された[9]．しかし，最近公表された二重盲検比較試験では，うつ病患者に対する 10 週間の VNS は，シャム手術（偽治療）に対して統計学的に有意な改善を証明することができな

かった[8]．本研究の長期間の追跡結果は，未だ発表されていない．

KEY POINTS

- うつ病患者で初回治療にて完全寛解に達するのは，30〜40％と少ない．
- STAR*D は，うつ病治療における抗うつ薬の切り替え戦略と併用戦略とを比較した初めての大規模試験であった．
- 過去のエピソードと治療に対する反応を評価する場合には，「偽治療抵抗性」であったかどうかを検討すること．
- 治療開始後 6〜8 週までは，寛解どころか治療効果さえ認められない場合がある．
- 抗うつ薬と精神療法（特に CBT）の併用すると，慢性で再発性のうつ病患者の寛解を得るために有効である．
- 維持療法として薬物療法に CBT を併用した場合，再燃率および再発率の有意な減少が得られる．
- ECT は，重度うつ病の療法として安全かつ有効である．

＊1（p.95 訳注）：下記文献参照．
J Clin Psychiatry. 1999 Mar;60(3):142-56.
The Texas Medication Algorithm Project: report of the Texas Consensus Conference Panel on Medication Treatment of Major Depressive Disorder. Crismon ML, Trivedi M, Pigott TA, et al.

REFERENCES

1. Rush AJ, Kraemer HC, Sackeim HA, et al. Report by the ACNP Task Force on response and remission in major depressive disorder. *Neuropsychopharmacology*. 2006;31:1841-1853.
2. Trivedi MH, Rush AJ, Wisniewski SR, et al. Evaluation of outcomes with citalopram for depression using measurement-based care in STAR D: implications for clinical practice. *Am J Psychiatry*. 2006;163:28-40.
3. Thase ME, Rush AJ. When at first you don't succeed: sequential strategies for antidepressant nonresponders. *J Clin Psychiatry*. 1997;58:23-29.
4. Keller MB, McCullough JP, Klein DN, et al. A comparison of nefazodone, the cognitive behavioral-analysis system of psychotherapy and their combination for the treatment of chronic depression. *N Engl J Med*. 2000;342:1462-1470.
5. Bockting CL, Schene AH, Spinhoven P, et al. Preventing relapse/recurrence in recurrent depression with cognitive therapy: a randomized controlled trial. *J Consult Clin Psychol*. 2005;73:647-657.

6. Aronson R, Offman HJ, Joffe RT, et al. Triiodothyronine augmentation in the treatment of refractory depression: a meta-analysis. *Arch Gen Psychiatry*. 1996;53:842-848.
7. Nierenberg AA, Fava M, Trivedi MH, et al. A comparison of lithium and T(3) augmentation following two failed medication treatments for depression: a STAR D report. *Am J Psychiatry*. 2006;163:1519-1530.
8. Eranti S, Mogg A, Pluck G, Landau S, et al. A randomized, controlled trial with 6-month follow-up of repetitive transcranial magnetic stimulation and electroconvulsive therapy for severe depression. *Am J Psychiatry*. 2007;164:73-81.
9. Nahas Z, Marangell LB, Husain MM, et al. Two-year outcome of vagus nerve stimulation (VNS) for treatment of major depressive episodes. *J Clin Psychiatry*. 2005;66(9):1097-1104.

Key References

Evans DL, Charney DS, Lewis L, et al. Mood disorders in the medically ill: scientific review and recommendations. *Biol Psychiatry*. 2005;58:175-189.

Kornstein S, Schneider R. Clinical features of treatment-resistant depression. *J Clin Psychiatry*. 2001;62:18-25.

Nahas Z, Burns C, Foust MJ, Short B, Herbsman T, George MS. Vagus nerve stimulation (VNS) for depression: what do we know now and what should be done next? *Curr Psychiatry Rep*. 2006;8:445-451.

Pagnin D, de Queiroz V, Pini S, Cassano GB. Efficacy of ECT in depression: a metaanalytic review. *J ECT*. 2004;20:13-20.

Practice Guideline for the Treatment of Patients With Major Depressive Disorder. 2nd ed. Washington, DC: American Psychiatric Association; 2000.

6 Mood Disorders 気分障害

双極性障害
Bipolar Disorders

■双極性障害と内科医

双極性障害（bipolar disorders）は，おそらく気分障害の中で最も複雑で，治療が難しく，診断を誤ることが多い疾患である．双極性障害は，社会的な機能障害が発現することが多く，死亡率も増大する．双極性障害の年間発生率は人口の約1％と，ごくありふれた疾患であることから，このことは特に懸念される問題である．双極性障害患者の1/3〜2/3という多くの患者が，適切な治療を受けていないのが現状である．これは一つには，精神科専門医およびプライマリ・ケア医の双方とも，軽躁病という病態の認識が浅いために，誤診を犯してしまうということが原因である．症状発現から正確に診断されるまでの期間は，平均で7.5〜10年である．大うつ病性障害と診断されて精神科に入院した患者のうち40％もの人々が，後日，それまでは認識されていなかった躁病エピソードに医師が気づいて，双極Ⅰ型障害に診断が修正されることがある．双極性障害の患者では，自殺の発現頻度が極めて高く，診断の遅れは悲劇的な結果を生じることがある．双極性障害患者での自殺率は平均で年約1％であり，これは一般人口での年間自殺率0.015％の約60倍もの高さである．

双極性障害では，不快な抑うつ気分のエピソード（第3，4および5章で記載した疾患に類似）が認められるが，"抑うつ"以外の気分症状（例えば，軽躁病症状，躁病症状，精神病症状）も認められる．双極性障害の状態，あるいは病相（うつ病，躁病，混合性エピソード）が異なると，発現する症状もそれぞれの病相によって異なる．また双極性障害は，いくつかの躁とうつという正反対のエピソードにより定義されているので，臨床における取り扱いは難しい．例えば，現在の病像がうつ病エピソードに該当しても，経過の中に躁病エピソードもしくは軽躁病エピソードを見つけた場合には，大うつ病性障害ではなく

表 6-1　双極性障害

双極 I 型障害	躁病エピソード
双極 II 型障害	軽躁病エピソード＋大うつ病エピソード
気分循環性障害	軽躁病エピソード＋気分変調性障害

双極性障害うつ病エピソードと診断することになる．

　内科医は，うつ状態は大うつ病性障害だけでなく双極性障害のうつ病エピソードの症状でもあることを，また易怒や衝動性は単なる症状でなく双極性障害の徴候（つまり軽躁状態，躁状態）であることを，肝に銘じておかなければいけない．気分障害圏の疾患を鑑別する上での要点は，双極性障害の躁病および軽躁病エピソードの徴候および症状と，それらの発現様式の理解，双極性障害と類似した病態を示す疾患の認識，そして双極性障害の診断基準に精通することである．本章では，双極性障害の治療戦略について論じる（表 6-1 参照）．急性躁病では，精神科医による入院での緊急治療が必要であることから，急性躁病とその治療法については本書では扱わない．

■重要な概念と用語

双極 I 型障害

　双極 I 型障害は，1 回あるいはそれ以上の躁病エピソードが存在する場合と定義されるが，典型的には経過中にうつ病エピソードと躁病エピソードの両方が認められる．概して，躁病エピソードの存在が認識される以前に，平均 3 回のうつ病エピソードが存在すると言われている．本疾患がうつ状態を呈することが多いにもかかわらず，双極 I 型障害の診断にはうつ病エピソードの存在が必須でないことには困惑させられる．この理由は，双極 I 型障害と他の精神障害との唯一の鑑別点が，躁病エピソードの存在だからである．また，双極 I 型障害では，時に生涯で 1 回だけの躁病エピソードのみの事例（以前にうつ病エピソードも存在しない）や，稀に躁病エピソードのみを繰り返すだけの事例も存在する．このように定義の幅を狭めることにより，症状の現れ方が高頻度の

ものと稀なものの両方を含めることができる．

双極 II 型障害

　双極 II 型障害は，大うつ病エピソードと軽躁病エピソードが存在する場合と定義される．しかし双極 II 型障害は，双極 I 型障害のように躁病様症状（つまり軽躁病エピソード）だけでは診断できず，診断には大うつ病エピソードが不可欠である．また，双極 II 型障害は，双極 I 型障害と同様に，通常は大うつ病エピソードで発症する．すべての大うつ病性障害患者の 33 ～ 55％が，実際には双極性障害のうつ病エピソードであると推定されている．後述するように，この 2 つの疾患に対する治療的アプローチは大きく異なっているので，大うつ病性障害と双極性うつ病エピソードとを鑑別することは極めて重要である．大うつ病性障害と双極性障害うつ病エピソードとの主な相違点を表 6-2 に示した．

気分循環性障害

　気分循環性障害（cyclothymia）とは，軽躁病エピソードの既往歴を伴う気分変調性障害である．気分循環性障害は，双極 I 型および II 型障害に比べて重症度は低いが，明確な社会的機能の障害を伴う．気分循環性障害患者は，長期

表 6-2　双極性うつ病と大うつ病性障害の比較

	双極性うつ病	大うつ病性障害
性差	性差なし	女性 > 男性
発症年齢	10，20，30 代	30，40，50 代
産後のエピソード発現	高頻度	低頻度
エピソードの発症様式	突然であることが多い，	潜行性に進行する
エピソードの発現数	多い	少ない
精神運動症状	制止 > 焦燥	焦燥 > 制止
睡眠障害	過眠 > 不眠	不眠 > 過眠
家族歴	多い	少ない

的な経過の中で，その3分の1近くが双極Ⅰ型もしくはⅡ型障害に移行する．したがって，本章では主として双極Ⅰ型障害と双極Ⅱ型障害について論じる．

Case Study

症例は46歳女性．大うつ病性障害反復性および社会恐怖（社会不安障害）の診断で，8年間外来治療を続けてきた．過眠，倦怠感，焦燥を繰り返し，慢性に経過していたが，これらの症状は大うつ病性障害および不安障害によるものと考えられていた．あるとき，抗うつ薬による積極的な治療が導入されたところ，強い焦燥感，精神病症状，希死念慮が出現し，このために精神科へ入院となった．入院を機に，長年に渡り悩まされている症状は，双極性障害の症状であったことが解った．双極性障害についての心理教育がなされた際に，患者は，「まさに長年の私の症状そのものです．」と答えたという．

躁病エピソードと軽躁病エピソード

軽躁病エピソードから躁病エピソードへのように，躁状態を連続スペクトラムで理解することが，双極性障害を鑑別する上での重要なポイントである．躁病エピソード，軽躁病エピソード，いわゆる正常範囲の3つを区別するための識別点は，症状の重症度とその持続期間である．躁病エピソードでは，異常なほどの重症の躁病様症状が少なくとも7日間持続し，その経過中に精神病症状や希死念慮をしばしば呈する．こうした躁病エピソードの極端な特徴が認められる場合，容易に双極Ⅰ型障害に気づき診断できる．一方，軽躁エピソードでは，決して重症ということはなく，患者の社会的な機能障害も少なく，症状の持続期間も少なくとも4日間以上の持続という短いものにされている．そのために，軽躁病エピソードの判定は難しく，その研究も困難である．軽躁および躁病エピソードの症状を忘れないよう，Massachusetts General Hospital の Dr. William Falk は，下記に示す症状の頭文字をとって"DIGFAST"という記憶法を考案した：

Distractibility：注意散漫
Insomnia：不眠
Grandiosity：誇大性
Flight of ideas：観念奔逸
Activity ：活動性の亢進
Speech ：多弁
Thoughtlessness：軽率

注意散漫は，躁状態では多くの仕事に手をつけるが，どれ一つとして完成までに至らない．あたかも多くのことを達成したと感じるが，実際には何一つ成果は得られていない．

不眠は，躁状態での睡眠要求の減少である．典型的な患者では，眠らなくても翌日疲労を感じることなく，より一層元気に動き回ることが多い．

誇大性は，肥大した非現実的な自尊心のことである．必ずしも誇大妄想を要しないが，妄想を抱くことがあってもよい．

観念奔逸は，いくつもの考えが競い合っているという，主観的な体験のことである．躁状態での会話は中途半端でまとまりがないので，医師はその内容について行けないと感じることが多い．

活動性の亢進とは，躁状態で見られる目標志向性の活動の増加である．躁病患者では，活動性が亢進すると，事業計画や社会活動に過度に熱中し没頭して止めたくないと感じる．

多弁とは，喋り続けようとする心迫をさす．会話心迫の場合，患者が自身の考えについて行けるほど速く喋れないように見受けられる．一方，単に喋る速度が速い人では，一般的には自身の考えに沿って話すことができることが異なる．

軽率とは，向こう見ずな行動をいう．躁病患者では，向こう見ずな行動に目標志向性の活動が伴うと，まずい結果になる可能性が高い快楽的活動に熱中する可能性がある．例えば買物をして数千ドルを使う，性的逸脱行為に走る，あるいは何日も続けて"馬鹿騒ぎ"をするなどである．

躁病エピソードの診断には，多幸的な躁状態なら上記 DIGFAST 症状のうち 3 項目で，単に易怒的な気分だけならば 4 項目で診断できる．多幸的にしろ易

怒的にしろ，何れの躁状態であっても，著しい社会的な機能障害を伴っていて，その持続期間が，躁病では7日間以上，軽躁病では4日以上と定義されている．定義に記載されている症状の持続期間は，DSM-Ⅳにより今後の研究のための基準案として決定された最低日数である．典型的な軽躁病において，症状は少なくとも4日間以上持続するが，数週間持続する場合もある．未治療の躁病では，さらに長期間に渡り症状が持続する場合もある．

混合状態

　双極性障害には，大うつ病エピソードあるいは軽躁病エピソードや躁病エピソードという純粋の"極性"状態に加えて，混合状態つまり混合性エピソードが存在する．混合状態では，大うつ病エピソードの基準と躁病エピソードの基準が同時に満たされる必用がある．しかし，双極性障害患者では，うつ病エピソードに少数の躁病エピソードの症状が混入している場合の方が多い．混合状態は，双極Ⅱ型障害と高い相関性をもっているので，混合状態についての認識は重要である．最近報告された1つの研究によれば，双極Ⅱ型障害患者の71.8％，大うつ病性障害患者の41.5％は，大うつ病エピソードだけでなく，躁病エピソードの2症状を伴っていた．さらに"混合状態"を大うつ病エピソードに躁病エピソードの3症状を伴うものと定義したところ，有病率は双極Ⅱ型障害で46.6％まで低下したが，大うつ病性障害患者では7.6％と大幅に低下した．混合状態の治療は重大な意義を持つので，治療の項で検討する．

交代型および急速交代型

　"交代型"とは，エピソード（つまり，うつ病，軽躁病，躁病，混合状態）が繰り返し出現する場合をいう．古典的には，"双極性"という用語の意味は，2つの"極"つまり躁病エピソードとうつ病エピソードに由来する．双極性障害患者は，病相の交代を"気分の変動（mood swings）"と表現することが多い．"気分の変動"という用語は病状を適切に説明しているが，疾患特異性はなく，他の多くの病態でも出現する可能性がある（本章の「類似した病態を呈する疾患」の項参照）．DSM-Ⅳでは"極性"を重視し，大うつ病性障害と双極性障害のうつ病エピソードとを鑑別している．一方，昔の研究者たちは"極性"にはむしろかかわらず，単にエピソードの出現頻度の高さを重視し，当時の躁う

つ病の診断をしていた．これらの昔の研究者の見解は，気分障害のエピソード出現回数が多いほど，双極性障害の可能性が高いという所見に基づいたものである．出現するエピソードそれぞれについて，大うつ病エピソード，軽躁病エピソード，躁病エピソードあるいは混合性エピソードであると判定するより，エピソードの出現回数を数えるほうが通常は容易であり，臨床的に有用なアプローチと言える．このことは，患者自身が過去に遡ってエピソードを検討する場合に特に当てはまる．

　交代型は，頻度（経過中のエピソードの回数），エピソード間の寛解期間（正常な気分の期間 対 気分障害の期間），今回の病相交替前のエピソードの持続期間，の3つの要素によって特徴付けられる．これら3つの要素それぞれが，予後および治療抵抗性に関与する．

　DSM-IVでは，急速交代型を，12カ月間に少なくとも4回の気分の障害のエピソードを繰り返す双極性障害と定義している．この厳格な定義によると，エピソードは気分正常期間によって区切られている．急速交代型の定義をこのように厳密にすることは，本症を研究する際には有用であるが，臨床的には，一方のエピソードから対極のエピソードに切り替わる場合，それらのエピソード間に時間的間隔がないことの方が多い．これを"気分の切り替わり(switching)"あるいは2相性の交代という．超急速交代型あるいは多相性交代型は，対極への気分の切り替わり前のエピソード持続時間が48時間以下の場合と定義されている．したがって双極性障害と仮定された患者では，うつ病エピソードから直接軽躁病エピソードに切り替わり，その後48時間以内に混合性エピソードに切り替わることもありうる．実際，超急速交代型双極性障害の状態を定義し研究することは難しく，その治療はなおのこと困難を極める．

疫　学

　双極性うつ病（双極I型もしくはII型の大うつ病エピソード）の初発年齢は，典型的には大うつ病性障害の場合より若年である．大うつ病性障害と診断され，その後10年間追跡調査した小児72例（平均年齢12.3歳）を対象とした研究[1]と，大うつ病性障害で入院しその後15年間追跡調査した若年成人患者（平均年齢23歳）を対象とした研究[2]の2件の長期的研究で，その後の軽躁病および躁病の発現率は48％および46％であった．双極性障害発症リスクに性差は

認められず，またすべての人種，民族および社会階層で同程度に認められている．双極性障害は，家族集積性の傾向があり，うつ病患者で最初の診断時に双極性障害の家族歴のある患者は，実際には双極性障害であるか，今後，双極性障害に転じる可能性があることが強く示唆される．一卵性および二卵性双生児での双極性障害発症の一致率は，33～80％および8～23％である．このように一致率の範囲が広いのは，双極性障害の定義が時代と共に変化しているからである．

双極性障害と自殺

　双極性障害患者では，自殺企図および自殺既遂の双方が増加する．自殺企図の発生率は25～50％と高く，自殺による生涯での死亡リスクは約20％と推定されている．このような推定値は引用されることが多いものの，実際の発生率よりも過大に見積もられたデータであると考えられる．なぜなら，この推定値は入院患者のものであり，それより高い社会的機能を維持している外来患者のものではなく，外来患者では自殺率はそれより遙かに低いからである．とはいえ，双極性障害患者での自殺既遂率の推定値として12％あるいは20％の何れの値を採用した場合でも，一般人口における自殺既遂率より有意に高い[3]．双極性障害患者の自殺は，うつ病エピソードあるいは混合性エピソード中に起こる可能性が最も高い．急速交代型（つまり1年間に4回以上の気分エピソードが存在）の双極性障害患者では，自殺既遂の可能性が必ずしも高いとは限らないが，自殺企図の可能性は遥かに高い．非交代型の双極性障害患者を，急速交代型の双極性障害患者と比較した場合，自殺企図率は27％と52％であったが，希死念慮が強いものだけを抽出して比較すると，その割合は13％と30％（非急速交代型と急速交代型）となった[4]．第2章で検討した自殺のその他の危険因子も，双極性障害患者の基礎的なリスクとなる．

■症例に気づくための戦略

　大うつ病エピソードを呈した患者の20～25％は，大うつ病性障害でなく，双極性障害のうつ病エピソードであった．したがって，一般医がうつ病エピソードの患者を評価する場合，過去の躁病エピソードあるいは軽躁病エピソード

の存在の有無をスクリーニングする必要があるが，このようなスクリーニングは難しい．うつ状態の患者の多くは，過去の躁病エピソードあるいは軽躁病エピソードを医師に伝えない．その理由は，現在抑うつ状態にある患者では，過去の躁病エピソードあるいは軽躁病エピソードについて，考え思い出すだけの認知的なエネルギーを喪失していたり，あるいは単に気づいていなかったり，病識がなかったりするからである．特に双極性障害を疑わせる指標が高い場合（例えば，家族集積性，エピソードの回数が多い，易怒），家族から病歴聴取することは極めて有用である．次のような臨床場面では，医師は過去の躁病症状の既往についてのスクリーニングを考慮すべきである．

- うつ病エピソードを評価する場合（第3章参照）
- 抗うつ薬投与開始前（第4章参照）
- 過度の易怒性あるいは焦燥が報告された場合
- 気分障害のエピソードが複数存在する場合
- 双極性障害の家族歴がある，もしくは親族の中に気分障害の患者がある場合

現在および過去の躁病エピソードもしくは軽躁病エピソードについて患者と話しをすることは，極めて困難であるだろう．それは，患者がそのことについて話したがらないからではなく，その症状を説明し難かったり，そのような病相が存在したことを否認したりすることが多いからである．

医師は，問診の際は専門用語を避け，事前に計画した質問を流暢にすばやく行わなければならない．躁病のスクリーニングの1つの方法として，気分の不安定性に焦点を当てて質問するとよい．下記に良い質問例を示す：

「気分が高揚したり，落ち込んだりすることが多いですか？」
「このような気分の変動は，原因もなく起こりますか？」

答えが「はい」の場合は，DIGFAST（本章に既出の「躁病エピソードと軽躁病エピソード」の項参照）を用いてさらに詳細な質問をするべきである．気分の不安定性についてスクリーニングする場合，偽陽性の回答が得られることが

多いので注意しなければならない．また，スクリーニングに際しては，双極性障害の"類似した病態を示す疾患"を認識しておくべきである（本章の「類似した病態を呈する疾患」の項参照）．

> 「うつ状態と正反対の状態を感じる期間がありますか？」
> 「明らかな理由もないのに，気分が変動することが多いですか？」
> 「少ししか眠らなくても（あるいは全く眠らなくても），平気ですか？」
> 「よくしゃべり，誰彼となく話しかけますか？」
> 「いくつもの考えが次から次へと（競い合って）浮かびあがるように感じますか？」
> 「あなたやあなたの家族にまずい結果になる可能性が高い快楽的活動にも熱中しますか（例えば，無謀運転，派手に金を使う，性的逸脱行為）？」
> 「あなたの変化に他人は気づいていますか？」

Hirschfeld 等は，うつ病エピソードが存在している患者において過去の躁病エピソードの既往を検出するための簡潔な調査票を開発した[5]．この 13 項目の質問（yes/no で回答）から成る気分障害質問票（Mood Disorder Questionnaire; MDQ）は，妥当性が証明されており，メンタルヘルス専門機関および一次医療機関の双方の医師により使用され有効性が示されている．また，本ツールは患者とその家族にとっても有用であり，MDQ を用いたスクリーニング検査で双極性障害の可能性が検出された場合には，患者を精神科医へ紹介して，確定診断により適切な治療を受けるように一部の専門家は提案している．

類似した病態を呈する疾患

気分の変動（不安定）や易怒は，双極性障害以外でも多数の疾患で認められる症状である．双極性障害に類似した病態を示す疾患の大部分が，物質使用障害や他の精神障害と関連する．しかし，医師は常に類似した病態を示す一般身体疾患を念頭に入れておく必要がある．せん妄は，何れの原因であっても躁病に類似した症状であるように見えるが，意識レベルの異常あるいはその不安定さによって，双極性障害と速やかに鑑別できるはずである．甲状腺機能亢進症

では，甲状腺クリーゼ中に躁病エピソードに類似した症状が出現することがある．中枢神経系病変あるいは前頭葉が関与する外傷でも，脱抑制や衝動性が出現することがある．これらの類似した病態を示す一般身体疾患は，臨床上重大な意義があるが，物質関連障害や他の精神障害による類似した病態と比較するとその発現頻度は低い．

物質関連障害によるもの

　薬物乱用は，双極性障害に併発することが多く，双極Ⅱ型障害では50％の高い発現率である．物質使用自体が，気分不安定，易怒，うつ状態，衝動的行為を誘発することがある．患者が物質乱用をしていない期間が少なくとも3カ月と十分にあり，平常の症状を評価することができる場合にのみ，その患者の疾患が1つであるか2つであるか，つまり，薬物乱用のみであるか双極性障害と薬物乱用の併発であるかを決定することができる．アンフェタミンやコカイン等の薬物による中毒症状，あるいはアルコールやベンゾジアゼピン系薬物などの薬物離脱症状では，躁病と鑑別できない場合がある．大麻の離脱症状について認識されることが極めて少なく，気分不安定が認められる患者で，"気分を鎮める"，"気分を安定化"させる方法として1日量を最小限に抑えて使用している患者では，実際に離脱症状（易怒，気分の変動）が管理されている場合がある．イソニアジド，レボドパおよび副腎皮質ステロイド剤などの治療薬はすべて，躁状態に類似した症状を誘発することがある．

他の精神疾患によるもの

　境界性パーソナリティ障害（borderline personality disorder；BPD）および双極性障害（特に双極Ⅱ型障害）では，両者とも気分の易変動性が存在するが，これは診断基準の重要な要素でもある．感情の不安定さ（気分の易変動性）は，双極性障害とBPDの双方で発現する症状であるが，何れの患者でも"気分に波がある（mood swings）"として訴える．しかし，BPDでは気分の変動は典型的には極めて一過性で，1〜2日の間に数分間持続するだけで，リストカットなどの自傷行為が存在することが多い．これら2つの疾患を鑑別するためには，気分障害エピソードの基準すべてを評価するための高度な方法が必要である．気分障害が存在する場合では，病的な症状がBPDに起因しないという見

地で治療に取り組むべきである．これとは反対に，双極性障害の診断基準の症状が存在しない場合は，BPDとして治療に取り組むべきである．誤った診断は不幸な結果に繋がるため，BPDではすべての症例において治療が難しく複雑であるので，このような場合には精神科医のコンサルトを仰ぐことが絶対に必要である．

　成人の注意欠陥/多動性障害（attention deficit/hyperactivity disorder；ADHD）では，治療を必要とする患者は多い．双極性障害もADHDでも，注意散漫，衝動性，易怒，というような共通の症状を呈する．成人のADHDの診断には，小児期におけるADHDの既往歴が必要である．1つの研究において，双極性障害の診断基準を満たす小児の90％が，ADHDの診断基準も同時に満たすことが示されたことに留意すべきである[6]．しかし，この場合，逆も真なりは当てはまらず，ADHD小児患者で双極性障害の診断基準に適合した小児患者は僅か25％であった．医師は，気分障害エピソードについて，患者の病歴および家族歴を慎重に検討すべきである（ADHDとその治療法の詳細については，第16章に述べる）．

　双極Ⅰ型障害，統合失調症，失調感情障害では，重複する徴候および症状が多数認められる．これは，双極Ⅰ型障害の躁病エピソードあるいはうつ病エピソードに精神病を伴う場合，あるいは，統合失調症にうつ病症状あるいは気分の不安定さを伴う場合である．この分野の研究者の中には，これらの疾患は1つの疾患のスペクトラムの一部であると考える者や，これらの疾患は相互に独立した疾患で鑑別可能であると考える者もいる．何れの診断の場合でも，精神病症状を伴う患者では，多大な機能障害を伴っており，治療は極めて困難であるので，双極性障害患者で精神病症状のの既往歴や現病歴を有する患者はすべて，精神科医の診断・治療を受けるべきである（統合失調症および失調感情障害を含む精神病群については第11章で述べる）．

■治　療

　1990年代以前では，双極性障害患者の一次治療にあたる医師は精神科医のみであった．このような診療パターンが存在した理由は，主として双極性障害患者の治療が複雑であったためである．また，治療の選択肢が限られていたこ

と（例：lithium, carbamazepine, valproate），lithium には"危険性"があること，当時はメンタルヘルス機関の診察を容易に受けることができたこと，などの因子もこのような診療形態が促進されていた原因であった．しかし，現在の診療形態が以前と大きく異なっているのは，(1) 一般医の双極性障害患者の治療に対する責務の範囲が広くなったこと（責務の範囲は増大しつつある），(2)"危険性がない"と考えられる多くの治療薬が入手可能となったこと，(3) メンタルヘルス機関の診察が受け難くなったこと，の3点である．上述のように双極性障害患者に係わる多くのことが変化したが，双極性障害患者の治療・管理が複雑で難しいことには変わりはない．

現在では，多くの治療選択肢があり，治療選択のガイドラインとなる質の高いデータも増加傾向にある．しかし，双極性障害の臨床試験が実施されても，次のような独特の問題のために，そのデータを臨床に適応するには限界がある．それは，1) 患者の募集が困難で臨床試験のために募集した患者は一般診療で見られる患者とは異なることが多い，2) 本疾患診断のための"ゴールドスタンダード"がない，3) 代替治療を直接比較した臨床試験がない，などである．双極性障害患者の治療・管理については，精神科医が中心となって行うことを維持すべきであると我々は考えている．外来で管理可能で，急性症状が出現していない患者に対する精神科医の役割は，紹介を受けた患者を評価し，診断を確定し，治療を推奨することである．患者の症状が入院を要するほどの多大な機能障害が生じた場合，双極性障害のエピソードが極めて複雑である場合（例えば，治療抵抗性，躁病エピソード，混合性エピソード，精神病症状）では，精神科医が一次治療を行うべきである．ここでは，双極性障害の治療の際に内科医が遭遇しやすい2つの状況において，精神科医への適切な紹介を考え，その治療選択肢に焦点をあてて論じる．

1) 双極性障害うつ病エピソードの外来治療（例：双極Ⅰ型もしくはⅡ型におけるうつ病エピソード）
2) 精神科医との併診による，維持期と継続期の治療療

次に，個々の治療薬について詳細に検討するが，本章では，躁病エピソード，混合性エピソード，気分循環性障害の急性治療と，治療抵抗性の事例に対する

治療ついては扱わない．精神病性のうつ病と一般的な精神病群については第11章に述べる．

治療の目標

双極性障害における主な治療目標は，その病型に関わりなく，対極への病相の切り替わり（躁転/うつ転）を防止し，エピソードの出現回数を減らすことである．抗うつ薬は，躁転や急速交代化を引き起こす可能性が極めて高いので，抗うつ薬の使用により治療が複雑になることを臨床医は注意すべきである．抗うつ薬を使用する場合には，可能な限り低用量で投与期間も短くすべきである．これとは対照的に，大うつ病性障害に対しては，抗うつ薬は最高用量を維持して，しばしば長期に渡り投与する．

双極性障害のうつ病エピソードに対する治療

下記の治療選択肢は，主に次の3つのガイドライン，すなわちアメリカ精神医学会（APA）[7]，エキスパート・コンセンサス・ガイドラインシリーズ[8]，およびTexas Medical Algorithm Project（TMAP）[9]に由来する．これらのガイドラインで推奨されている治療法は，それぞれ僅かに異なっているので，これら3ガイドラインからの推奨事項は完全には一致しないが，指針原則は同じである．

1．抗うつ薬の使用は注意を要する．決して単独では使用しない．
2．気分安定薬を用いて，気分の交代化を予防する．
3．維持療法には精神療法を推奨する．

米国外の2ガイドライン，すなわち英国精神薬理学会（British Association for Psychopharmacology；BAP）[10]と，カナダ気分障害・不安障害ネットワーク（Canadian Network for Mood and Anxiety Treatment；CANMAT）[11,12]では，主に抗うつ薬の使用に関する見解が，前述の米国のガイドラインとは異なる．BAPとCANMATでは，米国のガイドラインと比べて，抗うつ薬で誘発される躁転のリスクを低く評価し，抗うつ薬による有益性を高く評価している．しかし，これらのガイドラインの何れも，双極Ⅰ型障害のうつ病エピソードに対し

では，抗うつ薬の単独投与を推奨していない．CANMATは，双極Ⅰ型障害と双極Ⅱ型障害のうつ病エピソードとでは，別々の治療指針を示している唯一のガイドラインである．また，CANMATでは，双極Ⅱ型うつ病に対する抗うつ薬の単独投与について，医師が躁転の可能性があることに十分注意し慎重に行う場合と，躁転が起こった際に気分安定薬を速やかに追加投与できる場合でのみ推奨している．

我々の見解は，抗うつ薬の投与は，双極性障害のうつ病エピソードが混合性エピソード，軽躁病エピソードあるいは躁病エピソードに転ずるリスクがあり，このリスクは真実であり十分に証明されたと考えている．議論の余地は残すが，少なくとも，抗うつ薬の単独投与を双極性障害うつ病エピソードの一般的な治療法とすべきではない．我々の勧告は，「**双極性障害うつ病エピソードの治療には，抗うつ薬の単独投与はしてはいけない**」である．

FDAは双極性障害の治療薬として，lithium（リーマス®），抗てんかん薬であるdivalproex（デパケンR®），carbamazepine（テグレトール®），lamotrigine（ラミクタール®；未承認），抗精神病薬であるolanzapine（ジプレキサ®；保険適応外），risperidone（リスパダール®；保険適応外），quetiapine（セロクエル®；保険適応外），aripiprazole（エビリファイ®；保険適応外），ziprasidone（未承認），olanzapineとfluoxetineの配合剤（未承認），という9種類の作用の異なる薬剤を承認している．双極性障害の治療薬の中には，古くから後発医薬品として長期に渡り市販されているため研究対象となっていないものがあるので，FDAは双極性障害の治療薬をすべて網羅して示しているわけではない（図6-1）．

双極性障害うつ病エピソードに対する初期治療

Lithium（リーマス®）は，一般的には外来にて1日2回投与（訳者監注：米国では徐放錠が使われているため，1日2回投与が可能）されるが，最初は就寝前1回300 mgの内服より開始し，血中濃度が約0.8 mEq/dLになるまで増量する（低用量に反応する場合もあるし，1.0 mEq/dL近くまで増量が必要な場合もある）．低用量のlithiumにて症状が著明に改善した場合には，血清リチウム濃度が"治療域"になるまで増量する必要はない．Lithiumの効果や毒性を評価するためには，血清lithium濃度の測定が大変有用である．lamotrigine（ラミクタール®；保険適応外）は25 mgで投与を開始し，2週間

双極性障害うつ病エピソードの第一選択（初期）療法

気分安定薬*単独投与		抗うつ薬＋気分安定薬		
lithium（リーマス®）	lamotrigine（ラミクタール®；保険適応外）	抗うつ薬＋lithium	抗うつ薬＋ACD	抗うつ薬＋非定型抗精神病薬

双極性障害うつ病エピソードの第二選択（初期）療法
（第一選択療法で部分反応もしくは無反応の場合）

（第二選択療法開始前に，主治医は患者に精神科医の診察を受けさせて，精神科医と協議の上共同で治療・管理にあたるべきである．）

気分安定薬*単独投与	抗うつ薬＋気分安定薬
- 気分安定薬の最高用量を用いる - 別の気分安定薬に切り替える - 別の気分安定薬を追加する - 抗うつ薬を追加する	- 気分安定薬の最高用量を用いる - 抗うつ薬の中止を考慮する - 別の気分安定薬に切り替える 　（以前に使用歴がなければ，lithium もしくは lamotrigine を用いる） - 別の抗うつ薬に切り替える

ACD＝抗けいれん薬
*Lithium および Lamotrigine のエビデンスの方が遥かに多く集積されているので，この時点では非定型抗精神病薬は含めない．

図 6-1

ごとに 25 mg ずつ 200〜300 mg まで増量する（詳細については「抗けいれん薬」を参照）．第二選択に替わる治療法として併用療法も用いられるが，その場合には，必ず気分安定薬を含めなければならない．Lithium + lamotrigine（保険適応外），lithium + divalproex（デパケン R®），lithium + 抗うつ薬，olanzapine（ジプレキサ®；保険適応外）＋ fluoxetine（未承認）の併用療法すべてで効果がある．

　すでに気分安定薬を投与しているにもかかわらず，新たにうつ病エピソードが出現した場合には，気分安定薬を最高用量まで増量する．その上で初めて抗うつ薬の追加を考慮することになるが，すべての抗うつ薬投与で躁転（うつ病エピソードから躁病エピソードへの切り替え）のリスクがある．もちろん，リ

スクの程度には個体差がある．双極Ⅱ型障害（20％以下）では双極Ⅰ型障害（30％）に比べて躁転の出現する頻度がやや少ないので，双極Ⅱ型障害のうつ病エピソード患者に対する抗うつ薬の追加は，双極Ⅰ型うつ病患者への投与よりも気軽にできることは理にかなっている．躁転の出現率は三環系抗うつ薬（TCA）（10％以上）で一番高く，次いでvenlafaxine（10％），モノアミン酸化酵素阻害薬（MAOI）（3％），bupropion（3％），セロトニン選択的再取り込み阻害薬（SSRI）（3％）である．このような差のために，双極性障害患者に抗うつ薬を使用する場合，bupropionやSSRIが好まれる．

維持期と継続期の治療

　双極性障害においては重要なことは，再発の予防，再発の早期発見，そして再発への早期介入である．それは，双極性障害では再発率が高く，患者が服薬不遵守であることも多く，またエピソードが新たに生ずる度に罹患率が上昇し，その結果，予後不良となるためである．双極性障害の特徴は，気分障害のエピソードが繰り返し再発することである．双極性障害患者の4例中3例までもが，寛解あるいは回復後5年以内の維持治療期に再発する．再発の予防は，維持治療期の明確な目標である．症状を観察し早期に再発を見つけることは，患者自身，その家族，内科医，精神科医との共同作業である．双極性障害患者では，完全な再発という閾値を越えない程度の軽い症状を示すことが多い．例えば，不眠，易怒，抑うつ症状が数日間存在して，その後消失する．このような症状は正常な状態であるかもしれないし，再発の早期の徴候であるかもしれない．再発について患者を油断なく監視する必要があり，再発の監視をしている人の間で連絡をとることが重要である．

　軽躁病エピソードおよび躁病エピソードの再発を早期に検出するための監視は，患者以外の観察者（例えば，患者の家族，患者の治療・管理を共同で行っている主治医以外の臨床医）が行う方が有効である場合が多い（Box 6-1参照）．本疾患と服薬遵守の必要性に関する教育については，治療を始めるに当たって徹底して行い，その後，治療中にも絶えず繰り返して行わなければならない．患者の治療・管理に係わっている医師すべてが，定期的に情報を交換すべきである．治療を変更した場合，新規の症状が出現した場合には，直接連絡を取り合って情報を交換することが重要である．

> **Box 6-1　双極性障害患者の再発を早期に発見するための監視法**
>
> **以下の項目について患者に質問し監視する：**
> - 服薬および治療の遵守
> - 薬物の副作用
> - 睡眠パターン
> - 物質使用および物質乱用
> - 気分の変動あるいは不安定（例：抑うつ，気分高揚，いらだたしい気分）
> - 自殺念慮
> - 最近の出来事およびストレス
> - 血液検査（特に再発が疑われる場合，処方されている治療薬に応じて定期的に測定すること）
>
> **以下の項目について患者および家族を教育する：**
> - 本疾患の特性
> - 治療薬の使用と服薬遵守の重要性
> - 継続して経過観察を行って患者を監視することの重要性
> - 良質の睡眠による健康の重要性（睡眠不足は躁病を誘発）
> - 物質使用の危険性（例：カフェイン，アルコール）
> - 仕事，社会活動およびストレスの管理

良好なコミュニケーション・システムがあれば，患者の症状についてより多くの情報を得ることができる．このコミュニケーション・システムには，患者，その家族，親しい友人，患者の治療・管理に係わっている主治医以外の臨床医が含まれる．このようなシステムに，家族が早期から積極的に参加することが重要である．監視する目が多くなれば，再発を早期に発見できるチャンスが増える．例えば，物質依存について，ある監視者の下では否認され，軽視されても，別の監視者にしっかり報告されることもある．また患者は，医師の診察室では，あたかも「立ち直った」かのように振る舞うかもしれないが，家庭では闘争的で易怒的であるかもしれない．維持期の最初の6カ月間が実は最も危うい時期にある．それは患者の病状が最も最も安定する時期になるので，患者やその周囲の者にとっても，油断しやすいのである．

維持期の薬物療法

気分安定薬を継続して投与することは，すべてのガイドラインで共通して推奨されているが，抗うつ薬については意見が分かれている．大部分の専門医は，うつ病症状が寛解した場合には，抗うつ薬の用量を最低用量にするか，可能であれば中止するように推奨している．Lithium は，双極性障害患者において長期に渡り自殺のリスクを下げることが示されている唯一の治療薬である．Lithium 長期維持療法の研究 22 件を比較したメタアナリシスでは，Lithium 投

与患者の年間平均自殺率は0.227％であるのに対して，Lithium非投与患者では1.778％であった[13]．これは，有意な有効性を示しているが，自殺率0.227％は一般住民の年間自殺率（0.017％）の13倍以上に相当するので，Lithiumは決して完全な予防薬ではない．

精神療法

双極性障害では，薬物療法を継続的に実施する代わりに精神療法を実施することがあるが，医師はこの精神療法について過小評価することが多い．精神療法は，単独では双極性障害に対する適応はないが，維持治療期における精神療法の有効性について多くのエビデンスがある．双極性障害に対する精神療法としては，認知行動療法（cognitive behavioral therapy；CBT），対人関係療法（interpersonal psychotherapy；IPT），心理教育的（psychoeducational；PE）介入法がある．何れの療法であれ，これらのすべて治療法は下記に示す重要な要素を共通して有している．

- 再燃や再発の早期の徴候を積極的に監視し，それが出現した場合に何を成すべきかを知る
- 双極性障害と薬物療法の必要性についての心理教育の強化
- 家族と友人の協力を取り付け，患者の支援および監視を行う
- 寛解や回復を支援する行動や日常活動を促進し，再発に繋がる行動を減らす

El-MallakhおよびGhaeimi（2006年）による双極性障害うつ病エピソードに関する書籍の中で，双極性障害に特異的な精神療法として，CBTではなく行動認知療法（behavioral cognitive therapy；BCT）を挙げている[14]．El-MallakhおよびGhaeimiは，双極性うつ病に対するBCT治療において，最初に重視されることは"行動"であるとし，単極性うつ病患者のCBT治療では"認知の歪み"が重視されていることと明確に区別している．何れの場合でも，治療の実施方法は似ているが，双極性障害うつ病エピソードと大うつ病性障害では，一部類似点もあるが，それぞれ独自の特性もあるので（大うつ病性障害では認知歪みを生み出す中核信念，双極性障害では気分交代誘発性の行動），情

報の提供や着目点はそれぞれ異なる．

　Colom ら（2003 年）は，双極性障害患者 120 例以上を対象として，特に良好にデザインされた臨床試験を実施した．寛解後，患者の半数が双極性障害再発予防に焦点を当てた構造的心理教育（PE）のグループセッションを 21 回受けた．一方，残りの半数（対照群）は，双極性障害についての心理教育学的（PE）介入を含まないグループセッション（同一の精神療法士による）を 21 回受けた．2 年終了後の再発率は，PE 治療群 40 ～ 50％，対照群 80 ～ 85％であり，この群間差は維持治療期の約 6 カ月目から認められた[15]．双極性障害の再発に焦点を当てた CBT および IPT でも，同様の効果が維持期の 6 カ月目から得られている．

ライフスタイルの変更

　規則正しい日常生活を整える行動は，双極性障害の症状を抑制する上で極めて重要である．"規則正しい日常生活"は，気分交代化を誘発する行動とは対極にあると考えるべきである．気分交代化を誘発する行動には，不規則に常軌を逸して仕事をする，不規則に服薬する，家族と度々論争する，不規則に睡眠をとる，などがある．これらの行動は再発に関連するが，一方，規則的な日常行動は，症状を最小限に抑え，再発を早期に発見することに寄与するライフスタイルを確立する．

　規則的な睡眠は，双極性障害患者にとって特に重要である．規則的な睡眠-覚醒スケジュールを確立することは，医師が治療初期に取り組むべき行動の 1 つである．過度の長時間勤務，交代制勤務，時差の多い地域への出張などの仕事は避けるべきである．出張の制限や，不規則な交代勤務を変更するには，医師による診断書が必要になる場合が多い．夜遅くまでの活動や，パソコン，テレビを観るなどの生活習慣を修正することは難しいかもしれないが，制限を心がけることは重要である．一度は規則的になった睡眠状況に変化がないかを前向きに監視することは，再発を早期に検出する感度の高い方法である．

　物質依存，特に飲酒は，双極性障害患者において頻度の高い要件である．大うつ病性障害の患者（物質乱用歴がない）が寛解した場合，時折飲酒しても通常は問題は起こらない．双極性障害の患者では，飲酒を渇望したり，ほろ酔い状態になったりすると，早期に再発することが多い．飲酒が双極性障害の症状

を誘発するのか，あるいはその反対であるのかは判明していないが，飲酒すると双極性障害の症状再発が多いのは明らかである．多くの患者では，飲酒行動が再発に強く関連するために，一般的に我々は，双極性障害患者に対して禁酒を勧めている．

薬物療法

以下のセクションでは，双極性障害の治療薬の選択肢（Lithium，抗てんかん薬，抗精神病薬）について，その効果，副作用，使用上の注意について述べる．

気分安定薬

気分安定薬には，本章の初めに記載した通り様々な"論議"があることから考えても，"気分安定薬"の定義に意見の一致が見られないのは当然のことである．Lithium は，躁病エピソードおよびうつ病エピソードのいずれに対しても有効であり，気分障害の各エピソードの再発も予防することから，気分安定化という用語は当初は lithium について述べる際に使用されてきた．一方，divalproex および carbamazepine は，気分安定薬と見なされることが多いが，うつ病エピソードに対しはほとんど影響を与えない．このセクションを明快にするために，"気分安定薬"という用語を，その主な作用が，軽躁病および躁病を軽減させる短期もしくは長期効果を有する薬剤について述べる場合に使用することにした．本書では，急性躁病とその治療については取り扱わないことを重ねて強調しておく（急性躁病とその治療について詳細に記載されている参考文献を参照のこと）．

Lithium

Lithium は気分安定薬としては最も古くから知られており，したがって最も多く研究されていることから，その有効性と副作用は十分に確認されている．腎排泄性の薬剤であり，肝臓での代謝を受けない．Lithium は治療域が狭いので中毒域に達しないように，血中濃度測定による頻回のモニタリングが必要である．中毒症状は，しばしば精神科以外の条件で発生する．腎毒性，甲状腺機能低下症，尿崩症は最も重要な副作用である．一方，良性の白血球増多症，振戦，多尿，多飲，嘔気は一般にみられる副作用である．

サイアザイド系利尿薬，ACE 阻害薬および高用量の非ステロイド性抗炎症薬（NSAID）は，併用によって lithium の血中濃度を増加させるので，lithium 投与中はこれらの投与は回避されなければならない．Lithium 投与開始前に，ベースラインとなる全血球数（CBC），腎機能，電解質を測定すべきであり，維持期には，血中 lithium 濃度，甲状腺刺激ホルモン（TSH）濃度，腎機能が定期的に測定されなければいけない（患者が安定している場合は少なくとも 6 〜 12 ヵ月に 1 回）．患者が利尿剤投与を受けている場合，ナトリウムバランスに影響を与える疾患を有する場合，lithium 投与により誘発された多尿が腎性尿崩症を示唆する場合では，電解質の測定も行う．以上の項目の測定は臨床医の義務である．Lithium は，一般的には 300 mg の就寝前の投与で開始し，少なくとも血中濃度が 0.5 mEq /dL を超えるまで増量する．至適血中濃度レベルは 0.8 〜 1.0 mEq / dL であるが，血中濃度が 1.5mEq / dL を超えると中毒域に入っていく．血中 lithium 濃度は，朝の lithium 投与前（トラフ値）に測定すること．

抗けいれん薬

アメリカ精神医学会（APA）ガイドライン（APA guidelines）と，エキスパート・コンセンサス・ガイドラインシリーズ（Expert Consensus Series guidelines）の両者は，双極性うつ病患者に対して，抗うつ薬を始める前に，lithium，carbamazepine（テグレトール®），divalproex（バルプロ酸徐放錠，デパケン R®）での治療導入を推奨している．Carbamazepine は，1980 年代に双極性障害の治療に最初に導入された抗てんかん薬である．Divalproex は 1994 年に導入された．これら 2 種類の抗てんかん薬は，急性躁病の治療薬として，また，維持期の軽躁病エピソードおよび躁病エピソードの予防薬として多大な貢献を果たしてきた．実際，現在米国で市販されている抗けいれん薬のすべてが，双極性障害の治療薬として試されている．その中には有効性が証明されたものもあり（例えば，lamotrigine：ラミクタール®；保険適応外），証明されていないものもある（例えば, gabapentin: ガバペン®；保険適応外）（Box 6 - 2 参照）．

Valproic acid，あるいはその最も一般的な製剤の divalproex（デパケン R®）は，躁病の治療薬および予防薬として有効性が示されていることから，米国内で双

極性障害の治療薬として頻用されている．その主な副作用は，体重増加，眠気，嘔気である．臨床上の重大な副作用は，骨髄抑制（貧血，白血球減少および血小板減少）や膵炎であり，稀に肝不全も認められる．投与開始前に臨床検査を実施して CBC および肝酵素を測定する必要がある．Valproic acid 投与により，一部の女性で多嚢胞性卵巣症候群（PCOS）が生じることがある．Systematic Treatment Enhancement Program for Bipolar Disorder（STEP-BD）臨床試験の結果では，Valproic acid 投与女性患者における PCOS 発現率は約 10％ と報告されている[16]．一般的には，Valproic acid 250 mg／日，もしくは divalproex 徐放剤 500 mg 就寝前の内服で投与を開始する．その後，症状が寛解するまで，もしくは副作用のため用量が制限されるまでゆっくり増量する．

> **Box 6-2 気分安定薬としての抗けいれん薬**
>
> Carbamazepine（テグレトール®）
> Divalproate（デパケン®）
> Lamotrigine（ラミクタール®；保険適応外）
> Oxcarbazepine（Trileptal®）

　Carbamazepine は，双極性障害の治療薬として初めて使用された抗けいれん薬であるが，皮肉なことに急性躁病の治療薬として FDA の承認を受けたのは 2004 年のことである．維持期における予防薬としての有効性は lithium と同等である．Carbamazepine の投与は 200 mg 1 日 2 回で開始し，症状が寛解するまで，あるいは副作用のため用量が制限されるまで増量する．徐放剤は，就寝前の投与で開始しゆっくり増量する．けいれん発作における血清中 carbamazepine 濃度の治療域は確立されているが，双極性障害については確立されていない．したがって，血中濃度はおおよその目安でしかなく，高用量では毒性の危険性が増大するので，最高用量は 1600 mg／日を超えないこと．

　Carbamazepine で多く見られる副作用は，眠気，ふらつき，頭痛，嘔気で，主として投与初期に頻回に見られるが，通常は投与継続により次第に減少する．徐々に増量することで副作用を回避できることがある．副作用としては，稀に再生不良性貧血と肝機能障害，より高頻度として低ナトリウム血症が認められる．Carbamazepine は，自らチトクローム酵素の誘導を招き，carbamazepine 自体の代謝が亢進し，その結果自身の血中濃度は低下する．定常状態到達後は，血中濃度を 2〜4 週間に 1 回測定する必用がある．Carbamazepine は，他の薬物の代謝も亢進させる．経口避妊薬との併用投与により，経口避妊薬の血中濃

度が低下するため，その効果が減弱する可能性があることは特筆すべきことである．Carbamazepine 投与にて有意に先天異常が生じるので，このことも特に重要である．Carbamazepine を投与する場合は，投与開始前に臨床検査を実施して CBC，肝臓酵素，電解質を測定する必用がある．

Oxcarbazepine（Trileptal®；未承認）は carbamazepine の代謝産物であり，carbamazepine と構造が極めて類似する．しかし Oxcarbazepine では，carbamazepine で認められるような肝毒性は報告されていない．Oxcarbazepine は，双極性障害の治療薬として FDA の承認を受けていないが，臨床では carbamazepine の代替薬として使用されている．Oxcarbazepine はアメリカ精神医学会のガイドラインで推奨されているが，その有効性のエビデンスは少ない．Oxcarbazepine は，一般的には 150 mg 1 日 2 回で投与を開始し，その後増量するが，最高用量は 1800 mg／日である．

Oxcarbazepine の副作用は，非回転性めまい，複視，嘔気，嘔吐である．Carbamazepine の場合と同様に，これらの副作用は一過性であるが，高用量では持続する傾向がある．Oxcarbazepine では，重篤な副作用が多数発現することはないが，臨床上有意な低ナトリウム血症が少数の患者で発現することがある．現在のところ，投与開始前の臨床検査は，推奨事項として記載されていない．

Lamotrigine（ラミクタール®；保険適応外）を，双極Ⅰ型障害および双極Ⅱ型障害患者のうつ病治療用として単剤で使用することが，最近のエビデンスで裏付けられ，双極性障害の維持期の治療薬として FDA の承認を受けた．Lamotrigine は，現在市販されている抗けいれん薬の中で抗うつ効果が最も高いと考えられている．Lamotrigine 投与では，有意な体重増加あるいは嘔気は生じないが，生命を脅かす可能性のある皮膚反応のスティーブンス・ジョンソン症候群・中毒性表皮壊死症（Stevens Johnson Syndrome-Toxic Epidermal Necrolysis；SJS-TEN）を少数であるが生ずることがある．Lamotrigine 投与による良性の発疹の発現率は 10％と高いが，SJS-TEN は症例の 0.01％にしか発現しない．投与量を非常にゆっくりと増量することにより，発疹の発症を低減させることができる．Lamotrigine の投与は，一般的には 25 mg 1 日 1 回 2 週間投与で開始し，その後 2 週間ごとに 50 mg ずつ増量する．大部分の患者において 100 〜 200 mg で効果が見られるが，300 〜 400 mg という高用量で初め

て効果が認められる患者も稀ではない．

　Gabapentin（ガバペン®；保険適応外）は当初，抗躁病薬として使用されていたが，比較対照試験では有効性は示されなかった．一部の医師の間で，gabapentinは多大な不安症状を有する双極性障害患者の第二選択の抗てんかん薬として有用であると考えられている．Topiramate（トピナ®；保険適応外）は，gabapentinと同様に抗躁病作用があると期待されたが，今日までに実施された臨床試験ではtopiramateの抗躁病作用は裏付けられていない．Topiramateは，抗てんかん薬の中で唯一，体重増加ではなく体重減少傾向が認められる薬物であることから，治療抵抗性の双極性障害患者にとって，従来の気分安定薬に追加する併用薬として魅力ある．

　気分安定薬は，胎児への危険性の可能性があることが知られているので，妊娠の可能性のある女性への気分安定薬の処方は慎重に行うべきである．Valproic acidとcarbamazepineでは二分脊椎，lithiumではエブスタイン奇形が生じることがある．Carbamazepineは経口避妊薬の濃度を低下させ，無効にする可能性がある．妊婦，妊娠の可能性のある女性あるいは妊娠を希望している女性では，精神科医および産科医と十分に協議の上，この極めて複雑で危険性の高い状況において，危険性と有益性を考慮すること．第16章で女性のメンタルヘルス問題について論じるので，詳細については第16章を参照のこと．

非定型抗精神病薬

　Clozapine（未承認）は，"非定型"抗精神病薬の中で最初に開発されたもので，治療抵抗性の双極性障害患者において極めて有効性が高いが，副作用および有害反応が頻発することから，その使用が制限されている．しかし，新世代の非定型抗精神病薬が開発され，双極性障害，特に双極性障害のうつ病エピソードの治療とその維持期に使用されることが多くなっている（Box 6-3参照）．本稿で検討した非定型抗精神病薬はすべて，抗躁病薬および予防維持薬としてFDAの承認を受けている．Olanzapineとfluoxetineの合剤（Symbyax®，本

Box 6-3　非定型抗精神病薬
Aripirazole（エビリファイ®） Clozapine（Clozaril®） Olanzapin（ジプレキサ®） Risperidone（リスパダール®） Quetiapine（セロクエル®） Ziprasidone（Geodon®）

邦未発売），quetiapine（セロクエル®）も双極性うつ病の適応がFDAにより承認されている．しかし，旧世代の定型抗精神病薬も双極性うつ病の治療用として長年に渡り使用されている（抗精神病薬およびその副作用については，第11章に詳細に記載する）．

抗うつ薬

双極性うつ病の治療に際しては，抗うつ薬の使用は慎重に行うこと．前述のように，大部分のガイドラインでは，気分安定薬を最初に投与し，その後，抗うつ薬を併用投与することが推奨されている．大部分の専門医が，セロトニン選択的再取り込み阻害薬（SSRI）あるいはbupropionを，抗うつ薬に添加する増強治療の第一選択薬として推奨するであろう．個々の抗うつ薬の詳細については，第4章と第5章を参照のこと．

KEY POINTS

- 双極性障害は，うつ病エピソードと躁病エピソードもしくは軽躁病エピソードとを特徴とする気分障害である．
- 躁病エピソードあるいは軽躁病エピソードの症状の最初の発現は，一次医療を担う内科医によって発見される可能性が高い．
- 躁病エピソードは重症で，少なくとも7日間持続する．一方，軽躁病エピソードの持続期間は少なくとも4日間の持続であり，正常な機能が部分的に存在する．
- 大うつ病性障害の診断が下された場合，特に抗うつ薬投与を開始する場合は，躁病エピソードあるいは軽躁病エピソードのスクリーニングが必須である．
- 抗うつ薬を気分安定薬と併用せずに単剤投与した場合，うつ病エピソードが躁病もしくは軽躁病エピソードに転換することがある．
- Lithium, valproic acid, carbamazepineは気分安定薬で，躁病の第一選択薬である．
- Lamotrigineを，双極性障害うつ病エピソードの第一選択薬として支持するエビデンスが集積しつつある．

- 気分安定薬や非定型抗精神病薬等の新規薬剤については，その双極性障害の治療薬としての役割が，ますます重要性を増している．

REFERENCES

1. Geller B, Zimerman B, Williams M, et al. Bipolar disorder at prospective followup of adults who had prepubertal major depressive disorder. *Am J Psychiatry*.2001;158:125-127.
2. Goldberg JF, Harrow M, Whiteside JE. Risk for bipolar illness in patients initially hospitalized for unipolar depression. *Am J Psychiatry*. 2001;158:1265-1270.
3. Dutta R, Boydell J, Kennedy N, et al. Suicide and other causes of mortality in bipolar disorder: a longitudinal study. *Psychol Med*. 2007;37:839-847.
4. Coryell W, Solomon D, Turvey C, et al. The long-term course of rapid-cycling bipolar disorder. *Arch Gen Psychiatry*. 2003;60:914-920.
5. Hirschfeld RM, Cass AR, Holt DC, et al. Screening for bipolar disorder in patients treated for depression in a family medicine clinic. *J Am Board Fam Pract*. 2005;18:233-239.
6. Carlson GA. Mania and ADHD: comorbidity or confusion. *J Affect Disord*. 1998; 51:177-187.
7. American Psychiatric Association. Practice guideline for the treatment of patients with bipolar disorder (revision). *Am J Psychiatry*. 2002;159:4.
8. Keck PE Jr, Perlis RH, Otto MW, et al. The expert consensus guideline series: treatment of bipolar disorder. *Postgrad Med Special Report*. 2004;1-120.
9. Suppes T, Dennehy EB, Swann AC. Report of the Texas Consensus Conference Panel of Medication Treatment of Bipolar Disorder 2000. *J Clin Psychiatry*. 2002; 63:288-299.
10. Nutt DJ. British Association for Psychopharmacology Consensus on the treatment of bipolar disorder. *J Psychopharmacol*. 2003;17(2):147.
11. Canadian Network for Mood and Anxiety Treatments (CANMAT) guidelines for the management of patients with bipolar disorder: consensus and controversies. *Bipolar Disord*. 2005;7(suppl 3):5-69.
12. Canadian Network for Mood and Anxiety Treatments (CANMAT) guidelines for the management of patients with bipolar disorder: update 2007. *Bipolar Disord*. 2006;8:721-739.
13. Tondo L, Hennen J, Baldessarini RJ. Lower suicide risk with long-term lithium treatment in major affective illness: a meta-analysis. *Acta Psychiatr Scand*. 2001; 104(3):163-172.
14. El-Mallakh RS, Ghaemi SN. *Bipolar Depression, A Comprehensive Guide*. Arlington, VA: APPI Press; 2006.
15. Colom F, Vieta E, Martinez-Aran A, et al. A randomized trial on the efficacy of group psychoeducation in the prophylaxis of recurrences in bipolar patients whose disease is in remission. *Arch Gen Psychiatry*. 2003;60(4):402-407.
16. Joffe H, Cohen L, Suppes T, et al. Valproate is associated with new-onset oligoamenorrhea with hyperandrogenism in women with bipolar disorder. *Biol Psychiat*. 2006;59(11):1078-1086.

KEY REFERENCES

Akiskal HS, Bourgeois ML, Angst J, et al. Re-evaluating the prevalence of and diagnostic composition within the broad clinical spectrum of bipolar disorders. *J Affect Disorder*. 2000;59:S5-S30.

Bowden CL. Strategies to reduce misdiagnosis of bipolar depression. *Psychiatr Serv.* 2001;52:51-55.

Das AK, Olfson M, Gameroff MJ, et al. Screening for bipolar disorder in a primary care practice. *JAMA.* 2005;293:956-963.

Ghaemi SN, Boiman EE, Goodwin FK. Diagnosing bipolar disorder and the effect of antidepressants: a naturalistic study. *J Clin Psychiatry.* 2000;61:804-808.

Gijsman HJ, Geddes JR, Rendell JM, et al. Antidepressants for bipolar depression: a systematic review of randomized, controlled trials. *Am J Psychiatry.* 2004;161: 1537-1547.

Goldberg JF, Harrow M, Whiteside JE. Risk for bipolar illness in patients initially hospitalized for unipolar depression. *Am J Psychiatry.* 2001;158:1265-1270.

Hirschfeld RM, Bowden CL, Gitlin MJ, et al. Practice guideline for the treatment of patients with bipolar disorder (revised). *Am J Psychiatry.* 2002;159:1-50.

Leverich GS, Altshuler LL, Frye MA, et al. Risk of switch in mood polarity to hypomania or mania in patients with bipolar depression during acute and continuation trials of venlafaxine, sertraline, and bupropion as adjuncts to mood stabilizers. *Am J Psychiatry.* 2006;163:232-239.

Perlis RH, Brown E, Baker RW, et al. Clinical features of bipolar depression versus major depressive disorder in large multicenter trials. *Am J Psychiatry.* 2006; 163:225-231.

Phelps JR, Ghaemi SN. Improving the diagnosis of bipolar disorder: predictive value of screening tests. *J Affect Disord.* 2006;92:141-148.

Rush AJ. Introduction. Bipolar disorder: origin, recognition, and treatment. *J Clin Psychiatry.* 2003;64:4-8.

Suppes T, Leverich G, Keck P, et al. The Stanley Foundation Bipolar Treatment Outcome Network, 2: demographics and illness characteristics or the first 261 patients. *J Affect Disorder.* 2001;67:45-59.

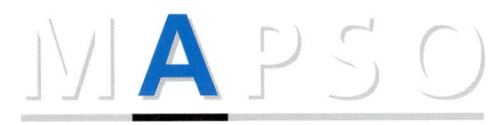

MAPSO
Anxiety Disoroders

A

不安障害

- 第 7 章　パニック障害と全般性不安障害
- 第 8 章　外傷後ストレス障害
- 第 9 章　恐怖症
- 第 10 章　強迫性障害

7 Anxiety Disoroders 不安障害

パニック障害と全般性不安障害
Panic Disorder and Generalized Anxiety Disorder

■パニック障害・全般性不安障害と内科医

　すべての精神疾患で，身体症状を生じる可能性があるが，特に全般性不安障害（generalized anxiety disorder；GAD）やパニック障害では生じやすい．GADでは筋緊張，倦怠感，不眠を，パニック障害では胸痛，呼吸困難，気道閉塞感，熱感などを生じ，これらの身体症状はそれぞれの診断基準にも挙げられている．身体症状が前面にあるために，GADやパニック障害の患者の多くがプライマリ・ケア（内科医）を受診することになる．しかし，患者の症状が不安に起因しているとは思っていないので，患者自身にとっても医師にとっても診断が難しい．「身体症状の原因が不安障害である」と発想することは，医師や患者にとって直感的にできるものではない．また，身体症状が精神疾患によると見なされることで，患者は見放されたと感じるかもしれない．医師にとって，精神疾患の症候として身体症状が発現しているのではないかと疑い，背景にある精神疾患を見逃さないための訓練が必要である．本章で扱うGADやパニック障害では，身体症状に不安や恐怖を伴っており，このような状況がしばしば認められる．

不安（Anxiety, Angst）と恐怖（Fear）

　不安（anxiety）という言葉が特異的なものではなく，状況によって異なった意味をもつことから，不安障害（anxiety disorders）についても多少の混乱と誤認がある．「うつ状態」にも色々なレベルがあるように，一口に不安と言っても「正常圏内の不安」，「病的な不安」，「臨床的な症候群としての不安」，「DSM-Ⅳの基準を満たす不安障害」といった様々な程度が含まれている．一方，患者が「不安はない」と否定していても，神経質，不眠，心配，ストレス，筋

緊張，嘔気，発汗，抗しがたい恐怖発作については自覚している．

　フロイトの原著では，angst というドイツ語で不安を表す単語が使われており，それは後に anxiety と英訳された．フロイトは不安（angst）を，恐怖（fear）に関連した状態であると考えた．実際に存在する外界の危険に曝された時に我々が抱く感情と感覚のセットが「恐怖（fear）」であるのに対して，言葉では言い表し難いイメージ上の完全に内面的な脅威によって引き起こされる感情と感覚のセットが「不安（angst, anxiety）」である．

　"熊（クマ）"に対峙した時を例にすると，クマに対する不安を経験している人は，目の前にクマがいない状況でも，クマが実際に目の前に立ちはだかった時と同じ自律神経反応を示すだろう．その場合の"クマ"は個人の内面にあるが明瞭なイメージがなく，しばしば，言葉で説明することが難しい．患者にとって不安に関連した症状は，現実で体験されるものと同質であるが，その原因はイメージ上のものであり，漠然としている（ill-defined）．通常では，原因となる外的な対象がないので，このような現実感のある経験や症状を整理・分類することは，医師と患者双方にとって重要だが難しいことである．

■パニック障害

重要な概念と用語

　パニック障害と呼ぶには，繰り返す予期せぬパニック発作と，パニック発作が再び生ずるのではないかと常に心配している状態が必要である．パニック発作は，不安に関するフロイトの概念の典型的な例である．パニック発作では，すべての「闘争か逃走か（*fight-or-flight*）」シグナルが自然に湧き起こってくるが，「闘争」や「逃走」の対象となるような実体はない．パニック発作は，特に原疾患がなくても特定の状況では起きうるが，一般身体疾患や物質誘発性の症状として，他の精神科疾患の症状として，パニック障害のような不安障害の症状としても起きることがある．パニック発作は突然生じ，10分以内に症状のピークに達し，持続は短い．DSM-Ⅳでは，患者に Box 7-1 に示すような徴候や症状のうち，少なくとも4つが認められなければならない．

　ひどい胸痛と息切れが心筋梗塞によるものであることを医師から説明された患者は「私はパニック発作が再発したと思っていたので，ホッとしました．」

と答えるという古典的な逸話がある．パニック障害における苦痛や機能障害は，パニック発作に伴う不快によるだけでなく，パニック発作が起こる様な状況を患者が未然に避けたり，公衆の場でパニックに陥ることへの患者自身の困惑であったりする．次のパニック発作が起こることへの不安の方が，実際のパニック発作よりも，しばしば多くの苦痛と機能障害を生ずるものである．最初は，橋やエレベーターのような逃げることが困難な特別な場所を避けているだけであるが，この回避行動は進行して一般化されていく可能性がある．結果として，患者は自分の家の中にしか居られなくなり，外出を避けるようになる．広場恐怖（agoraphobia）という用語は，回避行動がこのように極端な状態にまで一般化したときに用いられる．

広場恐怖，つまり人が集まる場所や広場に対する恐怖は，パニック障害の患者の33〜50％に見られる．広場恐怖のある患者は，パニック発作が起こっても逃げたり助けを求めたりすることが難しい場所や，その状況に自分の身を置くことに対して強い不安を持っている．本質的に広場恐怖は，パニック発作に対して恐怖心を持つようになり，それを回避しようとすることである．すなわち，どんなに避けようと努力しても，避けることが不可能なパニック発作について想像したり，実際にパニック発作が起こってしまったりする度に，患者の不安はどんどんと強まっていく．広場恐怖はパニックがなくても生じうるが，臨床的には，ほとんど常にパニック障害に引き続いて生ずるものである．広場恐怖を伴うパニック障害は，広場恐怖を伴わないパニック障害と較べて，より病的であり治療に対する反応も悪い．パニック症状が軽快した後でさえ，広場恐怖はしばしば持続する．薬物治療は，パニック発作に対して効果があっても広場恐怖に対しては通常効果がない．パニック障害に対する未治療の期間が長

Box 7-1　パニック発作：徴候と症状

パニック発作では以下の症状のうち4項目以上が同時に起こり10分以内にその頂点に達する．

- 動悸，心悸亢進，または心拍数の増加
- 発汗
- 身震いまたは震え
- 息切れ感または息苦しさ
- 窒息感
- 胸痛または胸部の不快感
- 嘔気あるいは突然の消化器症状
- めまい感やふらつき
- 現実感消失または離人症状
- コントロールを失うことに対する，または気が狂うことに対する恐怖
- 死ぬことに対する恐怖
- 異常感覚
- 冷感または熱感

ければ，それだけ広場恐怖の出現する可能性は高くなるので，パニック障害の早期の診断と治療が重要であると言える．広場恐怖は，①他のタイプの恐怖症（第9章で述べる特定の恐怖症や社会恐怖など），②大うつ病性障害，妄想性障害，回避性または失調型のパーソナリティ障害に見られる社会からの孤立，③外傷後ストレス障害（post-traumatic stress disorder；PTSD）における回避的態度，とはっきり区別されるべきである．

疫　学

　パニック発作の頻度は非常に高く，生涯有病率は少なくとも10～30％であるが，実際にパニック障害を生ずるのは一般住民の1～3％にすぎない．一方，プライマリ・ケアの場では，パニック障害の有病率は8～11％と高いが，これはパニック障害の90％以上の患者が身体的な愁訴でプライマリ・ケアを受診するためと考えられる．

　パニック発作は若年者に最もよく見られる．発症年齢は2峰性を示し，思春期後期と30歳台中頃にピークを認める．一般住民でのパニック障害の1カ月の罹患率は男性で1～2％，女性で2～5％と報告されている．女性では，パニック障害のみならず広場恐怖を伴うパニック障害も2倍罹患しやすい．

　パニック障害の患者は，一般住民より頻繁にヘルスケアサービスを利用するが，その1つの理由として，多くの患者は最初に身体症状（胸痛が最も多い）で救急外来を受診するためである．1996年の研究では，救急外来を受診した胸痛患者の25％でパニック障害を認めたが，救急外来の循環器専門医からはパニック障害と診断されなかった[1]．

　不整脈を伴わない動悸は，パニック患者でしばしば認められる．心疾患患者と健常人を対象としたホルター心電図検査の検討では，動悸の自覚と心臓のリズム不整との関連は少ないとされている[2]．パニック発作を経験した患者は，体調の不良に対して過敏で過剰な警戒体制をとっているために，正常な，あるいはわずかに異常な身体感覚に対しても敏感に反応し，それを大袈裟に解釈する傾向にある．

併存症

　パニック発作は精神疾患を認めない人にも見られるし，あらゆるタイプの不

安障害や大うつ病性障害の患者にも認められる．一方，パニック障害はGADや大うつ病性障害と併存することが最も多い．PTSD，強迫性障害（obssesive-compulsive disorder；OCD），恐怖症に併存した場合，パニック発作はしばしば特別なイベントがきっかけとなって発生する．例えば，PTSDの患者ではトラウマを思い出させるような出来事に遭遇した時，汚染恐怖のあるOCDの患者では不潔な公衆トイレを使わざるをえない時，社会恐怖の患者ではみんなの前で重要な発表をしなければいけない時，にパニック発作が生ずる．このような場合，患者にパニック発作を認めてもパニック障害とは診断できない．診療は，PTSD，OCD，社会恐怖といった原因疾患に焦点を当てて進められ，パニック発作は単なる症状に過ぎない．

　GADとパニック障害の併存率は40％と高い．従来，GADとパニック障害は高率に症状が重複するので同じ疾患と考えられていた．しかし，GADでは少数例ながら併存疾患のない純粋な病像もある．両者の重要な相違は，パニック障害の患者では，本来，パニック発作を繰り返すことに対して不安を持つが，GADでは全般的な不安感があり，生活の多くの場面に不安が及んでいる．

　パニック発作やパニック障害は大うつ病性障害患者に併発する．パニック障害の約50％の患者は大うつ病性障害を併発し，大うつ病性障害の30〜40％の患者ではパニック発作を繰り返し起こしている．パニック障害に気分障害が併発していると認識することは，治療法の選択に重要である．パニック障害に気分障害を併存していると，すべての症状が改善するためには，より長い時間を要し複数の薬物が必要である．

症例に気づくための戦略

パニック障害のスクリーニング

　パニック発作のスクリーニングの導入時には，患者は「医師が，身体症状をすべて気持ちの問題として無視しようと考えている」と誤解することがある．パニック発作の可能性を，"疾患のエピソード"あるいは"発作症状"として取り上げることで，症状の原因追及から，種々の症状の発現過程に視点を変えることに役立つ．

　例えば，24歳の女性に強い嘔気，発汗，息切れ，失神を繰り返す発作があるとする．最初の身体的評価では異常は認められず，これらの症状がパニック

発作による症状であることを強く疑った．彼女は，どこが悪いのか知りたがっている．あなたは「どんな原因でこのような発作が起こっているのかよく解りません．しかし，今までの発作の中で起こったすべてのことを見直して再検討してみましょう」と答えるべきである．

スクリーニングのための質問は次のように行う：
「発作の最初から一部始終をお話し頂けますか？」
「何か発作のきっかけになったことはありましたか？」
「発作はどれくらい長く続きましたか？」
「発作が起こった時，あなたはどうしましたか？」
「発作が起こってどんな気持ちになりましたか？」
「何かほかの症状や気分の変化はありましたか？」
「このような発作を最初に経験したのは，いつ頃からですか？」
「発作が起こるようになってから，どこか怖いと感じる場所がありますか？」
「また何か起こるのではと，怖れていますか？」

パニック発作に随伴する身体症状が多ければ多いほど，また，発作が起こるかもしれないという恐怖感への囚われが強ければ強いほど，パニック障害が正しい診断である可能性が高くなる．

類似した病態を呈する疾患

パニック発作の生涯有病率は 10〜30％であるが，その大部分の症例は背景に精神障害を持ってはいない．最初のアプローチは，一般的身体疾患の存在や同じような症状を起こしうる物質の関与（二次性パニック発作）を評価することであるが，原因が明らかにならないことも多い（Box 7-2 を参照）．

物質誘発性パニック発作は，刺激性物質（β-2 作動薬，カフェイン，ニコチン，アンフェタミン，コカインなどの交感神経作動物質など）の急性効果（中毒）や，鎮静物質（ベンゾジアゼピン系薬物，アルコールなど）の中断に伴って起こる．抗うつ薬の突然の中止や，コーヒーと鼻粘膜うっ血除去薬を一緒に使用した際の急性効果でもパニック様の症状が誘発される．最も"原因として

考えられる"物質は，24〜48時間以内に摂取したすべての物質を注意深く検討することで発見できる．疑いが濃ければ，薬物スクリーニングのための尿検査や事情を知っている人からの間接的な情報収集を行うことも診断の助けになることが多い．

いくつかの重篤な身体的状況も，パニック発作と誤認されることがある．突発する激しい症状や恐怖感のある患者が，実際には，心筋梗塞，眩暈，前失神状態，不整脈（例えば上室性頻拍），低血糖，気管支喘息，肺梗塞を認めることもある．

> **Box 7-2　パニック発作に類似した病態を示す一般身体疾患**
>
> - 心疾患（上室性頻拍，狭心症など）
> - 肺疾患（喘息発作，慢性閉塞性肺疾患，肺梗塞など）
> - 内分泌疾患（甲状腺機能亢進症，褐色細胞腫，カルチノイド症候群など）
> - 神経疾患（アカシジア，振戦，脳腫瘍など）
> - 物質乱用（コカイン，アンフェタミン，エクスタシー，アルコール離脱など）
> - カフェイン（大量摂取）
> - 薬物（抗うつ薬，テオフィリン，交感神経刺激薬など）
> - 生薬・サプリメント（マテ茶，麻黄）
> - 電解質異常（低カルシウム血症，低マグネシウム血症など）
> - 睡眠障害（睡眠時無呼吸症候群，夜驚症など）

■全般性不安障害

重要な概念と用語

　GADの患者では，ちょっとした平凡な出来事（遅刻したこと，天気，毎日の人との出会いなど）を含む生活のほとんどの領域において，過度な不安（取り越し苦労）を持つ．GADの患者では，自分の心配が過剰であることを知っているが，その心配な気持ちを抑えることに苦心している．GADでは，このような過度の心配に加え，次に列挙したその他の症状を伴い，その結果として重大な機能障害を起こす．GADは，周期的な増悪を伴う慢性的な疾患であり，症状はストレスの時期に増悪してストレスが過ぎ去ると軽快する．GADの有病率，罹患率は有意に高いが，診断される率は低い．さらに，GADと診断することができても，十分な治療がなされないことが多い．

　DSM-IVでは，GADの症状は次の基準を満たしていなければならない．

- 不安や心配を感じている状態が6カ月以上続いており，不安や心配がない日よりある日のほうが多い．
- 一般身体疾患や物質によって起こったものではない．
- 不安や心配は，次の症状のうち3つ以上の症状を伴っている．
  - 落ち着きのなさ，または緊張感，または過敏
  - 疲労しやすいこと
  - 集中困難，心が空白となること
  - 易怒
  - 筋肉の緊張
  - 睡眠障害
- 心配の対象が，次のパニック発作が起こることへの心配（パニック障害），人前で恥ずかしい思いをすることへの心配（社会恐怖），汚染されることへの心配（強迫性障害），体重が増えることへの心配（摂食障害）のような他の疾患の特徴に限られていない．

疫　学

　一般成人におけるGADの生涯有病率は4～7％の範囲である．プライマリ・ケアでは，患者の8％でGADの診断基準を満たし，プライマリ・ケアの領域で最も多い不安障害である．都会にあるプライマリ・ケア診療所では，14％を超す頻度も報告されている．ある経時的な検討では，研究開始から2年間で2カ月以上持続する完全寛解は15％にしか得られず，5年目の完全寛解は38％にしか得られていなかった[3]．女性は約2倍の生涯有病率（6.6％）で，40歳以上の女性の10％はGADに罹患している．GADの平均発症年齢は21歳であるが，その他の不安障害と異なり，GADの症状の初発や進行は高齢になっても生じ得る．また，高い有病率は50歳代まで持続している[4]．何故このような有病率を示すのか不明であるが，GADが慢性的で，再発する病型であることも関与している．

併存疾患

　GADでも，他の精神疾患との併存がしばしば認められる．何らかの精神疾患とGADとの生涯併存率は90％である．うつ病がGADとパニック障害の両

者と併存している頻度は50%以上である．DSM-IVの診断基準には示されていないが，不安は大うつ病性障害でよく見られる症状である．

> **Case Study**
>
> 36歳の男性．倦怠感の悪化，睡眠障害，集中困難を訴えている．経済的問題と夫婦間の葛藤を家庭内ストレスとして抱えており，増悪している．最近，彼の息子は注意欠陥／多動性障害（ADHD）と診断され治療が開始されたが，これが家庭内のストレスを減少させるのではないかと患者は期待している．「私の息子は自分にそっくりである．私もADHDかもしれない．」と患者は語ったが，小学校時代の患者は息子とは異なり，いわゆる優等生であった．患者はさらに，「自分が確かに神経質だが，体のどこかが本当に悪いのではないかと思っている」と語った．患者の現病歴，身体所見，検査所見では，拡張期血圧が96 mmHgまでの上昇と，標準体重の125%の肥満が指摘されている．甲状腺機能，電解質，末梢血検査，コレステロール，肝機能検査を含む血液・生化学検査では，コレステロールの上昇だけが示された．

症例に気づくための戦略

GADでは，身体症状が前面に出ているために，精神科疾患と診断することが難しい．GADの患者が受診するのは通常身体症状のためであり，「不安」のためではない．GADとは，不安，身体症状，機能障害，併存疾患の寄せ集めである為に，この疾患に気づいて，診断し，治療することが大変困難であっても無理はない．臨床医が以下に挙げるような患者の病像からGADの可能性に気付けば，その認識と診断能力は向上する：

- 多数の説明できない身体症状（不眠，疲労，頭痛など）
- 被刺激性
- 「神経質」と自称すること
- 成人の注意欠陥障害（ADD）への懸念
- 抑うつと不安の徴候

症例（Case Study）に示したように，症状を引き起こしたり，症状に影響を与えたりする因子が多数あればあるほど，確実な診断を下すことが難しくなる．

すべての精神症状と同じように，患者に症状を引き起こしたり，症状に影響を与えたりするような身体疾患や物質があるかどうか最初に考えなければならない（Box 7-2 を参照）．正常な小児期の病歴があれば，ADHD の可能性は非常に低いであろう（成人 ADD については 16 章を参照）．これらの鑑別によって，神経質と自称してリラックスできない 36 歳男性が訴える説明困難な身体症状（すなわち，倦怠感，不眠，集中力の低下）という病像が浮かび上がることになる．

GAD に対するスクリーニング法として，GAD-7 と，これを極端に簡便化した GAD-2 の 2 種が最近開発された．しかし，GAD-7 の最初の 2 項目の質問（つまり GAD-2）は，GAD のみならず，パニック障害，PTSD，社会恐怖の 3 種類の不安障害に対するスクリーニングとしても同程度に有用であった．GAD-7 と GAD-2 のスコアはそれぞれ 0～21，0～6 である．カット・オフ値を，それぞれ 7 以上と 2 以上にした場合，すべての不安障害に対して 90% 以上の感度を示した．また，高いスコアの場合には，この 4 種の不安障害の特異度が高く，特に GAD では高い特異度を示した（表 7-1 を参照）[5]．

GAD あるいは GAD とそれに併存するほかの疾患（特にうつ病）を診断する為には，さらに質問を続ける必要がある．GAD の存在に気付いた時に，臨床医は見逃しを防ぐために，さらに以下のような質問をすべきである．

「あなたは心配性ですか？」
「あなたは周りの人々からひどい心配性だと思われていますか？」
「あなたは 1 日の中でどのくらい心配事に捕らわれますか？」
「あなたは心配な気持ちをコントロールすることができますか？ 心配事を頭から消し去ることが難しいですか？」

次に，落ち着きのなさ，筋肉の緊張，苛立たしさについても質問すべきであるし，気分障害（大うつ病性障害，気分変調性障害，双極 II 型障害），その他の不安障害（パニック障害，PTSD，OCD，恐怖症），物質乱用，などの併存疾患の有無についても検討しなければならない．

表 7-1　GAD-7 *

ここ 2 週間の中で，どれくらい，下記の問題に悩まされていましたか？

点数	全くない (0 点)	数日 (1 点)	週の半分以上 (2 点)	毎日 (3 点)
神経質になっていたり，不安と感じたり，イライラしていましたか？	( )	( )	( )	( )
心配することを止めたり，心配することをコントロールすることが難しかったですか？	( )	( )	( )	( )
色々な出来事について取り越し苦労をしていましたか？	( )	( )	( )	( )
くつろぐことがなかなかできませんでしたか？	( )	( )	( )	( )
じっと座っていることが難しいほど落ち着きませんでしたか？	( )	( )	( )	( )
すぐに悩んだり過敏になりましたか？	( )	( )	( )	( )
何か悪いことが起こるような気がして怖かったですか？	( )	( )	( )	( )
合計点	( )	( )	( )	( )

＊GAD-2 では最初の 2 項目について評価

■パニック障害と全般性不安障害の治療

　精神療法と薬物療法は，パニック障害と GAD に対する有効な治療法である．GAD とパニック障害の両者で最もよく研究されている精神療法は，認知行動療法（cognitive behavioral therapy；CBT）である．薬物療法としては，ベンゾジアゼピン系薬物，抗うつ薬（選択的セロトニン再取り込み阻害薬［selective serotonin reuptake inhibitors；SSRI］，三環系抗うつ薬［tricyclic antidepressant；TCA］），buspirone（未承認），新規開発薬が挙げられる．併存疾患があり，治療に長期間を要する状況を考慮すると，一般臨床医は治療を

担当する精神科医と協力して，個々の患者の事情に合わせた診療を進めるべきである．ここで述べる治療上の提案は守るべき厳格なルールとしてではなく，診療の手引きとして書かれている．その理由は，この手引きの元になっている大部分のエビデンスは，治療期間が短く併存疾患のない患者を対象にした研究に基づいているからである．

精神療法

　CBT は，GAD とパニック障害に対する精神療法として最も効果がある．CBT が，GAD とパニック障害の治療に明らかに有用であるというエビデンスがある[6]．CBT は，単独あるいは薬物療法との併用で実施されている．しかし，CBT 単独，薬物療法単独，CBT と薬物療法の併用の3つのアプローチを比較して，3つのうちでどれが最も優れているかという確固たるエビデンスはない．その理由として，これら2疾患では，併存症の頻度が高いことが一因であるとも考えられている[7]．

　CBT を理解することは重要であるが，それは CBT が患者にどのように役立つかを医師が説明するためだけではなく，内科医が患者と良好な人間関係を結ぶために，CBT の基本的原理を応用することができるようになるからである．以下に述べる CBT の解説は，パニック障害への適応に焦点を絞るが，GAD にも容易に応用ができる．第4章では，大うつ病性障害に対する初期治療としての CBT を解説している．

認知行動療法

　CBT は，洞察指向的アプローチとは対照的に，症状指向的なアプローチである．アメリカ精神医学会（The American Psychiatric Association；APA）の「パニック障害治療のための実践ガイドライン（Practice Guideline for the Treatment of Patients with Panic Disorder）」には，パニック障害に対する CBT の5つの重要な要素が挙げられている．これは，患者が心理療法士による正式な CBT を受ける場合に限らず，パニック障害に対するあらゆる治療の場面で役立つ要素と言える（Box 7-3 を参照）．

　患者に自分の病気のことや，その治療法と期待できる効果について心理教育を行うことは，どんな疾病においても治療の出発点となる．パニック障害に対

する教育的アプローチは，パニックの身体的あるいは生物学的特質とパニックに伴って発生する思考，感情，行動との相互の影響に焦点を当てるべきである．症状をこれらの点に基づいて分析し，発作の引き金になる事項を明らかに

> **Box 7-3　パニック障害に対する認知行動療法の重要な構成要素**
> 1．心理教育
> 2．パニックの持続的な観察
> 3．呼吸訓練
> 4．認知再構成法
> 5．恐怖のきっかけへの暴露

しようとすることは，患者がパニック発作をコントロールできるようになる過程の出発点となる．このアプローチによって，患者は症状や機能障害をコントロールできないと感じたり，症状はすべて気のせいだからと割引いて考えたりすることなく，治療可能な疾患として理解し，概念化できるようになる．

継続的なパニックの監視（Continuous panic monitoring）は，症状を記載した日記に基づいて行う．その目的は，患者がパニック発作の長さ，発現期間，頻度，発作のきっかけや可能性のある誘因，さらに発作前・発作中の思考や感情を含め，発作の有り様や発生状況に関する情報を集めるためである．これらの思考や認識は歪んでいることが多く，患者はこの歪みに向かい合うことで，パニック発作をより良く理解できるようになり，その後に症状をコントロールできるようになる．

呼吸訓練（Breathing retraining）は，パニック発作の背景因子に低炭酸ガス血症や呼吸の乱れがあるという理論的根拠に基づいている．パニック発作のはじまりに，前もって練習しておいた整然とコントロールされた呼吸を行うことによって，患者は発作の最大限への悪化を防ぐことができる．パニック発作の最中や発作前に過換気となる患者では，この方法は最も有用である．

認知再構築法（Cognitive restructuring）は，身体的な感覚に伴う恐怖を特定し，対抗するために使われる技術である．パニック障害の患者は，物事を破局的に考える特徴があり，悲観的な結果（例えば心筋梗塞など）が自分の身にふりかかるのではないかと強く思いこむ傾向にある．患者が怖れている破局的な状況が特定された後に，歪んだ悲愴な思いこみを分析して，それに対抗するために，患者は現実に基づいた情報を集めるように指導される．

恐怖の起こるきっかけへの暴露（Exposure to fear cues）は，CBTの最後に行われる中核となる技法である．患者に今までに述べたようなステップを実

施した後，パニック発作や発作のきっかけとなる事柄に直面させることは重要である．もし，機が熟していないときや，パニックが持続しているときに，このステップを実施すると，恐怖のきっかけとパニックの関連をさらに強化するので，注意深く行わなければならない．CBTの中でもこの過程は時間と技能が必要である．

CBTを受けるために心理療法士のところへ行ってはどうかと提案すると，患者は，メディアに出てくる精神療法の風刺マンガによく描かれるような長いソファに横たわって母親の話をするものだと誤解することがある．内科医はCBTが症状指向的，行動指向的であり，遠い過去にその説明を求めるわけではなく，今ここでの救済に焦点をあてた，高度に専門化された教育過程であることを強調して説明すれば，患者の誤解を解くことができる．

薬物療法

ベンゾジアゼピン（benzodiazepine）系薬物

ベンゾジアゼピン系薬物は1960年代より不安症状や不安障害に対する有効な薬物として使用され，その安全性と有効性を支持する多くのエビデンスが蓄積されている．したがって，ベンゾジアゼピン系薬物はGADやパニック障害に対し最もよく処方される薬物である．現在行われている不安障害患者のプロスペクティブ（前向き）な自然史追跡研究であるHarvard／Brown Anxiety Research Project（HARP）では，GADの患者に対して，alprazolam（コンスタン®：ソラナックス®）が31％と最もよく使われ，clonazepam（リボトリール®，訳者監注：本邦では適応はてんかんのみ）が23％で2番目に多い[8]．同じ研究におけるパニック障害の検討では，研究期間中にSSRIが処方可能であったにもかかわらず，ベンゾジアゼピン系薬物が最もよく使われていた．これらの研究結果は，不安障害の患者に対して長期にわたりベンゾジアゼピン系薬物を投与しても有効かつ安全であるという我々の臨床経験に一致している．

ベンゾジアゼピン系薬物使用の長い歴史には，内科医によるうつ病に対する誤った単剤処方や，患者による誤用，乱用，大量使用によってもたらされたネガティブな経験が含まれている．残念ながら，このようなネガティブな経験のために，この種の薬物を完全に避けるようになってしまった患者や医師もいる．一方，ベンゾジアゼピン系薬物は全く無害というわけではなく，無神経な処方

は有害でもある．

どんな患者にベンゾジアゼピン系薬物を処方すべきか？

この質問は，「誰にベンゾジアゼピン系薬物を処方してはいけないか？」と言い換えると答え易いといえよう．この問いの中心をなすのは，ベンゾジアゼピン系薬物の乱用や依存の可能性についてである．患者や臨床医のなかには「薬物依存になりたくない」という理由から，ベンゾジアゼピン系薬物の使用を避けている人もいる．依存は快楽や逃避のために薬を悪用することに関連しており，耐性や離脱症状とは別な現象である．長期間にわたりベンゾジアゼピン系薬物を毎日十分量服用してから急に中止すれば，離脱による症状は誰にでも生ずるだろう．依存症のリスクが低い（これまで物質依存の病歴がないような）患者では，ベンゾジアゼピン系薬物の依存や悪用が生じることはあまりない．我々の経験では，物質依存の病歴がない患者の多くで，ベンゾジアゼピン系薬物の長期連日投与を受けていると，治療効果とは無関係に副作用である眠気に関する耐性が現れるため，その投与量は一定の量で安定する．アメリカ精神医学会のベンゾジアゼピン依存，毒性，乱用に関する特別委員会（The APA's Task Force on Benzodiazepine Dependence, Toxicity, and Abuse）は，「ベンゾジアゼピン系薬物の長期間にわたる治療的服用が，投与量の増大や娯楽目的の乱用につながりやすいことを示唆するデータはない」と述べている[9]．しかし，GADやパニック障害の患者では物質乱用を併存する率が高いため注意が必要である．アルコール依存症の併存率はGADで10〜20％，パニック障害で37％である．それでも，多くの不安障害患者は物質乱用を併存しておらず，ベンゾジアゼピン系薬物の適切な対象となる．注意深いスクリーニング診察と，事情がわかっている関係者からの病歴聴取によって，大部分の物質乱用患者を見つけることができるが，それでも疑いが晴れない場合は，新たな機会を作って再評価すべきである．ベンゾジアゼピン系薬物を最初から使用せずに，後から処方するという選択肢があることを忘れてはいけない．皮肉なことに，我々の臨床経験では，ベンゾジアゼピン系薬物を服用すると症状が良くなるはずである患者の多くは，依存症になる可能性を心配しすぎる余り，薬を処方しても内服を拒んだり，薬をうまく利用できなかったりするものである．

具体的なベンゾジアゼピン系薬物の選択と投与量

ベンゾジアゼピン系薬物は初回投与時より速やかな抗不安作用をもたらす．

患者が何時ものようなひどい症状で困っている時には，この薬が即効性であるので治療の初期において特別な価値を持っている．ベンゾジアゼピン系薬物は抗うつ薬の開始時期には必要でないが，多くのパニック障害患者のような，直ぐに症状を軽快させることが必要な場合に役立つだろう．しかるべき患者では，ベンゾジアゼピン系薬物は，治療初期に抗うつ薬と併用して数週から数カ月間投与され，抗うつ薬の効き目が現れた時点で漸減中止されることが多い．このアプローチは GAD とパニック障害で用いられる（表7-2）．

　毎日の服用が必要になったときは，clonazepam のような中間的な半減期を持つベンゾジアゼピン系薬物が，alprazolam や lorazepam（ワイパックス®）のような短い半減期の薬物よりも好んで処方される．半減期の短い薬物は患者体内に長く留まらないので，1日に数回の服用が必要となる．この状態が長期間続くと，患者は服用と服用の間に離脱症状を経験するようになり，不安症状が再発したと思うようになる．離脱症状の出現を，本来の疾患の主症状と誤解

表7-2　不安障害の治療に用いるベンゾジアゼピン系薬物

しばしば使用される薬剤	半減期[*]	活性のある代謝産物	作用発現時間[†]	コメント
Alprazolam（ソラナックス，コンスタン）	6～12時間	1	速効型	
Lorazepam（ワイパックス）	6時間以上	少ないが有意	速効型	活性型代謝産物の半減期＞50時間
Clonazepam（リボトリール）	18～24時間	なし	遅延型	
Alprazolam XR（日本未発売）	11～16時間	1	遅延型	
Diazepam（ホリゾン）	24時間以上	多い	速効型	活性型代謝産物の半減期＞100時間
Chlordiazep oxide（コントール，バランス）	24時間以上	多い	遅延型	

[*] 活性型代謝産物も含む．
[†] 効果発現時間は薬剤の脂溶性と最高濃度到達時間との間のバランスである．

して，薬物を増量してしまう可能性もある．一般的に，半減期の短い薬物は同じ群の半減期の長い薬物より依存症になるリスクが高い．このような理由から，我々は clonazepam のような中間的な半減期の薬物の使用を推奨している．clonazepam は，やや長い半減期と活性代謝産物が少ないことからも理想的な薬物である．0.5 mg を夜1回投与，あるいは1日2回投与で開始し，症状が軽快するまでゆっくり増量するが，薬物の増量を制限する副作用は眠気である．

Alprazolam のような半減期の短い薬物は，必要に応じて投与すれば大変効果的である．その速い効果の発現は，パニック的な不安症状が次第に悪化するのを止めることができる．患者の中には，10年間も財布にこの薬物を入れて持ち歩いていたことがあったが，この症例のようにすぐに効く薬があることを知っているだけで，患者はとても安心するし，実際に服用しなくても症状は良くなるものである．薬の服用によって発作を回避できるようになると，これまで発作の出現を怖れて行くことを避けていたような場所にも，患者は出かけることができるようになる．Alprazolam は効果の発現が速いため，このような目的でも使用される．1日に何回も短い半減期のベンゾジアゼピン系薬物を頓服しなければならない場合は，より長い半減期を持つ中間型薬物への変更や抗うつ薬の追加を考慮すべきである．

ベンゾジアゼピン系薬物の単独投与だけで，非常に良い状態になる患者もいる．急性のストレスによって不安症状が増悪しなければ，大部分の患者で薬物増量は必要でない．中等度の半減期のベンゾジアゼピン系薬物は，このような状況に適切な薬物である．抗うつ薬を使用することによって，ベンゾジアゼピン系薬物の投与量を減量したり，中止したりすることができるが，パニック障害患者に対してベンゾジアゼピン系薬物を長期使用した HARP 研究では，抗うつ薬を中止したがベンゾジアゼピン系薬物の継続投与にて，非常に順調な症例もある．

ベンゾジアゼピン系薬物の中止

ベンゾジアゼピン系薬物を中止することは，特に GAD やパニック障害がある場合では，難しい挑戦となる．効果発現に2～3週を要する抗うつ薬とは対照的に，ベンゾジアゼピン系薬物には即効性の抗不安効果があるので，患者はその効果への期待のために直ぐに慣れてしまう．さらに複雑なことに，乱用がなくても生理的依存が起こりやすく，突然に中止すると多くの患者で離脱症状

が見られる．

　減量の際に要する期間や，他剤の併用を必要とするかは，いくつかの要因による．

- ベンゾジアゼピン系薬物の治療期間
- 1日あたりの投与量
- 薬物の半減期（活性代謝産物も含む）
- 患者が進んでベンゾジアゼピン系薬物を止めたいと思っているかどうか

　ベンゾジアゼピン系薬物の投与が6カ月以内である患者では，比較的短期間の漸減で良い．我々の経験では，2～4週という短期間のベンゾジアゼピン系薬物投与であっても，薬物依存が急速に生じたために，漸減には治療期間よりも長い時間が必要なことがある．症状の増悪は減量した当日，漸減している後半の時期，そして漸減が完了した後の1週間の3つの時期に起こりやすい．ベンゾジアゼピン系薬物の漸減を開始する前に，抗うつ薬（三環系抗うつ薬，SSRI, 新規開発薬など）が処方に加えられることが多い．そうすれば，ベンゾジアゼピン系薬物が中止される前に，新しく追加された抗うつ剤が患者の体内で最大の効果を発揮できるようになる．ベンゾジアゼピン系薬物の中止が難しい患者では，物質依存やその他の不安障害のような併存疾患を見逃している可能性を考えるべきである．前述のように，ベンゾジアゼピン系薬物の長期にわたる継続が必要かどうか，あるいは併存症を見逃していないかどうかといった問題を解決するためには，精神科医へのコンサルテーションが役に立つ．

抗うつ薬

　不安障害の治療における抗うつ薬の位置づけを述べる上で，もはや「抗うつ薬」という名称の使用は不適切とも言える．抗うつ薬と呼ばれるグループの薬物は，GADやパニック障害に対する治療においても，その精神薬理学の要になっており，GADやパニック障害が独立して存在する場合でも，併存症として存在する場合のいずれでも，主力であることには変わりない．抗うつ薬と呼ばれる薬物の範疇には，SSRI, TCA, その他の薬物があるが，多くの研究でも，SSRIやTCAがGADおよびパニック障害の様な不安障害に対して有効である

ことが示されている．（訳者監注：うつ病に特化した治療薬という位置づけでなく，抗うつ・抗不安障害薬に格上げしたいのであろう．）

　抗うつ薬の副作用の出方は，薬物ごとに違うし，同じクラスの薬物であっても副作用の出やすさは患者によって様々である（抗うつ薬の薬効，副作用の詳細は第4章を参照のこと）．不安障害に対する抗うつ薬投与中の併存症の一つに，パニック症状のような不安症状を誘発したり，一過性に症状が増強したりすることがあり，増量が速すぎたり治療開始時の投与量が多すぎた場合に特に発生しやすい．SSRI，TCAのいずれの抗うつ薬でも，投与開始時に治療初期にみられる賦活化（activation）や刺激（stimulation）という現象が起きることがあり，不安症状が増悪したように感じる．不安障害の治療では，一般的に「少量から開始し，ゆっくり増量」するアプローチが推奨されている．初期の望ましくない効果によって，治療効果が現れる前に治療の不成功として投薬を中止してしまうこともある．特に不安が強く，身体的に敏感な患者では，抗うつ薬はできるだけ最低投与量として，副作用について患者に十分注意しておく必要がある．簡単な保証を与えるだけでも，投与開始後7〜10日間における患者の助けになる．以前に治療に失敗している症例や，SSRI単独では治療に躊躇するような急性の苦しい副作用を経験している症例では，まずベンゾジアゼピンを単独，あるいは抗うつ薬との併用で開始するのは良い治療戦略である．

SSRI

　TCAより忍容性が高く，ベンゾジアゼピン系薬物のような鎮静効果や離脱症状のリスクがないために，SSRIはGADやパニック障害に対して治療選択薬になっている．Physician's Desk Reference（PDR）には，承認されているすべての薬物ではないものの，SSRIの適応症としてGAD（訳者監注：本邦ではいずれのSSRIも適応外）とパニック障害（訳者監注：本邦ではパキシル®，ジェイゾロフト®が適応症）が挙げられており，また専門医はすべてのSSRIがこれらの疾患に対して最も重要な薬物と考えている．うつ病の場合と同じように，それぞれのSSRIには有効性や効果発現時間の違いがあるとする主張もあるが，それらの主張のほとんどは医薬品メーカーからのものである．しかし，臨床経験や多数の研究から得られたエビデンスによれば，種々のSSRIを比較しても，有効性，効果発現時間ともに同等であることが示されている．

三環系抗うつ薬（TCA）

SSRI が広く使われるようになる以前には，TCA はパニック障害や GAD の治療に選択される薬物であった．Imipramine（トフラニール®）は，このような使用について最も多くのエビデンスがある．SSRI と同じように，TCA はパニック障害や GAD の治療に有効な薬物として分類されている．我々は，副作用の点から amitriptyline（トリプタノール®）や imipramine と比較して，より好ましい nortriptyline（ノリトレン®）を第一選択薬として使用している．

Venlafaxine と duloxetine

Venlafaxine（未承認）と duloxetine（未承認）はセロトニン‐ノルアドレナリン再取り込み阻害薬（Serotonin-norepinephrine reuptake inhibitor；SNRI）である．これら薬物のセロトニン増加効果は SSRI と同様であるが，さらにノルアドレナリン増強効果も持っている．米国食品医薬品局（Food and Drug Administration of the United States；FDA）は venlafaxine を GAD とパニック障害の両者に承認しているが，duloxetine は GAD に対して承認されている．我々は GAD とパニック障害の治療において，特に SSRI での治療がうまくいかなかった患者に対して，これら2つの薬物も使用している．

新規抗うつ薬

Mirtazapine（上市予定）はいくらかの抗不安作用を有しており，GAD とパニック障害に対する有効性を支持するエビデンスがあるが，FDA はこれら疾患に対しての適応を承認していない．その他にも多くの選択薬があるため，我々はこの薬物を第二，第三選択薬と考えている．Bupropion（未承認）は抗うつ薬であり，抗うつ薬の中でも最も精神刺激作用が強いために，不安障害の初期治療には有用ではないと思われる．

モノアミン酸化酵素阻害薬（monoamine oxidase inhibitors；MAOI）

MAOI は，治療不応性のパニック障害やほかの不安障害（社会恐怖など）の治療に有効とされてきた．MAOI には併用する薬物や食事制限が必要であり，治療抵抗性の患者に対して，本剤を使用する際には十分な注意が必要である（訳者監注：第4章 MAOI 参照）．

Buspirone

Buspirone（未承認）は，azapirone 系（訳者監注：本邦ではセディール®が

該当する）と呼ばれる他とは異なるクラスに属する薬物である．Azapirone系薬物は構造的にも薬理学的にもベンゾジアゼピン系薬物とは無関係だが，抗不安作用を有しており GAD に対しても有効である．しかし，効果発現には2週間ほど必要とするため，即効性や発作を治める効果を期待する患者に対しては使用が難しい．Buspirone に即効性，耐性，離脱症状がないことは，依存症を起こす可能性がないことを意味し，物質依存の明らかな病歴のある患者やベンゾジアゼピン系薬物が使用できない状況では，この薬物を選択すべきである．Buspiron の臨床試験では，GAD に対しては有効であるが，パニック障害に対する有効性は明らかになっていない．

診断閾値以下の不安に対する治療

　精神療法は，診断基準を満たす患者（syndromal）あるいは診断閾値以下（subsyndromal）の患者のいずれにおいても，常に治療の選択肢の一つである（Box 7-4）．特定のストレス要因に反応する不安を感じていて，治療に参加する意欲と能力を持った患者は，精神療法の非常に良い適応である．認知行動療法，対人関係療法，支持的精神療法など多くの有効な精神療法があり，いずれの治療法も症状の緩和には有効であるが，明確なストレス要因に遭遇した時こそ特に効果を発揮する．その他の非薬物療法としては，リラクセーション技法が不安の強い患者に対して特に有効性が高い．イメージ誘導法，瞑想，呼吸訓練は，いずれも患者が症状を自覚したときや，症状の予防に対応できるリラクセーション技法である．

　単発的な不安症状に対する薬理学的治療には，抗ヒスタミン薬とベンゾジアゼピン系薬物が最初に用いられる．Hydroxyzine（アタラックス®）と diphenhydramine（レスタミン®，ベナ®）は，いずれも抗不安作用を有しており，しばしば眠気や抗コリン性の副作用（口渇，排尿障害など）が問題となる．抗ヒスタミン薬は，副作用の出現しにくい若年患者に夜間投与した場合，短期間で良好な効果を上げる薬物療法といえるが，高齢者に対しては，抗コリ

> **Box 7-4　診断閾値以下の不安に対する一般的な治療原則**
>
> - 現在の症状が，かつての不安障害の残遺症状であるかどうか突き止める
> - 不安障害の家族歴を尋ねる
> - 基本に沿った介入を行う
> - 綿密な経過観察を行う

ン作用によってせん妄，便秘，排尿障害を生ずる可能性があり良い選択とは言えない．前述のように，半減期の短いベンゾジアゼピン系薬物は単発的な不安症状（例えば，人前での発表する時の不安や飛行機恐怖症など）に対しては理想的である．もし患者が本当に，毎日ベンゾジアゼピン系薬物を使用することが必要であれば，この状態は症候群の基準を満たす不安障害である可能性が高く，長期にわたる治療が必要である可能性が高い．

■うつ病を併存している GAD の治療

抗うつ薬は，すべての不安障害と大うつ病性障害に対する治療として有効である．不安障害とうつ病が併存している時には，SSRI が最もよい適応である．特定の単独療法（SSRI，SNRI，TCA など）や併用療法が，他の治療法よりも優れているというエビデンスはない．一般的な治療戦略は，これまで述べてきたものと同様のアプローチを行う．

- 少量から開始して徐々に増量する．
- Clonazepam（リボトリール®）のような中間型ベンゾジアゼピン系薬物と抗うつ薬の併用を考慮する．
- TCA や mirtazapine のような鎮静作用のある抗うつ薬の単独投与，あるいは併用を考慮する．これは特に有益である．

KEY POINTS

- 不安障害はありふれた疾患である： アメリカ人の4人に1人が生涯のうちので不安障害を経験する．
- 不安障害は単独あるいは純粋な状態で発生するよりも，その他の疾患（うつ病など）と併存することのほうが遙かに多い．
- パニック発作に類似した状況は非常に多い．
- パニック発作は，パニック障害だけでなく，すべての不安障害やうつ病に起こりうる．
- 認知行動療法は，パニック障害や GAD に対する有効性を支持する最も多くのエビデンスを有する精神療法である．

- ベンゾジアゼピン系薬物は，GADやパニック障害のマネジメントに重要な役割を持っている．
- いわゆる抗うつ薬も，GADやパニック障害に対する第一選択薬である．

REFERENCES

1. Fleet RP, Dupuis G, Marchand A, et al. Panic disorder in emergency department chest pain patients: prevalence, comorbidity, suicidal ideation, and physician recognition. *Am J Med*. 1996;101:371-380.
2. Barsky AJ. Palpitations, arrhythmias, and awareness of cardiac activity. *Annals Int Med*. 2001;134:832-837.
3. Yonkers KA, Dyck IR, Warshaw M, et al. Factors predicting the clinical course of generalised anxiety disorder. *Brit J Psychiat*. 2000;176:544-549.
4. Kessler RC, Wittchen HU. Patterns and correlates of generalized anxiety disorder in community samples. *J Clin Psychiatry*. 2002;63(suppl 8):11-16.
5. Kroenke K, Spitzer RL, Williams JBW, et al. Anxiety disorders in primary care: prevalence, impairment, comorbidity, and detection. *Ann Int Med*. 2007;146:317.
6. Hunot V, Churchill R, Silva de Lima M, et al. Psychological therapies for generalized anxiety disorder. Cochrane Database Syst Rev. 2007 Jan 24;(1):CD001848.
7. American Psychiatric Association. Practice guidelines for the treatment of patients with acute stress disorder and posttraumatic stress disorder. *Am J Psychiatry*. 2004;161:3-31.
8. Salzman C, Goldenberg I, Bruce SE, et al. Pharmacologic treatment of anxiety disorders in 1989 versus 1996: results from the Harvard/Brown anxiety disorders research program. *J Clin Psychiatry*. 2001;62(3):149-152.
9. *Benzodiazepine Dependence, Toxicity, and Abuse: A Task Force Report of the American Psychiatric Association*. Washington, DC: American Psychiatric Association; 1990.

KEY REFERENCES

Bass C, Mayou R. ABC of psychological medicine-chest pain. *BMJ*. 2002;325(7364): 588-591.

Dammen T, Bringager CB, Arnesen H, et al. A 1-year follow-up study of chest-pain patients with and without panic disorder. *Gen Hosp Psychiatry*. 2006;28(6):516-524.

Dyck IR, Phillips KA, Warshaw MG, et al. Patterns of personality pathology in patient with generalized anxiety disorder, panic disorder with and without agoraphobia and social phobia. *J Pesonal Disord*. 2001;15:6071.

Fricchione G. Generalized anxiety disorder. *N Engl J Med*. 2004;351:675-682. Goldenberg IM, White K, Yonkers K, et al. The infrequency of "pure culture" diagnoses among the anxiety disorders. *J Clin Psychiatry*. 1996;57(11):528-533.

Katon WJ. Panic disorder. *N Eng J Med*. 2006;354:2360-2367.

Keller MB. Social anxiety disorder clinical course and outcome: review of Harvard/Brown Anxiety Research Project (HARP) findings. *J Clin Psychiatry*. 2006;67:14-19.

Kessler RC, Berglund P, Demler O, et al. Lifetime prevalence and age-of-onset distributions of DSM-IV disorders in the National Comorbidity Survey Replication. *Arch Gen Psychiatry.* 2005;62:593-602.

Olfson M, Shea S, Feder A, et al. Prevalence of anxiety, depression, and substance use disorders in an urban general medicine practice. Arch Fam Med. 2000;9:876-883.

Wang PS, Lane M, Olfson M, et al. Twelve-month use of mental health services in the United States results from the National Comorbidity Survey Replication. Arch Gen Psychiatry. 2005;62:629-640.

Wittchen HU, Hoyer J. Generalized anxiety disorder: nature and course. J Clin Psychiatry. 2001;62:15-19.

8 Anxiety Disoroders 不安障害

外傷後ストレス障害
Post-traumatic Stress Disorder

■外傷後ストレス障害と内科医

外傷後ストレス障害（post-traumatic stress disorder；PTSD）は，一般住民においても多い疾患である．しかし，PTSDの診断の難しさは，臨床場面で遭遇しても，PTSDらしく見えずに，またPTSDらしい振舞いをしない患者が多いことにある．PTSDと訴えて来院する人は稀であり，そのように訴えてきたとしてもPTSDでないことがほとんどである．典型的には，PTSD患者の受診理由は身体症状やその他の精神障害（例えば，大うつ病エピソードや物質乱用）の症状であることが多い．PTSDの80％は，その他の精神障害を併存しているし，身体的症状が多いためPTSDは見逃されることが多い．プライマリ・ケアの現場におけるPTSDの頻度が一般人口よりも多い理由は，身体症状が前面に出ていることと関連しているのだろう．

PTSDは，75年前に梅毒の診断過程がそうであったように，一見関係のない症状群が実は一つの疾患からすべて起こりうると考えない限り，その診断にはたどり着けない．PTSDも梅毒も，まず臨床医が一連の症状が共通の原因に関連するかもしれないと考えることに始まり，梅毒ではスピロヘータ，PTSDでは外傷的な出来事（トラウマ）という証拠の検索により，診断に至ることができる．

臨床医がPTSDについて知るためには，PTSDに関する用語，概念，診断基準を理解しなくてはならない．すなわち①PTSDを疑う状況とは，②PTSDをスクリーニングするための質問とは，③PTSDの治療の基本とは，について知る必要がある．内科医にとっては，複雑なPTSDの治療について知るよりも，PTSDをどのようにして気づいて診断することが重要なポイントである．

■重要な概念と用語

外傷的な出来事（traumatic event）ーストレッサー基準 A

　外傷的な出来事の概念が PTSD を理解するための要である．原因となる出来事にこれほど重きをおく精神障害は PTSD のみである．DSM-IV では外傷的な出来事として認定するためには，2 つのストレス因子基準（基準 A）を挙げている．(1) 実際にまたは危うく死ぬような危険，あるいは自分または他人の身体の保全に迫る危険といった破滅的な出来事に，その人は直接的に暴露された．(2) かつ，その人の反応は強い恐怖，無力感または戦慄に関するものである．

　"条件的危険度（conditional risk）"は，外傷的ストレス因子と PTSD 発症の起こりやすさの関係を示すものである．例えば外傷的ストレス因子（例えば，レイプ）の条件的危険度は下記の式で表わされる．

$$\text{トラウマAの条件的危険度} = \frac{（\text{トラウマAに暴露されPTSDを発症した人数}）}{（\text{トラウマAに暴露された人数全体}）}$$

青年期の自動車事故生存者，成人女性のレイプ被害者，戦争捕虜における PTSD 発症の条件的危険度は，それぞれ 20％，38～49％，67％と報告されている．PTSD 発症の起こりやすさに関わる外傷的な出来事として，以下のような要素が関わりをもつ．

- ■トラウマの持続期間，頻度，強度（例えば，配偶者からの継続的な身体的虐待）
- ■トラウマの予測不能性や制御不能性（例えば，ハリケーンやトルネードのような自然災害）
- ■肉体的障害（例えば，暴行，自動車事故，手術）
- ■性的あるいは暴力的な被害者（例えば，拷問）
- ■愛する者の非劇的な突然の喪失（特に子供や配偶者）

圧倒的な外傷的な出来事を経験した後でも，ほとんどの人は PTSD を発症

しない．例えば，オクラホマ爆弾テロの生存者を追跡した研究では，大きな苦痛を経験したにもかかわらず，多くの人は診断基準を満たす精神疾患を発症していなかった．実際，爆弾テロの生存者（元々，精神障害を有しない者）のうち，70%はPTSDを含むいかなる精神疾患も発症しなかった．

外傷的な出来事の後に，PTSDを発症しやすくする危険因子が知られている．PTSD発症の主な危険因子をBox 8-1に挙げた．

> **Box 8-1　PTSD危険因子**
>
> - 非常に重篤なストレス因子*
> - 社会的サポートの不足*
> - その後の生活ストレス因子*
> - 外傷的な出来事の既往*
> - 幼児虐待の既往
> - 女性
> - 併存する精神疾患
> - 精神疾患の家族歴
>
> *これらの因子は高いリスクとなる

PTSDの症状

外傷的な出来事がストレス因子基準Aを満たしているならば，患者が次の3つの基準カテゴリーの症状を有していることがPTSDの診断のために必要である．

- 再体験（基準B）
- 回避と麻痺（基準C）
- 覚醒亢進（基準D）

上記の基準は，その他の不安障害に認められる症状も含まれている．例えば，全般性不安障害における心配と過敏性，パニック障害における強烈さとパニック，強迫性障害における強迫，恐怖症における（誘因となるものへの）回避などである．「木を見て森を見ず」というが，PTSDにおいて森を見ることの困難さがここにある（Box 8-2参照）．

> **Box 8-2　PTSDの主要症状**
>
> PTSDの特徴は次の3つのグループの症状を持続的に有することである
> - 再体験：侵入的思考，悪夢，フラッシュバック
> - 回避：孤立，麻痺，思考や誘因となるものに対する回避
> - 覚醒亢進：神経質，過度の警戒心，不眠，過敏性

再体験ー基準 B

　PTSD の症状のうち，最も特徴的で最も簡単に同定できるのが，外傷の不快な再体験である．「フラッシュバック」という言葉は，すでに現代用語に定着しており，ほとんどの人が意味を理解できるはずである．再体験とは，頭から追い出すことのできない回想のようなものから，視覚的なあるいは聴覚的な記憶を含んでいる．PTSD の記憶は，外傷的な体験でない出来事の記憶とはまったく異なるように感じられる．ある患者は，「フラッシュバックの最中は，まるでフリーズしたコンピューター画面にその体験が貼り付いたような感じになります．それを"コンピューターのメモリー"ように隠れたところにしまい込むことができないのです」と説明している．再体験はあまりにも生々しいので，患者はそれを幻覚のように体験することもある．幻覚として捉えた時，PTSD 患者が解離を起こしやすい傾向も相まって，いわゆる統合失調症のような精神病性障害と誤診されることもある．外傷的な出来事に関連することや外傷を思い出させるものが，再体験を引き起こす引き金となる．再体験の引き金となるものは，記念日や特定の場所のように明らかなものから，匂いや音のように微妙なものまである．PTSD の患者は，しばしば，引き金を回避するために極端な方法をとったり自分の生活を大きく変化させたりする．

回避と麻痺ー基準 C

　回避と麻痺とは，外傷的な出来事を受けた患者が，その体験に関連した刺激に遭遇しうることを少しでも減らそうとして，認知的・行動的に回避しようとするものである．認知的な回避戦略として，外傷的な出来事を考えないようにする意識的な努力から，情動的に閉じこもりすべての感情を回避すること（すなわち麻痺）のような無意識的なものまである．
　PTSD の多くの患者が自分の現在の症状と外傷的な出来事とを結び付けていない．実際に直接尋ねてみると，外傷的な出来事を経験した患者の多くが，恐ろしい外傷的な出来事をほとんど何の感情も示さずに語る．時には，外傷的な出来事を冗談か些細な出来事のように語り，不適切な感情を示すように見えることすらある．PTSD 患者では，外傷的な出来事と関連するものは何でも回避したり，外傷的な出来事に対する反応を正常と考えたりする傾向にある．この回避症状自体が，PTSD を認識することを難しくしている．PTSD 患者が治療

を受ける段階になって，何故もっと早く治療を受けなかったのか？と尋ねられると，「自分が外傷的な出来事に由来する問題を抱えているとは思わなかった」あるいは「外傷的な出来事に対するありふれた反応と考えていた」，と答えることが多い．

覚醒亢進－基準 D

　PTSD は，覚醒亢進症状のために，その他の不安障害（全般性不安障害やパニック障害など）と症状の重複が認められる．不眠，過敏性，筋緊張，集中力の低下などが PTSD の覚醒亢進症状例である．多くの患者がその状態を，「いつも待ちかまえている状態」と表現する．ある女性患者は，慢性的な不眠を抱えながらも昼間はよく眠れるという症状を訴えて来院した．この原因は，夜になる度に繰り返された性的暴行という外傷的な出来事であることが明らかになった．彼女は「太陽が昇っている間だけが安全である」と感じていたのである．その後，彼女は睡眠剤を中止して，昼間に眠り，夜間に働くというシフトの仕事に変更することで安定した．

補助的な基準

期間－基準 E

　PTSD の診断は，PTSD の症状が外傷的な出来事が生じてから少なくとも 1 カ月以上持続していることが必須である．基準 A から D のすべてを満たしていても，1 カ月未満しか持続していない症状は，急性ストレス障害（acute stress disorder；ASD）と呼ばれる．しかし，患者が前述のようなすべての症状と，明らかな機能的障害（基準 F）を有するならば，この 1 カ月という期間は臨床的に妥当性の低い恣意的なカットオフ値に過ぎず, こだわる必用はないだろう．

機能的障害－基準 F

　すべての精神疾患は，その診断基準として明らかな機能的障害を有することが必要である．しかし，PTSD の機能的障害は当初あまり明らかでないことがある．前述のように，PTSD の中心的特徴の一つが外傷的な出来事と関連する引き金を回避することであり（基準 C），そのために，PTSD 患者は不眠，悪心，集中困難といった症状を外傷と関連付けようとする医師の努力に抵抗すること

が多い．同様にうつ病の患者でも，倦怠感，不眠，疼痛という症状が，うつ病に起因するものであることを認めようとしないが，症状が治療と伴に緩和することで最終的にはその関連性に気づくだろう．一部の患者では，いかなる精神障害の診断に対しても抵抗するが，PTSDの回避的な認知や行動によって，その診断をさらに難しくしている．

PTSDに関する身体症状

　PTSDに関する身体症状は，内科医にとって特に重要である．PTSD患者では，他疾患の患者に較べて身体症状がより強調される印象がある．また，説明のつかない身体症状を呈する（例えば，身体化障害）こともよくある．大うつ病性障害の体重減少と睡眠障害，全般性不安障害の筋緊張と集中力低下のように，身体的症状はその他の精神疾患でも認められるが，PTSDではその他疾患より少なくとも2倍以上身体症状を伴いやすい．PTSDを患った湾岸戦争の退役軍人を対象にした研究では，最も多く認められた身体症状は，倦怠感，睡眠障害，関節痛，記憶喪失，頭痛，集中困難であった．外傷的な出来事と身体症状が関連性をもつ理由は，現在のところ推測の域を出ないが，妥当な刺激と妥当でない刺激を区別する能力の障害と，身体的感覚に固執し，それを誤って解釈する傾向の関連性も指摘されている[1]．

臨床経過

　PTSDの臨床経過は様々である．ある患者では，情動的な反応を麻痺させることにより，日常生活の機能をなんとか維持しようとしている．これは，最初のうちは役に立つが，結局PTSDの症状を遅れて発症させることになる．しかし，急性ストレス障害（ASD）に続いてPTSDへと移行する場合では，トラウマを受けた直後が最も重篤な症状を呈することになる．このように古典的な臨床経過のPTSDでは，最初の1年間で症状が和らぎ，多くの患者は3カ月以内に自然軽快し，30～50％のPTSDの患者は1年以内に回復する．どんなPTSDの患者でも，最終的には75～80％の患者が回復する[2]．しかし，残りの20～25％の患者では，慢性に再発を繰り返しながら，長引く経過を辿る．第二次世界大戦の戦争捕虜を対象にしたある研究では，生存者の50％が40年も経過した後でもPTSDの症状を呈していた[3]．

しかし，典型的には一般内科医が診るPTSDは古典的な臨床経過の患者ではない．プライマリ・ケアの現場では，継続的に診療を受けるにもかかわらずなかなかPTSDと診断されないまま数年が過ぎてしまうことが少なくない．PTSD患者では，しばしば多くの身体的症状を訴えたり，また，大うつ病性障害のような併存する疾患を患っていたりする．外傷的な出来事は臨床医の初診前に起きていたかもしれず，内科医が患者の過去に外傷的な出来事があることに気づかない可能性もある．これらの理由から，すべての患者に対して，初診時の評価の際や，毎年の身体検査の際には，有意な過去の外傷について積極的にスクリーニングを行うことが勧められる（後述の「症例に気づくための戦略」の項を参照）．

疫　学

PTSDは，当初では兵士にのみ認められる疾患であった．今や，それは基本的に一般人の障害と見なされており，PTSDの90％の症例は一般住民の中で認められる．一般住民の50～90％の人々は，PTSDを引き起こすのに十分な強度の外傷的な出来事に暴露されている．幸いなことに，多くの人々が重篤な外傷的な出来事に暴露しているにもかかわらず，大部分はPTSDを発症しない．

PTSDの生涯有病率は一般住民においては1～4％の間といわれている．しかし，プライマリ・ケアの診療場面においては，9～12％の有病率が一般的とされている．近年，Robert Wood Johnsonによる公立病院外来の調査では，男性の19％，女性の27％がPTSDの診断基準を満たしていたという[4]．しかし，これらの患者のPTSD症状の圧倒的多くが認識されておらず，治療されないまま放置されている．

PTSDと自殺

PTSD患者では，希死念慮が頻繁に認められ，その他のいかなる不安障害よりも多いと考えられている．PTSD患者の自殺を試みるリスクは，一般住民と比較して6倍高い．PTSD患者の管理において必ず評価し，すぐに対応しなければならない（第2章参照）．

併存する疾患

PTSDでは，その他の精神障害を併存していると考えるべきである．PTSDの80％以上で，精神障害が併存している．併存する精神障害の中では，大うつ病性障害と物質乱用が最も多い．表8-1に示すように，PTSDは多彩な症状を呈し，その他の疾患と間違われやすい．臨床医にとって，PTSDに併存しやすい精神障害を熟知して，その症状に精通しておくことは，背景に存在するPTSDを見逃さないためにも重要である．

表8-1　偉大なる変装：PTSD

PTSDの症状	類似した病態を呈する精神障害
回避	大うつ病性障害，社会恐怖，広場恐怖
パニック発作	パニック障害
過敏性	パーソナリティ障害，全般性不安障害，双極性障害
精神病様状態	統合失調症，躁病，精神病性うつ病
過度の警戒心	全般性不安障害
恐怖症性回避	社会恐怖
強迫	強迫性障害

■症例に気づくための戦略

内科医が，PTSDを見逃さないためには2つのポイントがある．第1のポイントは，初診時にPTSDに繋がるような外傷的な出来事の有無をスクリーニングすることである．該当する出来事があったと判れば，医師はPTSDが存在している可能性に気づくことができる．また，このような患者では，もう一度別の外傷的な出来事に遭遇したときに，PTSDを発症しやすい脆弱性を持っている．第2のポイントは，PTSDの症状をスクリーニングすることである．この場合，臨床医はPTSDの存在を疑いながら，積極的に診断を追及してゆく．すなわち，PTSDの三大症状である①再体験，②回避，③覚醒亢進の存在を確

認する技術が求められる．

外傷的な出来事のためのスクリーニング

　外傷（トラウマ）について患者と話し合うには，PTSDについての理解だけでなく，ある程度の感性と経験が必要である．医師が，過去の圧倒的な出来事を探そうとする一方で，患者はその出来事に関する記憶や感情を（意識的，無意識的に）回避しようとする．我々の経験としては，外傷的な出来事に関して，はっきりと直接的に尋ねることが最も上手な方法と考える．

> 「あなたは，今までに自動車事故や暴行，または愛する人の突然の死，といったひどく非劇的な経験をしたことがありますか？」

　もし，患者が動揺したり涙を流したりした場合には，患者の反応を承認するような言葉をかけるとよい．

> 「そのことについて話をするのはとても辛いのですね．あなたが今までどうやってそれに対処してきたのかについて考えてみましょう．」

　もし患者が非劇的な出来事について適切な悲しみを表現したなら，それは患者がその経験に関する情動の一部を統合することができているという良い徴候である．反対に患者が恐ろしい出来事（例えば，レイプ，暴行，致死的な事故など）について無感情に話をするとき，PTSDの症状としての回避や情動的麻痺があることを示している．場合によっては，外傷的な出来事を経験した人は，その出来事の詳細を止めどなく語り続けることがある．出来事の詳細は重要ではあるが，初診時スクリーニングにおいては，外傷的体験の詳細に踏み込むことは避けるべきである．初診時スクリーニングにおいては，前述の承認の言葉のように，医師は次のような方向づけを行うと良いだろう．

> 「どんな出来事であったのかという詳細はとても大切なことですが，今日はあなたが今現在，どんな状態なのかについて焦点を当てて考え，どうすれば良いかについて相談しましょう．」

患者が外傷的な出来事を有していたとしても，PTSD としての症状がないか，あっても僅かである時には，PTSD ではない可能性が高いことを忘れてはならない．自然な会話の流れとして，PTSD について次のように簡単に説明するとよい．

> 「あなたのように外傷的な出来事を経験すると，外傷後ストレス障害と呼ばれる疾患を発症することがあります．この病気が生じているかどうかを確認する質問をさせて下さい．」

再体験のスクリーニング

再体験のスクリーニングは，外傷的な出来事のスクリーニングと同様のアプローチを用い，はっきりと，直接的に尋ねるのがよい．

> 「その外傷的な出来事に関する記憶や夢，出来事のイメージなどが，あなたを苦しめたりすることがありますか？もしあるなら，あなたはどうやってそれに対処しているのですか？」

回避症状のスクリーニング

患者はトラウマに関する思考や感情を避けようとして，日常生活に影響を生じている．これが PTSD の大きな特徴であり，患者の機能的障害の原因のほとんどであると言える．症状の誘因を避けるための回避行動が日常にどの程度の影響を及ぼしているかが，障害の重症度の目安となる．

> 「あなたはトラウマに関係する考えや感情を，何としても締め出そうと努力したことはありますか？」
> 「あなたは，自分のトラウマを思い出させるような状況や場所を避けたりしますか？」
> 「あなたは，自分のトラウマの記憶に思い出せない空白の部分はありますか？」

実際に回避症状のスクリーニングでは，質問して得られる情報よりも，患者

を観察して得られる情報の方が重要である．感情表出の麻痺と欠如は，回避症状の典型的な表現である．その他の人々とどれくらい接触し，どのような活動をしたのかを尋ねるとよい．例えば，自動車事故の後では，PTSD患者は事故現場を避けようとするし，もっと極端な例では，患者はすべての外出を避けて家に閉じこもるような症状を示すこともある．

　もし，患者に外傷的体験の再体験の症状があるならば，それに対する反応を評価すべきである．通常，闘争か逃走か（fight or flight）反応のような圧倒的な身体反応を示すことが多い．PTSD患者の大部分では，再体験を誘発する引き金が何であるかは判っていて，それを避けようとしている．

覚醒亢進のスクリーニング

　回避症状のスクリーニングをする時と同様に，覚醒亢進の症状は問診よりも観察によって発見されることが多い．患者は落ち着きがなく，静かに座っていることができず，驚きやすい状態の場合，覚醒亢進の状態にあることが示唆される．不眠，集中困難，易怒（怒りの爆発）のような症状も覚醒亢進の状態を示唆する．観察しても症状が明確でないときは，患者が引き金に直面したときに，どうなってしまうのか訊いてみよう．パニック発作様の症状が起こるのであれば，それはPTSDの過覚醒の症状と考えてよい．

■治　療

　PTSDの治療は，単純なアプローチや方法論で述べられるものではない．PTSDの複雑で不均一な性質を考えると，内科医と精神科医，あるいは心理療法士との共同作業が不可欠である．プライマリ・ケア医は患者にまずPTSDの疾患概念と，その症状および機能障害について説明し啓蒙する．次に医師は，標的症状を明確にして，治療によって患者がいかに変化するかを説明する．単一の治療では決してうまくいかない．治療が成功する時は，多くは2人以上の臨床医が協力して患者を治療する場合である．内科医の役割としては，精神科医と心理療法士による治療の手助けをするか，あるいは心理療法士と伴に治療に当たり，医師は薬物療法に従事することである．診断を確立し，共存する精神疾患を見逃さないために，治療初期から積極的に精神科医への紹介を行うこ

とが推奨される．次の項では，PTSDの治療において用いられる薬物療法と精神療法について説明する．

精神療法

　精神療法はPTSDの治療において重要な役割を担っている．一部の患者は治療のある段階で精神療法を受け入れないかもしれない．しかし，「ほとんどの患者は経過中のどこかの時期には精神療法に反応するものである」ということを治療の早い段階に話しあっておけば，当初は精神療法を導入しなくても，いずれその価値が理解され精神療法の導入に同意してもらえるだろう．精神療法には数多くの種類の方法があるが，PTSDの治療においては特にどの精神療法が優れているということは示されていない．我々の意見では，精神療法の種類よりも，どの心理療法士を選択するかの方が重要である．PTSDの患者に携わったことのある経験豊富な心理療法士が最善の選択である．中途半端な治療しか提供できない初心者や，過度に攻撃的な治療を行う心理療法士の場合では，症状を悪化させたり，時には実際的なあるいは象徴的な方法で外傷的な出来事を反復することで患者を傷つけてしまったりすることもある．熟練した心理療法士は，PTSDにおける心理療法の危険性と利益を認識し，個々の患者に合わせて手法を調整することができる．良い心理療法士を見つけるためには時間を投資する必要があるが，その見返りとしてPTSD患者に対して効果的な治療が得られるだろう．

薬物療法

　PTSDの症状が長期に渡って続く患者の場合，薬物療法が効果的である．十分な効果を得るためには，様々な薬物を試したり，複数の薬物を組み合わせて使うことがしばしば必要でなる．この10年ほどで，SSRI（選択的セロトニン再取り込み阻害剤）がPTSD治療の中心となったが，その他の多くの抗うつ薬，例えば三環系抗うつ薬，MAOI（モノアミン酸化酵素阻害薬），SNRI（セロトニン-ノルアドレナリン再取り込み阻害薬，例えば，venlafaxine, duloxetine；未承認），新規の抗うつ薬（例えば，mirtazapine；上市予定），抗精神病薬や抗てんかん薬などのすべての向精神薬がPTSDの治療に用いられる．

SSRI と三環系抗うつ薬（TCA）

　他の不安障害と同様に，抗うつ薬（通常，SSRI か SNRI）は最少用量から開始して，副作用や覚醒亢進症状の悪化を避けるためにゆっくりと増量する必要がある．もし治療が有効であるならば，薬物治療を最低 1 年間は続けなければならない．古典的な抗うつ薬（三環系抗うつ薬やモノアミンオキシダーゼ阻害薬）も，特に重篤なうつ病を併発している場合や，初期治療が不成功であった場合などには有用である．用量や副作用を含む個々の抗うつ薬の解説については，第 4 章を参照すること．

他の抗うつ薬

　Trazodone（デジレル®）は，不眠や不快な悪夢（再体験の症状）を軽減するために，よく用いられている．また，SSRI や SNRI に習慣的に併用されることも多い．高用量（150 mg 以上など）の trazodone には，大部分の患者は鎮静作用に耐えられないが，一部の PTSD 患者では，高用量に耐えうるだけではなく大変高い効果が得られる．経験的には，300 〜 400 mg という高用量（訳者監注：本邦では 200 mg が使用の上限）も珍しくない（trazodone に関する副作用や，その他の一般的な情報は第 4 章を参照のこと）．

　Mirtazapine（上市予定）は FDA がうつ病に対して認可した新規薬物であるが，不安障害が併存する時にも有効であることが示されている．PTSD 治療に関しては，小規模な研究で有効性が示されており，臨床経験による確認も現在進行中である．鎮静効果が強いことを考えると，通常は眠前に投与して増量していく（mirtazapine に関する副作用や，その他の一般的な情報は第 4 章を参照のこと）．

抗けいれん薬

　抗けいれん薬も PTSD 治療において有効である．この薬物の標的症状は，時には爆発的な症状となって現れるような易怒である．これらの薬物は追加薬としてのみ用いられ，PTSD に単独で使用されることはない（それぞれの抗てんかん薬に関する用量や副作用を含む情報は第 6 章を参照のこと）．

抗精神病薬

PTSDに対して，抗精神病薬の使用が多くなってきている．特に，侵入思考や悪夢などの症状を抑制するのに有効である．抗けいれん薬と同様に，抗精神病薬の使用は付加的であり，決して単独では用いられない．鎮静効果が共通に認められることから，眠前投与が適している．抗精神病薬は，多くの場合，寛解が得られた後に減量や中止が可能であり，その後，その他の薬物（通常抗うつ薬）を維持療法として追加することが多い（用量や副作用を含む個々の抗精神病薬についての情報は第6章，第11章を参照のこと）．

より効力の低い薬物

Bupropion（未承認）は，「純粋な」PTSDには無効であるが，大うつ病性障害には有効である．bupropionによってPTSD症状（例えば，再体験や覚醒亢進）が悪化する場合もあり，PTSDに大うつ病性障害が併存した患者に対してのみ，抗うつ薬への追加薬としてbupropionを用いる医師もいる．うつ病に対する追加薬として使用する場合には，100 mgの徐放剤を朝1回投与にて開始し徐々に増量する（用量や副作用を含むbupropionについての一般的な情報は第4章，第5章を参照のこと）．

ベンゾジアゼピン系薬物は，他の不安障害には有効であるが，プラセボ対照試験の結果からはPTSDに対しては無効であるか，おそらく再体験の症状を脱抑制することで症状を悪化させることが示されており，慎重に使用するべきである．しかし，パニック発作様の症状を呈するときは必要に応じて使用することができる．また，急性ストレス障害のような外傷的な出来事の直後では，外傷的体験に関する悪夢のための不眠や極度の不安などに対して，ベンゾジアゼピン系薬物は有効である．以上の推奨は，著者の臨床経験に基づいている．ベンゾジアゼピン系薬物に関するエビデンスは少なく，PTSDに対して慢性的に使用すると悪化させる可能性も示唆されている（用量や副作用を含む個々のベンゾジアゼピン系薬についての情報は第7章を参照のこと）．

KEY POINTS

- PTSDは，他の身体疾患および精神疾患であるかのように「変装（masquerade）」してするため，その存在に気づいたり診断

- 80％以上の割合で，PTSDはその他の疾患（うつ病や物質乱用など）を併存する．
- PTSDの原因と見なすためには，外傷的な出来事は強烈（生命を脅かす程）で，圧倒されるような感情を伴っている必要がある．
- 患者はその外傷的な出来事を直接体験するか目撃している必要がある．
- PTSDに身体症状を伴うことは非常に多い．
- 心理療法と薬物療法を組合せて，それぞれの患者に合わせた治療アプローチを行う．
- 心理療法の種類よりも，経験豊富な心理療法士を見つけることのほうが重要である．
- 抗うつ薬，特にSSRIはPTSDにおける薬物治療の中心である．
- その他の薬物（特にtrazodone，非定型抗精神病薬，抗けいれん薬）は，一部のPTSD患者において抗うつ薬との併用により有効なことがある．

REFERENCES

1. McFarlane AC, Atchison E, Rafaloxicz E, et al. Physical symptoms in post-traumatic stress disorder. *J Pyschosom Res*. 1994;38:715-26.
2. Shalev AY. What is post-traumatic stress disorder? *J Clin Psychiatry*. 2001; 62(suppl 17):4-10.
3. Goldstein G, van Kammen W, Shelly C, et al. Survivors of imprisonment in the Pacific theater during World War II. *Am J Psychiatry*. 1987;144:1210-1213.
4. Liebschutz J, Saitz R, Brower V, et al. PTSD in urban primary care: high prevalence and low physician recognition. *J Gen Intern Med*. 2007;22(6):719-726.

KEY REFERENCES

American Psychiatric Association. Practice guidelines for the treatment of patients with acute stress disorder and posttraumatic stress disorder. *Am J Psychiatry*. 2004;161:3-31.

Ballenger JC, Davidson JR, Lecrubier Y, et al. Consensus statement on posttraumatic stress disorder from the International Consensus Group on Depression and Anxiety. *J Clin Psychiatry*. 2000;61:60-66.

Cooper J, Carty J, Creamer M. Pharmacotherapy for posttraumatic stress disorder: empirical review and clinical recommendations. *Aust NZ J Psychiatry*. 2005; 39(8):674-682.

Davis LL, English BA, Ambrose SM, et al. Pharmacotherapy for post-traumatic stress disorder: a comprehensive review. *Expert Opin Pharmacother*. 2001;2(10):1583-1595.

Iancu I, Rosen Y, Moshe K. Antiepileptic drugs in posttraumatic stress disorder. *Clin Neuropharmacol*. 2002;25(4):225-229.

Kessler RC, Borges B, Walters EE. Prevalence of and risk factors for lifetime suicide attempts in the National Comorbidity Survey. *Arch Gen Psychiatry*. 1999;56:617-626.

Nemeroff CB, Bremner JD, Foa EB, et al. Posttraumatic stress disorder: a state-ofthe-science review. *J Psychiatr Res*. 2006;40(1):1-21.

North CS, Nixon SJ, Shariat S, et al. Psychiatric disorders among survivors of the Oklahoma City bombing. *JAMA*. 1999;282:755-762.

Robertson M, Humphreys L, Ray R. Psychological treatments for posttraumatic stress disorder: recommendations for the clinician based on a review of the literature. *J Psychiatr Pract*. 2004;10(2):106-118.

Stein DJ, Seedat S, van der Linden G, et al. Selective serotonin reuptake inhibitors in the treatment of post-traumatic stress disorder: a meta-analysis of randomized controlled trials. *International Clinical Psychopharmacology*. 2000;15:S31-S39.

Vieweg WV, Julius DA, Fernandez A, et al. Posttraumatic stress disorder: clinical features, pathophysiology, and treatment. *Am J Med*. 2006;119(5):383-390.

9

Anxiety Disoroders 不安障害

恐怖症
The Phobias

■恐怖症と内科医

恐怖は危険な状況や困った状況に対して一般に感じるものにすぎないが，恐怖症の患者が感じる恐怖とは，特定の対象や状況に対する，不合理であり全く根拠のない恐れである．通常の恐怖と恐怖症との境界は厳密には曖昧であるが，恐怖の強さの程度（例えば，不快感など）と回避行動による影響の大きさ（例えば，機能障害）によって決定される．臨床的に問題になる恐怖症では，その不安の強さは圧倒的である（その人を圧倒してしまう）．George Orwell（ジョージ・オーウェル）は小説「1984（訳者監注；日本訳，1984年）」は，恐怖症の体験の強烈さを描いている．この作品の中では，唯一の政党「偉大なる兄弟（Big Brother）」の独裁者を愛するよう，その人間性を改造するための拷問が愛情省（Ministry of Love）の101号室で行われている．そこで，主人公ウインストン氏は，自身の激しいネズミ恐怖症（単一恐怖）を，拷問に利用されたのである．恐怖症の重症度は，恐怖にいかに容易にまた頻回に遭遇するかと，機能障害の程度によっても規定される．例えば，19歳の生来健康な患者の注射針恐怖症と，透析を必要とされる末期の腎不全患者の注射針恐怖症とでは，その重症度を容易に比較できない．DSM-IVでは，特定の恐怖症（すなわち，単一恐怖）と社会恐怖（すなわち，社会不安障害）の診断基準が記載されているが，実際にどの程度の機能障害を生じているかという判断は，医師が行うべきものである．

恐怖体験を考えることが長期間続き，その対象も広範になると（例えば，社会恐怖），患者は恐怖の対象物や状況を常に避ける（恐怖性回避として知られている）ように生活を変える．2004年のノーベル文学賞受賞者 Elfred Jelinek（エルフリーデ・イェリネク）は，ストックホルムの授賞式への招待に対して，「私

は精神的に耐えることができません．私は社会恐怖なので，大勢の人々の前に出ることはできません．」と答えている．「1984年」のウインストンのように恐怖に直面する"拷問"を回避したり，イェリネクのように極度の回避行動のためにハンディを背負ったりするように，恐怖症の患者の生活機能は障害されている．もし，恐怖症が若年で発見・診断され有効な治療を受けることができれば，患者は恐怖症により日常生活が変わってしまうという不幸な結果を回避できるだろう．

恐怖症に対する医師の責務は，早期発見と診断，適切な介入を行うことである．重要なポイントは，①特定の恐怖症や社会恐怖によくみられる恐怖症による回避行動，②特定の恐怖症や社会恐怖の診断基準，③特定の恐怖症や社会恐怖のスクリーニングのための質問や診断のための手順，④恐怖症の介入手段，特に暴露療法や薬物療法をよく理解することである．

■重要な用語と概念

恐怖症性回避

患者が恐怖の対象（例えば，人物，動物，場所，物事，状況）と遭遇した時に，回避しようとする行動を"恐怖症性回避"と呼ぶ．恐怖症性回避は，特定の恐怖症と社会恐怖の中核症状であるが，パニック障害に伴う広場恐怖や外傷後ストレス障害（PTSD）でもみられることがある．広場恐怖では，患者はパニック発作が起きた時に逃げ出すことが困難な場所を避けている．PTSDでは，外傷となっている出来事を想起し再体験の誘引となるようなことを回避している．社会恐怖における回避行動は，当惑したり批判を浴びたりするかもしれない社会的状況を回避するものである．特定の恐怖症の恐怖による回避行動は，特定の対象や状況に限定されている．恐怖反応と回避行動は恐怖の対象物と関連する刺激（すなわちトリガー）にまで拡がっていく．例えば，医療行為に関連した恐怖症の患者では，"薬品の臭い"，白衣，一般病院などの環境誘因を回避し，時には入院している友人や家族を見舞うことさえできなくなる．恐怖症の患者では，皆が強い苦痛や恐怖反応それ自体による生活機能の低下を経験している．患者がとる恐怖反応（すなわち，回避行動）により，その場での恐怖反応による苦痛は減るかもしれないが，このような回避行動は，職業的な機能

や社会的な機能を著しく制限することになり，結果として感情面の苦痛につながっていくことが多い．

特定の恐怖症

特定の恐怖症の症状をBox 9-1に示す．

特定の恐怖症に必須の(essentialなので)特徴は，特定の状況や対象によって，必ず強い恐怖や不安(パニック発作を含む)が誘発されることである．恐怖の対象や状況に対する回避行動はそれに引き続いて起こるのである．DSM-IVでは，特定の恐怖症として，動物型（例えば，クモ，ヘビ，犬），自然環境型（例えば，嵐，高所，水），血液・注射・外傷型（例えば，医学的あるいは歯科的な処置），状況型（例えば，エレベーター，飛行，公共輸送機関）の4つのタイプを挙げている．特定の恐怖症の診断は，その症状によって大きな苦痛を生じている場合か，重大な機能低下をきたしている場合にのみ診断するのが適切である（Box 9-2参照）．

> **Box 9-1　特定の恐怖症の症状**
> - めまい感やふらつく感じ
> - 動悸
> - 異常な心拍数の増加
> - 発汗
> - 震え
> - 嘔気
> - 息切れ

> **Box 9-2　特定の恐怖症：診断基準**
> - ある特定の対象や状況へ暴露されることがきっかけになって，持続性で過剰なその対象や状況への恐怖感を体験する．
> - 暴露によって強い不安反応（すなわち"fight-or-flight"「闘争か逃走か」と呼ばれるような交感神経系の反応）が誘発される．
> - その人は，恐怖が根拠がなく，不合理であることに気づいている．
> - その恐怖状況は回避されているか，強い苦痛を伴い耐え忍ばれている．
> - 以上のような症状ために，著しく患者の日常生活の機能は障害されている．

医師は状況型（例えば，飛行恐怖，何かを遂行しなければならないときに起こる遂行不安），血液注射・外傷型を経験することが多い．ここでは，後者について取り上げるが，その理由は，この症状のために医療機関を受診することができず，診断が遅れることが多いためである．診療所や病院を受診することを考えただけで，極度の恐怖感に襲われる人もいる．針恐怖，疼痛恐怖，血液恐怖，開放創を見ることへの恐怖，麻酔恐怖，歯科恐怖症などは頻繁に経験さ

れる．血液，注射，歯科恐怖症の生涯有病率は3.5％であり，罹患後平均5.5年で診断されている．通院中の医療関連の恐怖症の患者では，恐怖状態で失神を生じる可能性が非常に高く（約50〜70％），75％の患者は典型的な血管迷走神経反射（すなわち，心拍数の増加に続いて心拍数が減少して血圧が急激に低下する）を経験しており，診療所内で発症していることが多い．これらの患者の半数以上では，主治医やその他の医療従事者より「これが医療行為に関連した恐怖症である」と指摘されたことはなく，「恐怖症の治療のために精神科的な治療を受けるようアドバイスされたこともなかった」と述べている．

社会恐怖（社会不安障害）

社会恐怖は，見過ごされて治療を受けていないことが多い．National Comorbidity Survey Replication Study（NCS-R）によると，社会恐怖の発症からその治療までに平均16年を要している．地域における社会恐怖患者のうち，治療を受けているのは45％に過ぎない．そしてその半数以上はプライマリ・ケアの場で治療を受けている．社会恐怖の80％以上では，その他の精神疾患を併存していることが事態を複雑にしている．社会恐怖を診断し，青年期のごく初期に治療を開始するならば，社会的な関係や人との交流を避けることで生じる損失は激減するはずである．

社会恐怖に必須の特徴は，人前に出たり人前で何かをしたりするといった恥ずかしい思いをする可能性がある状況に対する顕著かつ持続的な恐怖である（Box 9-3 参照）．社会恐怖を持つ人は，周囲の人々が自分のことを，愚かで，はっきり意見の言えない，弱い，"欠陥のある"人間と判断され，非難されるのではないかと心配している．人前で話すことについての恐怖感は，話す行為に対する不安（すなわち，特定の恐怖症，状況型）としてのみ生じる場合もあるし，もっと広汎な障害である社会恐怖の症状の一部であることも

Box 9-3　社会恐怖（社会不安障害）：診断基準

- よく知らない人たちに暴露される状況に対し，顕著で持続的な恐怖感を抱く．
- 自分がみっともない行動をしてしまうのではないかと恐れる．
- このような状況に暴露されると，パニック発作を含む強い不安を起こす．
- 自分の恐怖が不合理であることを理解している．
- 社会的状況を回避するために，正常な毎日の生活習慣，職業上の機能，社会的な関係が障害されている．

ある．行為（performance）に対する不安は，人前で話すことについてのみ限定されているが，社会恐怖ではもっと全般化していて，他人との交流のすべてを"performance"と捉えているため，苦痛は非常に強い．社会恐怖の人々は，他人と話すことを想像しただけで，うまく話せないのではないかとか，みっともないことをしてしまうのではないか，という恐怖感を経験することさえある．多くの患者は，自分のつらさを恥ずかしいと思っているために，医師との会話の中でこのことを話題にすることもできない．医師が直接に尋ねることによって，初めてその恐怖の存在を知ることができる．社会恐怖の男性では，公衆トイレで小用を足すことができないという症状も多い．臨床医が尿検査をしようとして，初めて社会恐怖が明らかになることがある．

社会恐怖の患者では，その恐怖を感じる状況になったときは必ず症状を自覚するものである．症状としては，動悸，振るえ，発汗，消化器系の不快感，下痢，筋緊張，赤面，錯乱などがある．これらの症状は，パニック障害の診断基準にも該当するものが多い．赤面は，その他の不安障害ではあまり多くはないが，社会恐怖では典型的な症状である．

疫　学

NCS-Rによれば，DSM-IVの診断基準に該当する特定の恐怖症の生涯有病率は12.1％，社会恐怖の生涯有病率は12.5％であり，一般住民では極めてよく見られる不安障害であることが判った．社会恐怖の患者の半数以上が13歳までに（90％が23歳までに）発症している．特定の恐怖症も小児期に発症しているが，成人早期を通じて発症しうる．特定の恐怖症は，男性よりも女性に多いが，病型により異なり（例えば，動物型，状況型，自然環境型では75～90％が女性であるが，血液・注射・外傷型では55％が女性である）．社会恐怖の有病率は，女性では男性の2倍であるが，男性の方が医療機関を受診することが多い．将来，さらに多くの女性が社会で働き，社会的な役割を与えられるようになれば，社会恐怖の症状が社会的な成功を得るための障害になることが多くなり，現在よりも多くの女性が医療機関を受診するようになると推測される．

併存症

特定の恐怖症，社会恐怖のいずれもが高率にその他の精神疾患を併存する．

特定の恐怖症では，うつ病，強迫性障害，パニック障害，社会恐怖，その他の恐怖症などの有病率が，一般人口の 4 〜 8 倍に高くなる．社会恐怖の患者では，他の精神疾患（例えば，うつ病，その他の不安障害，物質依存）の併存が 80 ％以上である．

■症例に気づくための戦略

特定の恐怖症のスクリーニング

　医師は，以下のような場合に恐怖症を想定してスクリーニングをする必要がある．それは，患者が特に理由もないのに非常に神経質に見える場合，治療行為や検査を受けたがらない場合，失神のエピソードがある場合，診察予約があるにもかかわらず受診しない場合，医学的に治療の必要があるにもかかわらず帰宅しようとする場合，などである．このような状況では，恐怖症の対象や状況があるかどうか，ハッキリと尋ねることが有効である．専門用語は使わない方がよいが，大抵の人々は"恐怖症"という言葉は知っている．スクリーニングの質問としては，以下のような質問がよいだろう．

　　「何かの恐怖症のために，診療所に来るのが困難だと感じますか？」
　　「過去に…（例：採血，麻酔，手術）を受けたときに，何か起こりましたか？」
　　「これまでこのような状況に，あなたはどのように対処してきましたか？」

　恐怖症があるかどうかを確認した後に，医師はその他にも精神疾患を併存していないかを確認すべきである．最後に，恐怖症には有効な治療法があることを患者に教育すれば，患者を安心させることができて，今後の介入についてさらに話し合うことが可能になる．

社会恐怖のスクリーニング

　前述のように社会恐怖の患者では，もし医療機関を受診したとしても，発症から相当の年月を経てから受診する．これらの患者では，何かがおかしいとは感じているが，自分自身に原因があるためと考えている．また，患者は非常に恥ずかしいと感じており，臨床医に相談しようという患者はほとんどいないと

いってよいだろう．このような患者と社会恐怖を話題に話し合うことは，ぎこちなくなりがちである．このような質問をすると，患者は自意識過剰となり，「自分が無能である」ことがばれている（"it shows."）のではないかという心配を非合理的にも確信してしまい（『ほら，やっぱり自分はダメなんだ．』），診察室の中に不安や不快な雰囲気が漂ってしまうからである．往々にして，患者も医師も暗黙のうちに社会恐怖の問題を取り上げようとしないが，十分に配慮をして，ハッキリと誤解を与えない言葉を選んで話せば，患者も医師も大きな障害を乗り越えてこの話題に取り組むことができる．

以下に有用な質問の例ををを挙げる．

「他の状況でも，あなたはこのように不安になるのですか？」
「このような症状はいつ頃からあったのですか？」
「社会恐怖や社会不安障害について知っていますか？」
「人から注目を浴びることが苦手ですか？」
「人前でみっともないことをしてしまうのではないかと，よく気にしますか？」

■治 療

特定の恐怖症に対する精神療法

　特定の恐怖症の頻度は非常に高いが，積極的な治療が必要になるほどの障害を生ずることは多くはない．多くの患者は，日常生活機能の低下を生ずることがなく，恐怖症の誘因を回避するよう，うまく生活スタイルを変えて適応している．必要に応じて内服薬（薬物療法については，この章の後半で述べる）を使いながら，恐怖症の対象（例えば，飛行，何らかの行為）に対応している患者も多い．しかし，深刻な機能の低下に陥ったり，糖尿病患者で注射針恐怖を伴ったりするなど重要な行動に支障を来たすようであれば，医師は暴露療法を勧めるべきであろう．

　特定の恐怖症の治療法として，早期から行動療法が注目されていた．なかでも暴露療法の有効性は，比較対照試験で実証されている．暴露療法とは，恐怖症の対象に段階的に直面させる（つまり，暴露させる）ものである．もし，特

定の恐怖症が重症であれば，まず患者に恐怖症の対象物や状況を想像させるだけでも良い．患者の不安反応のレベルに応じて，治療者は患者が恐怖症の対象物からどのくらいの"距離"（想像するだけのことも多いが）に耐えられるか判断し，その位置から徐々に恐怖症の対象に近づいて，実際に直面させていくものである．

暴露療法は，適切に実施されれば奏功率は高く，75〜90％で効果が期待され，長期的に持続する．このように有効な治療法があるにもかかわらず，専門的な治療を希望する特定の恐怖症の患者はごく一部である．

この治療法は，医療行為を受ける必要がある注射針恐怖症の患者や，飛行機で旅行しなければならない飛行恐怖症の患者にも極めて有効である．しかし，正しく行われなければ，恐怖症を悪化させる可能性があるため，十分に熟練した心理療法士によって行われる必要がある．

社会恐怖の精神療法

社会恐怖の治療として，その他の不安障害と同様に精神療法は効果的である．これまで行われた薬物療法を検証する臨床治験は，期間も短く，症状の軽減のみを目的としていた．しかし，社会恐怖は特有の不適応的な行動と信念が持続し，社会的な機能が低下する慢性の状態であり，少なからず患者は引きこもっているものである．恐怖症の中核にあるのは間違った認知であり，そのために社会的な関係が歪められている．社会恐怖の患者では，自分が物事をうまくやり遂げなければ周囲から厳しく非難されると感じていて，不安に思っていることがバレてしまうかもしれないと考えている．社会恐怖の患者は，内心では，このように非難されたらおしまいであると感じている．精神療法は，社会的状況に反応して生じる内的な葛藤に直接的に働きかける治療法である．このため精神療法は，社会恐怖の治療において特に重要な役割を果たしている．社会恐怖の精神療法には，社会技能訓練（訳者監注：接遇法・面接技術などの社会的技能の再訓練）をしたり，恐怖の対象となっている社会的状況に段階的に暴露したり，否定的な認知を修正することが含まれる．

社会適応への再訓練と社会に暴露させることに重点を置いた認知行動療法（CBT）は非常に有効であり，薬物療法単独より脱落率も低い．さらに，薬物療法で顕著な不安がコントロールできても，ときに"safety behavior（安全行動）"

と呼ばれることもある多くの不適切な回避行動は，これまで言及してきたような認知的スキーマ（例えば『非難されるにちがいない』という間違った信念）によって持続することが多い．CBTでは，症状，恐怖，不適応な考えや行動に直接働きかけ，治療者や患者が個人個人にあったテイラーメード医療を行うことができる．精神療法と長期間の薬物療法の組合せは積極的には研究されていないが，多くの専門医は慢性に経過して併存疾患を伴うことが特徴でもある社会恐怖に対し，この組合せ療法が有効であると考えている．一部の患者では，薬物療法によって重い社会恐怖をコントロールしなければ，精神療法にも取り組めない人もいる．社会恐怖の患者にとっては，精神療法を受けることさえも，自分で表現して積極的に参加する，すなわち遂行を期待される苦手な状況だからである．

薬物療法

特定の恐怖症に対しては，通常は長期間の薬物療法を行わない．しかし，併存疾患がある場合では，その疾患（うつ病か他の不安障害であることが多い）の治療を目的に長期間の薬物療法が適応となることがある．特定の恐怖症の薬物（β遮断薬，ベンゾジアセピン系薬物）の大部分は，頓用で用いるのが原則である．このような頓用での治療は，社会恐怖の患者でも有効であるが，むしろ社会恐怖の治療には継続的な薬物療法が重要であることが多い．

β遮断薬（本邦では適応外）

恐怖症では，交感神経系の過度の緊張をしばしば生ずるために，発汗，心拍数の増加，赤面，振戦などを生じる．これらの症状自体も苦痛となるが，社会恐怖では自律神経症状をきっかけとして，自意識過剰となり，恥ずかしく感じ，回避行動を取ってしまうなど，さらなる不安の連鎖に繋がっていく．β遮断薬により，このような身体症状を軽減したり回避したりすれば，恐怖症の対象である状況下での苦痛を大幅に軽減することができる．しかし，β遮断薬は末梢性のアドレナリン作動性の症状を軽減する一方で，中枢性には若干不安を誘発する作用（すなわち，イライラするなど）がある．β遮断薬は，試験恐怖症の学生，音楽家や俳優の公演の前，旅行中に起きるある状況に対して恐怖症を持つ飛行機乗客などに用いられる．

半減期の短い薬（例えば，プロプラノロール）は，人前で話をしたり，何かを行ったりする際に有効である．大部分のβ遮断薬に効果があるが，"何かを行う際"にどのくらいの量のβ遮断薬を内服すればよいか，予め確かめておくと良い．副作用の頻度は少ないが，鎮静，徐脈，低血圧を生ずることがある．β遮断薬は特定の症状に対して，短期間使用するのが効果的である．長期間使用した場合の効果については証明されておらず，社会恐怖の治療への有効性を支持するデータもない．

ベンゾジアセピン系薬物

ベンゾジアセピン系薬物は，特定の恐怖症に対して非常に有効である．β遮断薬と異なり，ベンゾジアセピン薬物は中枢性にも末梢性にも不安の症状を軽減する．頻回に飛行機を利用しなければならない飛行恐怖症の患者の場合，一定量のベンゾジアセピン系薬物を飛行前に使用すれば，かなり苦痛を取り除くことができる．もし，音楽家が演奏前にベンゾジアセピン系薬物を使用すれば，不安に関する症状は軽減するかもしれないが，リラックスし過ぎてしまうと，演奏を盛り上げることができない可能性もある．鎮静や短期間の記憶力障害が起きる可能性があるため，試験を受けたり，人前でプレゼンテーションを行ったりする際には逆効果となってしまう．もし，ベンゾジアセピン系薬物をこのような状況で使用するなら，予めあまり影響のない時に，どの程度の使用量でどのような反応が患者に起きるか，期待した効果が得られるかどうかについて，確認しておくことが重要である．

ベンゾジアセピン系薬物を特定の恐怖症に対して，長期間使用することは適切ではない．ベンゾジアセピン系薬物（特に clonazepam，訳者監注：本邦では適応外）が，社会恐怖の症状を軽減するのに有効であることを指示するデータはある．しかし，社会恐怖に長期間使用した場合に言及したデータはない．社会恐怖をベンゾジアセピン系薬物単独で治療すべきではなく，通常はその他の薬物（例えば，抗うつ薬）との組み合わせで治療をすべきである．

ベンゾジアセピン系薬物の使用により，暴露療法の有効性が損なわれるというエビデンスが増えつつある．もし，ベンゾジアセピン系薬物で恐怖反応を完全に止めてしまえば，そのような反応を消すような方向に身体は反応しないのは明らかであろう．このため，ベンゾジアセピン系薬物は，暴露療法の際には

使用すべきではない．ベンゾジアセピン系薬物について，そして全般性不安障害（GAD）やパニック障害（PD）でのこれらの薬物の使用については第7章で詳しく述べている．

長期にわたる薬物療法

前述のように，特定の恐怖症には長期にわたる薬物療法の適応はない．特定の恐怖症で長期間にわたる薬物療法が行われるのは，併存する精神障害の治療が必要な場合である．

抗うつ薬は，社会恐怖の薬物療法の中心である．過去10年の間に，選択的セロトニン再取り込み阻害薬（SSRI）とセロトニンノルアドレナリン再取り込み阻害薬（SNRI）が社会恐怖治療の主流になっている（訳者監注：本邦では社会恐怖への適応がある薬物は fluvoxamine［ルボックス®・デプロメール®］のみである）．SSRI や SNRI の効果発現には長い時間が必要であり，また，治療初期では一過性に逆に不安感が強くなることがある．社会恐怖に対して，SSRI や SNRI を 8 〜 12 週間使用した場合，反応率（寛解率ではない）は 50 〜 80％の範囲であった．十分な効果が得られた後，治療は最低でも 6 カ月（可能であれば 12 カ月）継続すべきである．その他の不安障害と同じく，抗うつ薬は通常量の半分から開始し，徐々に増量する必要がある．SSRI や SNRI の治療初期では，これらの薬物誘発された不安に類似した副作用を抑制するためと，特に強い不安を抱えている患者の苦痛をなるべく早く取り除く目的で，少量のベンゾジアセピン系薬物を併用することは有用である．社会恐怖の患者では少しの震えや発汗にも敏感に反応してしまうが，これらは SSRI や SNRI に稀ながら認められる副作用である（投与量や副作用の詳細については第4章，第7章を参照のこと）．

社会恐怖の治療では，ランダム化，二重盲検化，プラセボ対象の 15 の治験によって，SSRI が明らかにプラセボよりも優れていると証明されており，社会生活でも職業面でも大幅な改善が得られてきた．SNRI（duloxetine と venlafaxine；いずれも未承認）は，SSRI 同様に臨床で用いられているが，社会恐怖への FDA の使用認可はない．

Mirtazapine（リフレックス・レメロン）では，SSRI による治療が上手くいかなかったり，治療効果の増強が必要であったりする場合に，代替薬となりう

ることを証明する比較試験が1つある．

　モノアミン酸化酵素阻害薬（MAOI）（未承認）は社会恐怖に有効であるが，治療抵抗性の症例に精神科医が処方することが多い．MAOI は SSRI が登場するまでは非常に広く使用され，現在でも社会恐怖の薬物治療の"ゴールドスタンダード"と考えている専門家も多い．副作用や併用薬や食事の制限が必要なために，今日では使用が限られてきている．MAOI を使用する場合には，臨床医は食事の制限や重要な薬物相互作用に注意を払う必要がある（副作用や副作用についての詳細は，第4章，第5章を参照のこと）

　Gabapentin（ガバペン®）（保険適応外）と pregabalin（未承認）は，いずれも抗けいれん薬であり化学構造は類似している．これらは社会恐怖に対する比較試験が行われており，プラセボよりは有効であった．Gabapentin では多くの患者に鎮静や認知機能の障害（認知速度低下）が見られ，分割投与が必要である．通常は眠前に 100 mg より開始して徐々に日中も増量していく．維持量として1日 900 〜 3,600 mg を 3 〜 4 回に分割投与する．Pregabalin は 2005 年の初めに米国で発売され，糖尿病性末梢神経障害の疼痛と帯状疱疹後神経痛にのみに FDA の適応が認可されている．このため，その処方は，慎重な投与計画の下で行うべきである．この2つの薬物のいずれも，第一選択薬，第二選択薬として考慮すべきではなく，治療抵抗性の患者に代替薬として投与するか追加投与するものである．

　Buspirone（未承認）は単独治療では社会恐怖にあまり効果はないが，その他の薬物を増強する作用はあるかもしれない．Bupropion（未承認）は単剤でもうつ病治療には有効であるが，社会恐怖を含めた不安障害に使用されることはあまりない．また，最も賦活化作用の強い抗うつ薬であるので，その投与により却って不安を強めてしまうことがある．

KEY POINTS

- 恐怖反応は，恐怖症の対象に直面した時に生じ，非常に強くて自動的に生ずる反応である．
- 恐怖症による回避行動とは，恐怖症の患者が恐怖症の対象や状況，それに関連した刺激に直面しないためにする方法（例えば，"安全行動"のような）である．

- 特定の恐怖症には，動物型，自然環境型，血液・注射・外傷型，状況型の4つの病型がある．
- 臨床医が最も診るのは，治療や医療行為を拒否しようとする医療行為に関連した恐怖症の患者である．
- 恥ずかしさから患者自身が自ら症状を語ることは滅多にないため，医療者は患者に直接恐怖症について尋ねなくてはならない．
- 特定の恐怖症は，暴露療法による治療が効果的である．
- 社会恐怖（社会不安障害）は，社会的状況で恥をかいたり非難をされたりすることに対する広範な恐れである．
- 発症から医療機関を受診するまでの平均期間は16年である．
- 恐怖症は小児期に発症し，社会恐怖の患者の90％以上は23歳以前に発症する．
- 社会恐怖は80％がその他の精神疾患を併存している．
- 早期に診断して治療を開始することで，回避行動による病的な状況を生涯に渡って減らすことができる．
- 社会恐怖の長期的な治療に対しては，認知行動療法が非常に有効である．

REFERENCES

1. Bienvenu OJ, Eaton WW. The epidemiology of blood-injection-injury phobia. *Psychological Medicine*. 1998;28:1129-1136.
2. Hedges DW, Brown BL, Shwalb DA, et al. The efficacy of selective serotonin reuptake inhibitors in adult social anxiety disorder: a meta-analysis of doubleblind, placebo-controlled trials. *J Psychopharmacol*. 2007;21:102-111.

KEY REFERENCES

Antony MM, Swinson RP. *Phobic Disorders and Panic in Adults: A Guide to Assessment and Treatment*. Washington, DC: American Psychological Association; 2000.

Jefferson JW. Benzodiazepines and anticonvulsants for social phobia (social anxiety disorder). *J Clin Psychiatry*. 2001;62(1):50-53.

Kessler RC, Berglund P, Demler O, et al. Lifetime prevalence and age-of-onset distributions of DSM-IV disorders in the National Comorbidity Survey Replication. *Arch Gen Psychiatry*. 2005;65:593-602.

Stein MB. An epidemiologic perspective on social anxiety disorder. *J Clin Psychiatry*. 2006;67:3-8.

Schneier FR. Social Anxiety Disorder. *New Engl J Med*. 2006;355:1029-1036.

Versiani M. A review of 19 double-blind placebo-controlled studies in social anxiety disorder (social phobia). *World J Biol Psychiatry*. 2000;1(1):27-33.

10 Anxiety Disoroders 不安障害

強迫性障害
Obsessive-Compulsive Disorder

■強迫性障害と内科医

映画『恋愛小説家（As Good As It Gets）』でジャック・ニコルソン（Jack Nicholson）演じるメルヴィン・ユードルは3個の異なる石けんを使って3回手を洗い，亀裂に足をとられるのではいかと恐れ戦きながら歩道を歩き，ドアの鍵を5回掛け，電気を5回つけたり消したりする．この登場人物は強迫性障害（OCD）患者の特徴をうまくとらえており，患者がこの障害のために孤独を感じ，また障害を恥ずかしく思っていることがよくわかる．

強迫性障害の患者は孤独と羞恥心を感じていて，症状を主治医にも相談することができない．強迫性障害患者の3分の2以上は，15歳以前に発症しているにもかかわらず，大部分の患者は27歳になるまで治療のため受診することはない．

強迫性障害は社会恐怖と同様に若年で発症し，治療を受けるまでに長い時間を必要とする．また少なからず障害を恥ずかしく感じたり，狼狽したりする．内科医の役割もまた，強迫性障害と社会不安障害とで共通している．すなわち，まず早期に障害に気付き，的確に診断すること，そして障害の長期化を予防するために適切な治療を行うことである．重要項目には強迫観念と強迫行為の理解，強迫性障害の診断基準，スクリーニングのための質問とテクニック，治療のための戦略を含んでいる．

■重要な概念と用語

強迫観念および強迫行為

強迫性障害の診断には，強迫観念（obsessions）あるいは強迫行為

(compulsions) のどちらか一方が必須である．しかし，80％以上の症例では強迫観念と強迫行為の両方が認められる[1]．強迫観念とは，侵入的で制御不能かつ不合理と感じられる持続的な着想，思考，衝動，心象と定義される．強迫観念は不安を増強させるので，患者は強迫観念に対して，その他の考えや行為（すなわち強迫行為）により無視したり，抑制したり，中和したり，打ち消したりしようとすることが多い．強迫行為とは，強迫観念により惹起される不安や苦痛を予防したり，緩和したりするための反復的な行動（例えば，儀式）ないしは心の中の行為であり，強迫行為は不安を減弱させる（Box 10-1 参照）．

> **Box 10-1　強迫観念と強迫行為の定義**
>
> 強迫性障害は強迫観念または強迫行為のいずれかを伴い，これにより二次的に著しい機能障害を呈している．
> - **強迫観念**：不安を増強させる．反復的，持続的な思考，衝動，または心象で，これらは度を超しており苦痛を伴っている．
> - **強迫行為**：不安を減弱させる．反復的行動，または心の中の行為であり，患者は過剰という認識を持ちながらも強迫観念に反応して，それを行うように駆り立てられていると感じている．

ある種の強迫観念は，それに特異的な強迫行為とペアをなすことが多い．ペアの一方が明らかになれば（例えば，手を洗う），もう一方（例えば，細菌による汚染への恐怖）を簡単に推察することができる．ニコルソンが演じるメルヴィン・ユードルには，細菌による汚染への恐怖という強迫観念と，手を洗ったり掃除をしたりするという強迫行為との頻度の高いペアがあった．そして，汚染への恐怖は，彼の不安を増強して，手を洗うことと掃除をすることでそれは減弱されていた．もう1つの頻度の高いペアは，無秩序への恐怖という強迫観念と，物を並び替えることで整理整頓と，均整を維持しようとする強迫行為である．このような症例では，例えば山積みにされた雑誌は強迫観念を刺激して，それらを大きさ，形，色などにより整理整頓したくさせてしまう．もし，このような患者が公共の場所において，雑誌を整理整頓したくてたまらなくなった時には，ある種の数字（例えば，2の倍数や素数など）を数えるといった，一見目立たない強迫行為を行うことで強迫観念を減弱させることがある．このような人物の家では，異常なまでにきちんと整理整頓された居住空間が必要なので，整理整頓のための精巧なシステムの維持のために，毎日何時間も費やすことなどということが生じ得る．整理整頓することに対して，いかなる邪魔も我慢ならないのである．侵入者や

火事に対する恐怖という強迫観念は，ドアや窓の鍵をかけたか，ストーブやトースターのスイッチを切ったのかどうか，何回も確認するという強迫行為とペアを為す．

強迫性障害の患者たちは，ただ単に几帳面な人であるとか，きっちりした人であるという訳ではない．車や服などの特定のことに非常にこだわる人達のことを，俗に「強迫的である」あるいは「フロイトの言うところの肛門期的である」などと定義することがあるが，こうした人達は完全主義的な性格であると言える．また，強迫性障害を持つ可能性もあるが，通常はそうとは言えない．強迫性障害における強迫観念と強迫行為には，次の4つの基本的な特徴がある．

1．強迫観念は，強迫行為を実行できない時，激しい内的苦痛をもたらす．
2．こうした強迫観念や強迫行為が，過剰で不合理であると患者は認識している．
3．1日に1時間以上（典型的にはもっと）強迫観念や強迫行為のために時間を費やす．
4．強迫観念や強迫行為は，人間関係に悪影響を及ぼす．

疫 学

統計的には，米国では約2.2％の人が一生のうちに一度は強迫性障害に罹患するとされている．男女比はほぼ同等であると思われ，男性の発症年齢は6〜15歳であり，典型的には女性の20〜30歳よりも若い[2]．

併存症

強迫性障害は，高率にその他の精神障害と併存する．Brown Longitudinal Obsessive Compulsive Studyによれば，生涯のうちにその他の精神障害を併存する確率は91％であった．表10-1に最も一般的な併存障害の生涯併存率を示す[1]．

抜毛癖

成人前後の抜毛癖の有病率は，男性で1.3％，女性で3.4％であり，発症時期は通常小児期あるいは思春期である[3]．頭髪あるいは睫毛を引き抜いたり，毟

表 10-1　強迫性障害との併存率が高い精神障害の生涯併存率

気分障害	75%
不安障害	53%
物質乱用障害	26%
摂食障害	10%
チック障害（例：トゥレット症候群）	14%
衝動制御の障害（例えば抜毛症）	15%

り取ったりすることが最も多い．女性では，治療のため受診することが多いのに対して，男性では，抜毛癖による二次的な毛髪の減少が判り難いために治療を受けることは少ない．薬物および精神療法は，強迫性障害のアプローチと同様である（この章の後半を参照のこと）．

トゥレット症候群

　トゥレット症候群（Tourette syndrome；TS）患者の半分では強迫性障害を有していて，表10‐1で触れた様に，強迫性障害患者では約10％がトゥレット症候群を有している．トゥレット症候群は神経学的疾患で，不随意の筋肉運動（例えば，チック）と音声の噴出を特徴とし，しばしば破壊的である．音声のチックは汚言と誤解されているが，悪態，猥褻な発言，人種差別的な罵倒といったものは15％以下である．トゥレット症候群患者の多くでは，チックをコントロールするのための治療は必要としない．治療が必要な場合には，定型抗精神病薬（haloperidol［セレネース®］，fluphenazine［フルメジン®］など），非定型抗精神病薬（risperidone［リスパダール®］，olanzapine［ジプレキサ®］など），clonidine（カタプレス®），およびベンジアゼピン系薬物（コンスタン®，ソラナックス®など）などが用いられる．トゥレット症候群を併存する強迫性障害に対しては，通常セロトニン選択的取り込み阻害薬（SSRI，本邦での適応はルボックス®・デプロメール®，パキシル®）が第一選択となる．必要な場合には，抗精神病薬，clonidine，ベンゾジアゼピン系薬物を追加することが可能である．精神療法は，長期的な治療のために非常に重要である．

■症例に気づくための戦略

　強迫性障害は，診断されないことが多いので，"隠れた"疾患であるという考えもある．強迫性障害患者は，障害を恥ずかしく感じ困惑しているので，強迫観念と強迫行為を隠すことを強いられている．強迫性障害患者では，"不安"や"うつ"を訴えようとすることがあるが，強迫観念と強迫行為を自発的に訴えることは避けられることが多い．強迫観念と強迫行為が存在するかどうかを明らかにするためには，臨床医は直接的に問診する必要がある．

　強迫観念と強迫行為の一般的なペアについて実例を挙げて言及することで，強迫性障害患者に対して"強迫性障害について理解している"というサインを送ることができる．我々の患者の1人では，最近になって，「先生から，皿を使う前に何回それを洗うのかと聞かれた時に，ほっとしました．何故なら，先生はそのことを知っていて，私は気が狂っているのではないと判ったからです．」と告白した．この患者は53歳で，20代前半に発症していたが，強迫性障害とは認識されず，過去8年間に渡ってうつ病として診療されていた．

　内科医が，ある患者を精神障害（例えば，うつ病）と診断し，さらに他の精神障害（併存障害）の可能性を評価する時には，一般的には強迫性障害に関するスクリーニングも行うべきである．スクリーニングのためにベストな方法は，恐怖症に対して用いられるような形式の直接的で明快な質問を用いる方法である．

　　　「あなたには，日常生活の妨げになるような考えだとか儀式がありますか？」

　患者が直ちに返答しない場合や，返答に窮しているように感じた場合には，さらにいくつかの質問を追加する．

　　　「何回も手を洗わないと気が済まないですか？」「何回も何回の何かを数えないと気が済まないですか？」
　　　「しっかり鍵が掛かっていると判っているのに，家の鍵が掛かっているか何回も戻って確かめないと気が済まないですか？」

もし不快な強迫観念があることを認めたら，どのようにそれに対処しているか，どれくらいの時間をそれに費やしているかを尋ねなければならない．さらに，その症状が何時から始まったかを尋ねなければならない．何故なら，そうした症状は，「現在において存在する」精神的障害より，ずっと昔から存在していることが多いためである．

■治　療

精神療法

　精神療法，特に認知行動療法（CBT）は，強迫性障害において薬物療法と同様に有効である．認知行動療法は特に有害な作用はなく，有能な心理療法士により実施されれば，長期間持続する治療効果が得られる．強迫性障害に対して用いられる認知行動療法は，特定の恐怖や社会恐怖に用いられるのと同じように，暴露療法を基盤としたものである．強迫性障害に対する認知行動療法には，暴露反応妨害法（exposure and response prevention；ERP）があり，それは恐怖の対象に繰り返し接触することで恐怖が減弱するという原理に基づいている．暴露反応妨害法では，患者の恐怖に対する儀式的反応にも対処する必要があるため，恐怖症に対する認知行動療法よりさらに一歩踏み込むことが必要である．例えば，汚染に対する強迫観念と手洗いの強迫行為を有する患者では，何か汚い物（例えば，床やドアノブ）に触り，その後手を洗わないように抵抗することを想像したり，実行したりすることが求められる．できる限り長く抵抗できれば，より良好な結果が得られ，自習として自宅にて同様の練習することや経験を記録することも含まれている．

　強迫観念と強迫行為のペアに併存することが多い，大げさで破滅的な考えと向き合うためには，認知行動療法の骨格でもある認知理論を強調して治療を行う．例えば，「もし手を洗わなかったら，感染症に罹って，それが伝染して死んでしまう」といった類である．こうした自動思考ないし非合理的な認知の図式は，社会不安における他者からの過剰な批判や完璧を要求されているという思いこみといった観念に類似している．

薬物療法

　抗うつ薬は，強迫性障害の薬物療法においても，中心的な役割を担っている．最近10年間，SSRIとセロトニン・ノルアドレナリン再取り込み阻害薬（SNRI）は強迫性障害に対する第一選択薬となった．しかし，SSRIとSNRIは効果発現が遅く，初期治療の段階で逆に不安を増悪させることがある．これらのすべての薬剤が，FDAから強迫性障害に対する適応を承認されているわけではないが，著者らはSSRIとSNRIは強迫性障害に対する適切な選択であると考えている．使用に当たっては，その他の不安障害と同様に，薬物療法は通常用量の半分から開始し，ゆっくりと増量すべきである．

　低用量のベンゾジアゼピン系薬物は，SSRIやSNRIの導入に際して副作用として出現する不安症状を軽減したり，急性の不安に対して即効性であったりするために有用な場合がある．

　Fluvoxamine（ルボックス®，デプロメール®）は，強迫性障害の治療においてSSRIの中でも独自の位置を占めている．Fluvoxamineは，FDAより最初に強迫性障害に対する適応を得たSSRIであるが，その他のSSRIと有効性と副作用の点では同様である．著者らは，fluvoxamineはSSRIの中では薬剤相互作用の可能性が最も多いためにあまり使用していない．SSRIとSNRIの用量と副作用についての詳細は第4章および7章を参照のこと．

　Duloxetine（上市予定）やvenlafaxine（未承認）などのSNRIは，いずれも強迫性障害に対するFDAの適応を得ていないにもかかわらず，SSRIに代わって用いられることがある．

　強迫性障害におけるSNRIとその他の薬剤の比較に関しては，症例報告と二重盲検試験がその有効性を支持している一方で，duloxetineおよびvenlafaxineのプラセボコントロール試験の結果は，未だ報告されていない．しかし，著者らは両薬剤とも強迫性障害の治療に関して妥当な選択であると考えている．

　三環系抗うつ薬（TCA），特にclomipramine（アナフラニール®）も強迫性障害の治療に関して有効である．Clomipramineは，1989年に米国で発売された際には画期的な薬剤であったが，当時すでにヨーロッパとカナダでは広く使用されていた．Clomipramineは最もセロトニン作動性が強い三環系抗うつ薬であり，1990年代にSSRIが導入されるまでは，多くの患者に寛解をもたらした．

Clomipramineに関しては多数のプラセボコントロール試験において，強迫性障害に対する有効性が明らかにされている．またメタアナリシスでは，SSRIに対してわずかに勝ることを示唆されているが，強い抗コリン作用の副作用のために，SSRIが無効あるいは忍容性に欠けた場合に使用されるに留まっている[4]．Clomipramineを少量で開始し，ゆっくり増量すれば，副作用に対しての忍容性の問題も回避できるかもしれない．

　ベンゾジアゼピン系薬物は，急性不安やイライラ感を管理する助けにはなるが，単独療法としては有効ではない．第9章で述べたように，暴露療法を主体とする精神療法の永続的効果を，ベンゾジアゼピン系薬剤が阻害するかもしれないという証拠が増えつつある．その一方で，これらの薬剤は発作的な不安を緩和させるには非常に有効である．

　非定型精神病薬は，難治性あるいは治療抵抗性の強迫性障害に対して急速にその役割を拡大しつつある．これらの薬剤は，抗うつ薬を最大用量用いたにもかかわらず症状が引き続き侵入的で，機能障害が強い場合に考慮されるべきである．前述したように，これらの薬剤は，抜毛癖とトゥレット症候群に対して有効であり，強迫性障害がこれらの障害を併存した場合には，SSRIとの併用療法は効果的である．

KEY POINTS

- 強迫観念は不安を増強させる．
- 強迫観念は，反復的，持続的な思考，衝動，または心象で，これらは度を超しており苦痛を伴っている．
- 強迫行為は不安を減弱させる．
- 強迫行為は，反復的行動，または心の中の行為であり，患者は過剰という認識を持ちながらも強迫観念に反応して，それを行うよう駆り立てられていると感じている．
- 患者は，強迫観念と強迫行為を恥ずかしく思うことが多く秘密にしているので，直接的に尋ねない限り，通常は自発的に申し出ることはない．
- うつ病性障害では全病期を通じて，80％に強迫性障害を併存する．

- トウレット症候群患者の約半数が強迫性障害を合併し，強迫性障害患者の15%がトウレット症候群を合併する．
- 抜毛癖は，強迫性障害を有する患者の10～15%に発症する．
- SSRIは強迫性障害を治療するための薬剤として用いられる．
- 認知行動療法は，強迫性障害の治療として非常に有効である．
- 暴露反応妨害法は，強迫性障害患者の行動療法として推奨される．

REFERENCES

1. Pinto A, Mancebo MC, Eisen JL, et al. The Brown Longitudinal Obsessive Compulsive Study: clinical features and symptoms of the sample at intake. *J Clin Psychiatry*. 2006;67:703-711.
2. Office of the Surgeon General. Mental Health: A Report of the Surgeon General. Dec 13, 1999. Available at: http://www.surgeongeneral.gov/library/mentalhealth/home.html. Accessed August 17, 2007.
3. Ko SM. Under-diagnosed psychiatric syndrome I: trichotillomania. *Ann Acad Med Singap*. 1999;28(2):279-81.
4. Denys D. Pharmacotherapy of obsessive-compulsive disorder and obsessivecompulsive spectrum disorders. *Psychiatr Clin North Am*. 2006;29(2):553-584.

KEY REFERENCES

Blier P, Habib R, Flament MF. Pharmacotherapies in the management of obsessivecompulsive disorder. *Can J Psychiatry*. 2006;51(7):417-430.

Dell'Osso B, Nestadt G, Allen A, et al. Serotonin-norepinephrine reuptake inhibitors in the treatment of obsessive-compulsive disorder: a critical review. *J Clin Psychiatry*. 2006;67(4):600-610.

Goodman WK, Storch EA, Geffken GR, et al. Obsessive-compulsive disorder in Tourette syndrome. *J Child Neurol*. 2006;21(8):704-714.

Heyman I, Mataix-Cols D, Fineberg NA. Obsessive-compulsive disorder. *BMJ*. 2006;333(7565):424-429.

Nestadt G, Bienvenu OJ, Cai G, et al. Incidence of obsessive-compulsive disorder in adults. *J Nerv Ment Dis*. 1998;186:401-406.

Neziroglu F, Henricksen J, Yaryura-Tobias JA. Psychotherapy of obsessive-compulsive disorder and spectrum: established facts and advances, 1995-2005. *Psychiatr Clin North Am*. 2006;29(2):585-604.

MAPSO
Psychoses

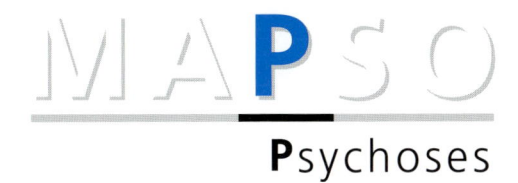

精神病群

■ 第 11 章　精神病群

11 Psychoses 精神病群

精神病群
The Psychoses

■精神病群（The Psychoses）と内科医

　一般的に，内科医は精神病症状のある患者を診ると，統合失調症と決めつけて診断しがちであるが，他にも多くの精神疾患でも精神病症状は出現する．気分障害は主に気分の動揺を呈する疾患であるが（例：うつ病，躁病），精神病症状を呈することもある．同様に，精神病性障害（例：統合失調症）は主として精神病症状を呈するが，気分の障害を示すこともある．重要なことは，精神病症状を呈する患者のすべてが統合失調症だと思い込まないことである．

　DSM-Ⅳの疾病分類では，「精神病性障害（Psychotic disorders）」という診断分類を採用したが，これが混乱の一因となっている．この診断分類は，精神病症状が最も顕著で特徴的である精神障害（例：統合失調症）に適応されるが，最も顕著な症状とは必ずしも言えず，何らかの精神病症状を示しうる疾患（例：双極Ⅰ型障害の精神病像を伴ううつ病エピソード）すべてに適応されない．著者らがこの章をクォーテーションつきの"精神病群（The Psychoses）"と題したのは（訳者監訳：著者による造語），DSM-Ⅳの紛らわしい疾病分類と区別し，精神病症状を呈しうるすべての精神障害について注目し解説するためである．

　本書の目的に沿い，精神病についての議論をプライマリ・ケアの観点から述べる．すなわち，プライマリ・ケアの現場にて，より頻繁にみられる精神病症状を呈する感情障害から開始して，続いて一般人口の約1％と最も頻度の高い精神病である統合失調症の鑑別に進む．従来，内科医を初めとしたプライマリ・ケア医は一般的に統合失調症の患者を診ることはなかった．しかし，最近では精神科を専門としない医師が，統合失調症患者の主な医療提供者となり，抗精神病薬の処方を行う機会が増えている．本章では，精神病症状を示すことのある統合失調症以外の精神障害の認識とその治療における臨床医の役割，そして

統合失調症患者への抗精神病薬による治療と併存する一般身体疾患の治療における問題点について述べる．著者らは，統合失調症患者や精神病症状を示す他の重症の精神障害患者の介入は，本来は精神科医が行うべきであると考えている．しかし，精神科医の不足や地域的分布差というのも事実であり，現状ではこれらの患者の管理が，しばしば内科医の手に委ねられると言える．本章で提示する内容と技法のエッセンスには，プライマリ・ケアの診療場面で，非精神病性障害には違いないが，経過中に精神病が発現したり，疑われたりする場面についての解説も含まれている（Box 11-1参照）．一見，精神病性疾患に類似した病態についても述べ，過去の精神病エピソードを明らかにするためのスクリーニング法についても論じる．本章の最後には，統合失調症に関する説明と抗精神病薬に関した詳細な解説を記載した．精神科医により抗精神病薬が処方されている場合でも，患者をフォローしている他の内科医も抗精神病薬の潜在的な副作用に精通しているべきである．

> **Box 11-1　精神病症状の鑑別診断**
>
> 超常体験
> 感情障害
> 　　精神病性うつ病
> 　　双極Ⅰ型障害：精神病像を伴う躁病
> 器質性障害
> 　　類似した病態を呈する一般身体疾患
> 　　せん妄
> 　　認知症
> 　　物質誘発性精神病性障害
> 　　　　中毒症
> 　　　　離脱
> 類似した病態を呈する精神障害
> 　　PTSDと境界性パーソナリティ障害
> 精神病性障害
> 　　統合失調症
> 　　失調感情障害
> 　　妄想性障害

■重要な概念と用語

精神病

「先生，俺も今は医者なんです．だから人を見るだけでどんな病気も診断できるし，手を添えるだけで治せます．」

「先生，私の体中が癌だらけなのは知っています．私は失明しているし，それに私の肝臓はもう働いていません．恐ろしい罪を犯したから，神様の罰を受けたのです．」

「夜になると私の体の中に進入してくる小さなロボットの虫がいる．こいつらは隣人に操られている．奴は悪魔さ．」

　これらの記述はどれも精神病の例であるが，それぞれ異なる精神障害によるものである（順に，躁病，精神病像を伴ううつ病，統合失調症）．精神病は内的な個人的体験であり，精神病を有する患者には本当のように感じるが，当然他人からは理解されない．精神病の患者は知覚と思考の情報を曲解し，外界に対し誤った推論をもつ．これは，議論の余地のない反証を前にしても訂正不能である．この誤った知覚と信念の組合せは，現実検討能力の低下と呼ばれる．精神病の3つの特徴である，異常知覚（幻覚），訂正不能の誤った信念（妄想），解体した思考により，精神病患者は現実を正しく吟味できない．

幻　覚

　幻覚は聴覚，視覚，触覚，嗅覚および味覚の五感のいずれにでも生じうる．幻聴は精神疾患では最も多い幻覚であるが，身体疾患でも生じることがある．はっきりと判る他人の声が聞こえることが一般的に多いが，時には，物音（例：音楽）や大勢の声が同時に聞こえることもある．これらの声や音は，自分自身が出す声や患者のいる環境音とは異なっている．臨床医はその声が何と言っているのかを質問する必要があり，特に，命令性幻覚の場合では必ず質問しなければならない（本章の後半，「スクリーニングのための質問」を参照）．

　幻視は精神病像を伴う感情障害や統合失調症にも生じるが，むしろ器質性の要因の存在を示唆していることが多い．せん妄は，しばしば幻視を含む精神病症状を伴っており，病院内では「患者が実際には存在しない物を見つめている，シーツの上のそこにはない何かを摘もうとする」ような，せん妄の患者を見かけることは少なくない．恐ろしい動物の幻視は，振戦せん妄やその他の重篤な離脱の事例でよく認められる．

　幻触，幻嗅および幻味も，主に器質的な要因と関連している．幻触はアルコールや睡眠導入薬の離脱症状として生じることがある（例：蟻走感）．幻嗅は，通常，側頭葉てんかんと関連しており，てんかん発作の前駆症状として，ゴムが燃える臭いやその他の刺激臭が特徴的である．幻嗅は中枢神経系腫瘍でも認められる．幻味は最も頻度が低く，側頭葉てんかんにおける前駆症状であるこ

とがある．

　すべての幻覚が病的というわけではない．入眠時幻覚や出眠時幻覚は，多くの人が入眠あるいは覚醒するときに経験する鮮明でごく短時間の幻覚である．一方，このような幻覚は，ナルコレプシーに頻発する症状である．死別体験として，遺族は悲嘆の最初の数週間には，死者の姿が見えたり声が聞こえたりすることは，珍しいことではない（第3章参照）．幻覚はある種の宗教的あるいはスピリチュアルな精神状態でも生じる（例：忘我［トランス］，恍惚，瞑想，交霊）．これらは，どれも精神障害の兆候がなくても生じることがある．

妄想

　妄想は訂正不能の誤った信念であり，個人の属する文化や宗教と相容れないものである．よくみられる妄想には，次のようなものがある．

- 関係妄想：テレビ，新聞あるいはラジオから特別なメッセージが自分に向けられていると感じる．
- 被害妄想：組織，特定の個人あるいは見知らぬ者が自分を捕まえようとしている，追跡していると信じる．
- 考想察知妄想：自分が他人の心を読むことができる，他人が自分の心を読むことができると信ずる．
- 思考伝播：考想察知妄想に関連して，あたかも他人に自分の考えがはっきり外に漏れているかのように聞こえる．
- させられ思考妄想：他人が自分の考えを操っていると信じる．思考吹入と思考奪取もこれに含まれる．
- 誇大妄想：患者は驚異的な業績を達成したとか，時には神のような巨大な力さえ持っていると信じる．この症状は躁病を強く示唆する．
- 心気妄想：例えば，患者は自分が妊娠している，癌に侵されている，体の一部が自分以外の外部の力に支配されていると信じる．

　統合失調症における幻覚では，「ロボットの虫」の例のように非常に奇異で風変わりであることが多いが，感情障害においては患者の気分を反映するものが多い．例に挙げた「自分が特殊な医学的能力を持つ医者である」という妄想

は，躁病にみられる誇大妄想や気分高揚を反映しているし，「自分の体が罪を犯した罰のために病んでいる」という妄想は，重症の精神病像を伴ううつ病にみられる罪業妄想と否定妄想を現わしている．

解体症状

解体症状には思考障害，錯乱，思考と行動の乖離，記憶障害がある．この症状群は重症の精神病性障害，特に統合失調症と関連している．解体した思考の症状は，典型的には精神病性障害の急性増悪時にみられる．しかし，慢性の解体症状を呈する患者もあり，容易に脱線し一貫性がない会話，一見無目的にみえる風変わりな行動と動作，互いにつながりがないようにみえる思考は，すべて解体の例である．

超常体験

ほとんどの人は，奇妙な感覚の体験や，文化的経験に属さないような体験をしている．このような体験とは，既視感，予感・前兆，迷信さらには霊感やテレパシーのような現象等である．超常体験であっても疾病によって生じたものでなければ，機能障害を呈さず，生じた体験は限定され，奇異ではないので，妄想とは見なされない．

精神病性障害

精神病性障害（例：統合失調症，失調感情障害，妄想性障害）も，最も顕著な病状が精神病症状であるので，この精神病群のカテゴリーに一緒にまとめられる．この精神病群のグループ化により，精神病症状の鑑別診断（例：物質誘発性精神病性障害，せん妄，認知症）が容易となる．器質性精神病について引き続き述べ，次に，統合失調症について解説する．せん妄と認知症については第13章に述べる．

器質性精神病

身体疾患による（二次性）精神病

身体疾患や物質使用によって出現した，せん妄と精神病性症状との違いは，程度の問題である．せん妄（13章参照）とは，脳が広汎に侵された脳症の状

態であり，精神病症状は，せん妄状態でしばしば認められる．せん妄患者227人を対象とした再診断の研究によると，42.7％の患者に少なくとも1つ以上の精神病症状が認められ，幻視（27％）が最も高頻度であった．知覚と意識水準の変化（例：過覚醒，傾眠），見当識障害，認知障害を認めればせん妄と診断することができ，通常では，他の精神病と区別される[1]．

単一または複数の精神病症状を呈する身体疾患は多く，せん妄を伴うこともあれば伴わないこともある．局所的な中枢神経系病変（例：腫瘍，脳卒中，血管炎），中枢神経系感染症，中枢神経系変性疾患，重症の代謝異常あるいは内分泌疾患，精神運動発作などが代表的な疾患である（Box 11-2参照）．詳細なレビューとより充実した疾患リストについては，Masandらの文献[2]を参照されたい．

Box 11-2　身体疾患による（二次性）精神病の例

ビタミンB欠乏症（チアミン，B12）
低ナトリウム血症
肝性昏睡
尿毒症
中枢神経系腫瘍
脳卒中
HIV脳症
脳炎
中枢神経系血管炎
Wilson病
ハンチントン病
精神運動発作

物質誘発性精神病

コカインとアンフェタミンは，中毒症状として精神病を誘発する．中毒の急性期では，統合失調症やうつ病による精神病との鑑別は容易ではない．物質誘発性精神病は，青年に突然発症し短期間で終息するのが典型的な臨床像である．

Phencyclidine（訳者注釈：PCP, angel dust, peace pill, hogなどとも呼ばれる），LSD，他の幻覚薬，そして最近ではいわゆる"クラブ・ドラッグ"（訳者注釈：クラブやディスコなどで流通している非合法ドラッグ，例：エクスタシー）も精神病を生じうる．幻覚薬や"クラブ・ドラッグ"の大半は，薬物中毒スクリーニング検査の項目に含まれていないため，これらの物質中毒が疑わしい場合に検査を依頼する際には，個別に指定する必要がある．アルコールや睡眠導入薬からの離脱時にも，精神病症状を生じることがある．慢性のアルコール乱用に栄養不良が併存すると，アルコール中毒や離脱症状とは異なる機序でアルコール幻覚症が生じ得る．せん妄や精神病を生じうる薬剤は，非常に多

岐にわたるので，せん妄については，第13章で詳細に解説する．精神病症状を呈している患者に対して，その患者が使用している薬剤をすべて聞き出しチェックすることは，最初に行うべきことの1つである．

精神病症状を生ずる可能性のある薬剤はあまりに多く，すべてをここに記載することはできないが，原因薬物として，抗コリン薬，副腎皮質ステロイド，医療用麻薬の頻度が最も高いことを強調しておく（Box 11-3参照）．物質誘発性精神病については，第12章において詳細に解説する．

Box 11-3　精神病を誘発しうる薬剤例

抗不整脈薬
抗コリン薬
抗うつ薬
抗ヒスタミン薬
抗マラリア薬
シプロフロキサシン
副腎皮質ステロイド
ドパミン受容体作動薬
医療用麻酔
交感神経作動薬

精神病に類似した病態を呈する精神障害

他の精神障害の症状が精神病と間違われることがある．PTSD患者は，非常に鮮明な知覚体験をすることがあり，精神病の部分的症状のようにみられることがある．例えば，ある患者は，オルガンの演奏が聞こえると繰り返し訴えていた．この患者は，他の精神病症状や抑うつを伴わず，そのフラッシュバックの体験と関連して不安は増悪した．患者は，教会の聖歌隊席でレイプされている間中，オルガンが演奏され続けていたことを後で思い出した．重症のPTSDでは解離状態がみられることもある（第8章参照）．解離状態は時に奇異な臨床像を呈し，精神病にみえることがあるが，実は再体験の一形態である．患者が"正常"状態に復した後，通常では，これらの出来事を思い出せない．

境界性パーソナリティ障害の患者では，ストレスに曝された場合に一過性の精神病状態を呈することがある．精神症状は妄想，あるいは幻聴または幻視のことが多く，ストレスがなくなると消失してしまう．妄想性パーソナリティ障害の患者では，その定義上，猜疑的で自分が不当に扱われていると感じているが，通常，その妄想は了解可能な内容に留まっている．失調型パーソナリティ障害の患者の行動は，しばしば風変わりで奇怪にさえみえ，患者は非現実的な信念を持つことがある．実際には，これらの疾患における状態と精神病性障害との間にははっきりと境界を引けないことがある．両者の基本的な違いは程

度の問題であるが，行動にまとまりがないことや，現実感の喪失の程度が大きいことからも，精神病性障害はこれらのパーソナリティ障害と区別される（詳細な議論については第 15 章参照）．

感情性精神病群（The Affective Psychoses）

精神病性うつ病（精神病像を伴う大うつ病性障害）

精神病像は，大うつ病性障害患者の 15％に認められる．幻聴が最も多く認められる精神病症状であり，極端な無価値感や度を超した罪業感は，精神病性徴候が潜在することを示している．

精神病性うつ病は，どの年齢層でも起こりうるが，若年者にみられた場合には，将来において双極性障害を発症する可能性が強く示唆される．若年成人（平均年齢 23 歳）を対象とした大規模な自然主義的研究では，精神病性うつ病による入院歴を有する患者の 80％で，入院後 15 年以内に双極性障害を発症していた[3]．一方，高齢者が新規に精神病性うつ病を発症した場合，認知症の始まりである可能性がある．

精神病症状が例え明確でなく，あるいは供述されなくても，すべての大うつ病性障害患者に対して精神病のスクリーニングを行うべきである（「精神病のスクリーニング」の項参照）．精神病性症状としては，自分を非難する声，妄想的な罪業感あるいは妄想に近い強迫的心気症がよく認められる．重症な精神病性うつ病患者では，患者にある行動を起こすように命令する幻聴を経験することがある．自殺を命令する幻覚は緊急治療を要し，精神科入院が必要である．自殺既遂率は，精神病性うつ病エピソードの時期に最も高い．初期治療として，抗うつ薬に抗精神病薬の追加処方を行うが，重症の精神病性うつ病に対する最も有効な治療は電気けいれん療法（ECT）である．この治療法は，時に，緊急に行わなければならないこともある．抗精神病薬は，精神病性の大うつ病性障害には長期間使用することはない．通常，抗精神病薬はうつ病と精神病性症状が寛解してから概ね 6 カ月間継続した後に中止するが，抗うつ薬は維持療法として長期に継続する．

双極 I 型障害 – 精神病像を伴う躁病エピソード

双極 I 型障害における精神病は，躁病エピソードあるいは混合性エピソード

において現れることがある．これまで精神病性躁病は統合失調症と誤診されることが多かったが，長期に経過を追っていけば，この2疾患の鑑別は通常可能である．せん妄と躁病にはいくつか共通する症状（例：精神病，睡眠障害，焦燥）がある．しかし，せん妄でみられる意識混濁と認知機能障害は躁病ではみられない．また，せん妄はほとんどの場合重篤な身体疾患の経過中に発症する．精神病像を伴う躁病は精神科入院を要する緊急状態である．躁病にみられる衝動性と気分の不安定が精神病による妄想と結びつくと，自殺や他害の危険が高まり非常に危険である．治療としては，抗精神病薬を気分安定薬の効果が現れるまで続けることである．ECTは躁病には非常に有効で，重症例には良い治療法である．

認知症

精神病症状は認知症にもよく認められる（特にアルツハイマー型認知症とびまん性レビー小体型認知症）．アルツハイマー型認知症患者においては，36％で妄想，18％で幻覚を生じる．このような状況において，介護者と一緒に病歴を詳しく聴くことで成果を得ることができる．認知症に関しては第13章で考察する．

■症例に気づくための戦略

精神病症状の評価

内科医も精神病症状の評価法を知っておくべきである．内科医に精神病の評価が必要となるのは，ほとんどの場合，現在精神病症状はないが，過去の精神病症状の情報収集の際である．すなわち，うつ病の薬物治療を始める前には，その患者がうつ病あるいは双極性障害なのかの鑑別を求められるからである．また，内科医は，現在精神病症状を有する患者においては，その精神病の重症度を評価できた方がよい．

精神病のスクリーニング

患者に精神病の可能性を説明する場合には，ちょっとしたコツが必要である．幻覚や妄想について質問すると，例えば「俺は，狂っちゃいない」，というよ

うな防衛的反応を患者は起こすことが多い．患者をできるだけ傷つけないためには，臨床医は，なぜこの質問をするのという目的を明らかにしてから一般的な質問を始めると良い．その上で，患者の反応が積極的で防衛的なものでなければ，より詳しい内容の質問を続ける．以下は我々が推奨する気分障害における精神病（性障害）のスクリーニングの手順の一例である．

> 「うつ病が本当にひどいと，普通でない体験をする方がいます．まるでその人が自分自身のこころにもてあそばれているとでも言いましょうか．そんな経験をしたことはありませんか？」
>
> あるいは単に，「これまでに，他人に説明しにくいとか，信じがたいというような体験をしたことがありますか？」

患者が質問の意味をよく理解していないか，あるいは質問に対して肯定するならば，より直接的で具体的な質問を続ける．

> 「他の人には聞こえない物音や声を聞いたことがありますか？」
> 「自分が被害妄想を抱いていると思ったことがありますか？」

患者が幻聴を経験したことがある場合，その内容を聴き出すことが重要である．単一の声が時折患者の名前を呼ぶだけであれば，それは精神病の徴候ではなく，全く正常な体験であることもある．複数の声が，患者の思考や行動を批評したり，互いに会話を交わしたりする幻聴は，統合失調症に特有のものである．患者が指示あるいは命令されるような言葉を経験している場合には，自分あるいは他人を傷つけよという命令について，必ず尋ねなければいけない．

活発な精神病状態を呈する患者の評価

慢性統合失調症患者の多くは，治療抵抗性の幻覚あるいは妄想を持続的に体験している．患者の精神病性症状の変化を評価することは，単に個々の症状を明らかにするだけでなく，アドヒアランスの減弱や精神病の再燃を早期に見つけ出す手がかりになる．大部分の統合失調症患者は，自分の精神病体験に対

して長年に渡って対処している．患者と医療提供者とのあいだに信頼関係が構築されていれば，その対処法を医療提供者と共有することができる．一方，慢性の妄想患者とは，他者との信頼を築くのは困難である．これが多くの精神病の患者が定期受診を守らない理由の一つであろう．

また，大半の精神病患者は暴力的ではないが，興奮している精神病患者を評価する際には，面接者と患者の両者への安全性に対する配慮が重要である．そのような患者の評価は，可能であれば救急室に場所を変えて行うべきであろう．非直面化アプローチは，患者の興奮が悪化するのを避ける最善の方法であり，以下に基本的な安全原則を示す．

- ドアへの逃げ道を確保しておくこと．患者が面接者の出口を塞ぐ位置に座らせないこと．
- 患者のための十分な"個人的空間"を取ること．決して，患者に密着したり，軽率に触れたりしないこと．患者の歪んだ精神内界では，このような動作は容易に誤解される．患者の許可を得てから身体診察を始めること．
- 落ち着いた明瞭な声で理解してもらいやすいように話し，質問は短い文章で行うこと．患者は幻聴に邪魔されて，面接者との会話についていくのが難しいと思っているかも知れない．

このような基本原則を念頭にして，受診理由を率直に尋ね，返答に的を絞る．返答が体系的で筋が通っていれば，他の症状についてより直接的に尋ねる．しかし，患者がさらに興奮し混乱，解体を強めるようならば，医師は面接を中止して患者を最寄りの救急外来に移すことを考慮したほうがよい．

■治 療

二次性の精神病症状（例：物質誘発性または一般身体疾患によるもの）の治療は原因物質や原疾患を発見し，それらに対処することが最も重要である．精神病の原因になりうる薬剤の中止，低ナトリウム血症の補正，けいれん性疾患の治療，ベンゾジアゼピン系薬物の離脱への対応などは，すべて二次性精神病の治療の範疇に入る．せん妄と認知症については第13章で，物質誘発性精神

障害については第12章で解説する．感情性精神病群（すなわち，気分障害に伴う精神病）の治療では，一般に入院環境で精神科医により治療が行われるが，まず抗精神病薬が投与され，抗うつ薬もしくは気分安定薬のいずれかが併用される（すなわち，精神病を伴う躁病や精神病像を伴う双極性障害うつ病エピソードに対し）．（双極Ⅰ型障害に関する詳細については，第6章を参照）．

■統合失調症

統合失調症は精神病症状を主とする疾患の中で最も頻度が高く，世界人口の約1％が罹患している．関連する疾患を含めると（例：失調感情障害［0.7％］と妄想性障害［0.7％］），その割合はさらに増える．統合失調症が若年成人期に始まり，長期に渡って治療を必要とし，しばしば入院を頻繁に繰り返すことを考慮すると，この疾患がもたらす経済的損失は莫大である．1990年，米国の統合失調症患者のケアに要した直接のコストは330億ドルであり，すべての癌治療費の合計を上回っていた．

統合失調症は男女とも同頻度で罹患するが，平均すると男性の方が発症年齢若い（20代前半）．女性は20代後半に発症し，男性よりも感情症状を伴いやすい．精神病症状が出現する前に，前駆期で特徴的な社会的機能低下がみられることが多く，風変わりな思考や行動および社会的引きこもりがみられる．しかし，これが統合失調症の前駆期であったということは，後に振り返ってみて初めて気づかれることが多い（Box 11-4参照）．慢性期の統合失調症患者では，社会生活に多大な困難を伴い，全員ではないものの多くの患者が安定した就業を継続できず，定住もおぼつかないことが多い．統合失調症は，都市部で有病率が高いが，おそらく都市部では利用できる精神科的および社会的支援がより多いため，地方から患者が流れてくるためであろう．

統合失調症の症状を3群に分け

> **Box 11-4　統合失調症の診断基準**
>
> 以下の症状のうち，2つ以上が少なくとも1カ月間持続：
> - ■妄想
> - ■幻覚
> - ■まとまりのない会話
> - ■ひどくまとまりのない行動
> - ■陰性症状
> - ■著しい機能障害
>
> 複数の症状と機能障害が少なくとも6カ月間は持続

表 11-1 統合失調症の陽性および陰性症状

陽性症状	陰性症状
幻覚	平板で制限された情動
妄想	意欲の欠如
奇異な行動	思考の貧困
	基本的社会技能の欠如

ると，陽性症状，陰性症状および解体した行動である．陽性症状は，幻覚と妄想である．陰性症状（欠損症状とも呼ばれる）には，制限された感情表出，思考の貧困，意欲の欠如および基本的社会技能の欠如が含まれ，しばしば社会的孤立をもたらす（表11-1参照）．統合失調症患者の中には，主に混乱したまとまりのない，あるいは奇異な行動を呈するものもあり，このような行動は一般的に陽性症状の産物である．

統合失調症の経過

　統合失調症は，通常，成人早期に始まり，その経過は前駆期，急性期および遺残期の3期に分けられる．しばしば（常にではないが），数カ月から数年に及ぶ前駆期があり，ここで症状が徐々に現れてくる．風変わりな考えと行動に始まり，社会的機能低下，社会的引きこもり，そして，最終的に明らかな精神病症状が現れる．急性期は一般的には，精神病症状の急激な増悪や機能低下といった，急性の代償不全で始まる．これは，しばしばストレスの多い生活上の出来事や，物質乱用によって急激に発症する．経過は様々であるが，最初の5年ないし10年では，しばしば，陽性症状と奇異な行動のエピソードが繰り返され，そのたびに機能低下が進行する．増悪期と増悪期の間に症状が寛解したり，あるいは非常に軽くなったりすることもある．治療へのアドヒアランスが，より良好な予後と関連しており重要であるが，それを達成することは非常に困難なことが多い．経過とともに，症状の増悪がプラトーに達することにより比較的安定し，引き続いて晩期あるいは遺残期に移行する．この時期には，陽性症状はしばしば影を潜め，社会的機能がいくぶん回復することもある．

統合失調症と併存する一般身体疾患

統合失調症患者の死亡率は一般人口の死亡率より非常に高く，高い死亡率の原因の一つは自殺である．これ以外にも予防的な健康管理を受ける機会が少なく，喫煙率・物質乱用率が高いために，身体疾患を併存して早期に死亡することが挙げられる．統合失調症患者を，精神科，心療内科，あるいはプライマリ・ケアの現場で治療する際には，身体疾患を併存しているかどうか注意深いスクリーニングが必要である．統合失調症患者では，高率に糖尿病，高血圧，冠動脈疾患，慢性閉塞性肺疾患（COPD），肺癌を併存する率が高い．これらの疾患の発見が遅れたり，十分に治療されなかったりする理由は，患者の認知力，コミュニケーション能力，統合的な判断力と行動の障害のためと考えられる．

統合失調症の治療

理想的な統合失調症の治療は，薬物治療と家族と地域を巻き込んだ心理社会的な介入を長期間行うことである．特に，薬物療法（すなわち，神経遮断薬，表11-2参照）が中心であり，その目的は以下の4点である．

- ■ 急性の精神病症状の増悪に対する対応
- ■ 症状寛解への誘導
- ■ 寛解維持
- ■ 精神病症状の再燃防止

心理社会的治療が医学的管理に上手に組み合わせられると，服薬アドヒアランスは非常に高くなる．統合失調症患者では，服薬アドヒアランスは特に低いことが問題であるが，その理由は，患者は洞察力を欠いており，自分が病気であるという病識を持っていないためである．統合失調症の早期薬物治療と薬物療法へのアドヒアランス向上が予後を改善するというエビデンスがある．以下に延べる治療ついての解説では，統合失調症治療に用いられる薬剤と，特にその潜在的な副作用に焦点を当てている．

表 11-2 抗精神病薬：投与量

薬剤	開始量（mg）	投与量範囲（mg）
定型高力価群		
Haloperidol（セレネース®）	0.5～5 [*1]	5-15 [*2]
Thiothixene（ナーベン®；本邦では販売中止）	2～5	10～30
非定型群		
Clozapine（上市予定）	12.5　1日2回	25～300　1日3回
Risperidone（リスパダール）	0.5～1.0 [*3]	0.5～4 [*4]
Olanzapine（ジプレキサ）	2.5～5.0 [*5]	5.0～10 [*6]
Quetiapine（セロクエル）	25 [*7]	25～200 [*8]
Ziprasidone（未承認）	10～20	20～40
Aripiprazole（エビリファイ）	2.5～5.0 [*9]	5～15 [*10]

（訳注）：[*1] 本邦では 0.75～2.25 mg，[*2] 本邦では 3～6 mg，[*3] 本邦では1回1 mg　1日2回，[*4] 本邦では1日2～6 mg を2回に分服　最大1日12 mg，[*5] 本邦では 5～10 mg，[*6] 本邦では 10～20 mg，[*7] 本邦では1回25 mg　1日2～3回，[*8] 本邦では1日 150～600 mg を2～3回に分服　最大 750 mg，[*9] 本邦では 6～12 mg，[*10] 本邦では 6～24 mg　1回または2回分服．

抗精神病薬と神経遮断薬

1962年，米国で chlorpromazine（コントミン，ウインタミン）が臨床導入されてから，統合失調症の治療は劇的に変化した．それまで，統合失調症に有効な薬物はなく，chlorpromazine は現代における統合失調症の薬物治療の先駆けとなり，統合失調症患者を大施設での長期入院から地域社会へ移すという脱施設化の実現に大きく寄与した．

定型抗精神病薬：低力価

Chlorpromazine は，定型・低力価神経遮断薬と呼ばれる抗精神病薬の一群を代表する薬物である．"定型"とは，主に脳内のドパミン受容体の遮断によって効果を生ずることを意味し，"低力価"とは，抗精神病作用には高用量が

必要であることを意味している．これらの薬物では，抗コリン作用，抗αアドレナリン作用およびキニジン様作用を有しているので，鎮静，起立性調節障害および心臓に対する副作用は，定型・高力価神経遮断薬に較べて生じやすい．ドパミン受容体を遮断するので，運動障害である錐体外路症状（EPS: extrapyramidal system side effect）を誘発することがある．しかし，高力価神経遮断薬に較べて，その程度は低い（運動障害はこの章でさらに論じる）．可逆性の運動障害として，ジストニア，アカシジアおよびパーキンソン症状がある．晩期発症（遅発性）として，遅発性ジスキネジア（すなわち，不随意な異常運動），遅発性ジストニアおよび遅発性アカシジアなどの，しばしば非可逆的な運動障害を生ずる．ドパミンが遮断されるとプロラクチンへのネガティブ・フィードバックも解除されるため，血中プロラクチン値が上昇して，性機能障害や，時には乳汁漏出を生ずることがある．これらの副作用があるので，服薬遵守が大きな問題である．これら薬物は1970年代まで精神病性障害の治療の中心であったが，現在でも頻度は少なくなったものの使用されている．

定型抗精神病薬：高力価

1958年，米国に導入されたhaloperidol（セレネース®）は，高力価神経遮断薬であり，低力価神経遮断薬と同様に脳内のドパミン受容体を遮断する．高力価神経遮断薬は，先行品の薬剤よりもはるかに低用量で効果を発揮する．高力価精神遮断薬では，抗コリン作用，抗アドレナリン作用および心血管系に対する副作用は少ないが，ドパミン受容体遮断作用が強いために運動障害を生じやすい．このため，遅発性運動障害，特に遅発性ジスキネジア（TD）を生ずるリスクが，統合失調症の治療にあたり大きな問題となった．すべての神経遮断薬では，長期治療を受けている患者の25〜40%で非可逆性の遅発性ジスキネジアを生じうるが，当時には，高頻度で患者に多大な不利益をもたらす統合失調症という疾患に対して他に有効な治療法がなかった．

非定型あるいは新しい神経遮断薬

Clozapine（Clozaril®；上市予定）は1989年に導入された最初の新世代抗精神病薬であった．Clozapineの以前では，一般に精神病は脳内ドパミンの過剰な分泌によって生ずると考えられており，定型神経遮断薬の効果はドパミン受

容体の遮断によるものであると考えられていた（統合失調症のドパミン仮説）．しかし，clozapine の D2 受容体遮断作用は極めて微弱であるが，その他の多くの受容体，特にセロトニン受容体を遮断する作用を持っていた．したがって，これらの新しい神経遮断薬は"非定型"抗精神薬と呼ばれてきた．"非定型"とは，その抗精神病作用がドパミン受容体の遮断作用の強さと相関しないということを意味する．

Clozapine は，1975 年にヨーロッパへ導入されたが，患者の 1％に無顆粒球症という致死的な副作用が判明したために市場から排除された．しかし，他の神経遮断薬には反応しない統合失調症に対して clozapine が有効な症例があること，無顆粒球症に対しては白血球数を毎週検査して白血球数減少の兆候があれば直ちに clozapine を中止することで防止できるかもしれないという事実が調査によって明らかになった．

Clozapine には，無顆粒球症以外にも，てんかん発作，糖尿病，体重増加，心臓への副作用（例：起立性調節障害，頻脈，稀だが致死的な心筋症）などの重大な副作用があるが，運動障害は起こさない．Clozapine によって，遅発性運動障害が改善された症例も報告されている．Clozapine を投与されている患者では，処方開始直後には毎週白血球数を確認し，他の副作用についても頻回にフォローをする必要がある．Clozapine によって治療抵抗性の統合失調症の治療に成功し，遅発性ジスキネジアが回避できたことを契機にして，5 種類の非定型精神病薬が開発された．米国での販売順に示すと，risperidone（リスパダール®），olanzapine（ジプレキサ®），quetiapine（セロクエル®），ziprasidone（未承認），aripiprazole（エビリファイ®）である．これらの薬剤はすべてドパミンとセロトニンを遮断するが，その程度は様々である．一般的な副作用パターンに関しては次に述べる（Box 11-5 参照）．

Box 11-5 抗精神病薬の主な潜在的副作用

運動障害
低血圧
QTc 延長
肥満
糖尿病
高脂血症
無顆粒球症
けいれん
体温調節障害
高プロラクチン血症

抗精神病薬の副作用

抗精神病薬に関連する運動障害

　抗精神病薬（特に，定型神経遮断薬）では，ジストニア，アカシジア，パーキンソン症候群などの可逆性運動障害と，遅発性ジスキネジア（TD）のような非可逆的な運動障害を生じる．急性ジストニアは，頭頸部の筋肉に最もよく起こるが，全身の筋肉を侵すこともある（後弓反張）．急性ジストニアは，1回の神経遮断薬の経静脈的投与で起きることもあれば，単回の経口投与でも数時間から数日で起きることもある．これらの症状は抗コリン作動薬であるdiphenhydramine（レスタミンコーワ®　25～50 mg）や benztropine mesylate（Congentin®：本邦では未発売 1～2 mg）を経口または筋肉内投与すれば，通常速やかに治まる．アカシジアは，不穏（落ち着きのなさ；restlessness），焦燥感，部屋の中をウロウロ動き回る，四肢に電流が走るような感覚という形で現れることがあり，患者にとっても苦痛が強い．アカシジアも，神経遮断薬の単回経静脈的投与後まもなく起きることもあれば，経口投与してから数日で起きることもある．Benzodiazepine と β 遮断薬が有効であることが多いが，抗コリン薬に反応する患者もある．抗精神薬治療を開始して数週から数カ月後に，薬剤性パーキンソン症候群が起きることがある．通常，寡動，歯車様固縮および仮面様顔貌で発症し，多くは抗コリン薬に反応する．

　神経遮断薬治療を開始して数年経過すると，TD を生ずる危険性が出てくる．TD の症状として，四肢の舞踏運動，唇を舌なめずりする，舌を突き出す，しかめ面をする，過度に瞬きをする（眼瞼けいれん）などがある．TD は，稀に横隔膜や他の呼吸筋に起きることもあるが，決まった経過をとらず個人差が大きい．TD の危険因子は，神経遮断薬の種類，治療期間，薬剤投与量，高齢および EPS の既往である．前述のように，定型抗精神病薬（第一世代抗精神病薬）では，新しい非定型抗精神病薬（第二世代）よりも TD の発症リスクが高く，定型抗精神病薬の TD 発症リスクは年間約 5 ％である[4,5]．また，40 歳以上の患者のリスクは 3～5 倍に増加する[6]．Kane，Chacos および Woerner によれば，神経遮断薬の服薬歴のない 55 歳以上の患者に対して，定型抗精神病薬を継続投与した場合の TD 発症リスクは，1 年で 25％，2 年で 34％，3 年で 53％であった[4,5,6]．非定型抗精神病薬の TD 発症リスクは非常に低いとされるが明確な研究は少なく，最近の最も信頼できるデータによれば，1 年間で年約 1

％と推定されている．TD が早期に発見されれば，神経遮断薬の中止により寛解することもある（通常，抗精神病薬を Clozapine® に変更する必要がある）．また，抗精神病薬治療を受けた患者にみられるジスキネジアのすべてが TD ではないという点にも注意が必要である．特発性ジスキネジアは高齢者の"老人性ジスキネジア"として，ハンチントン病や Sydenham 舞踏病などの他の神経疾患の一症状として，L ドーパなどの他の薬剤の副作用として生ずることがある．また，統合失調症自体の後期症状・残遺症状として現れることもある．

異常不随意運動尺度（AIMS: Abnormal Involuntary Movement Scale）は，抗精神病薬を服用している患者の経過観察のために利用されている．この尺度は，異常運動と関連する自覚的障害を系統的に評価して，スコア化するものである．EPS を早期発見すれば介入により苦痛を取り除くことが可能となり，TD を早期発見すれば可逆的である時期に介入できるだろう．また，prochlorperazine（ノバミン®）や promethazine（ピレチア®）は制吐薬であるが，クロルプロマジンと同様に低力価のフェノチアジンであり，TD や神経遮断薬による運動障害と同様の障害を生ずる可能性がある．metoclopramide（プリンペラン®）もドパミン受容体の遮断薬であり，同様の副作用を生ずる．

神経遮断薬悪性症候群

神経遮断薬悪性症候群（NMS: neuroleptic malignant syndrome）は，稀であるが致死的な抗精神病薬の副作用である．NMS の特徴は，体温上昇（37.2℃〜42.8℃），高度の筋固縮，自律神経系の不調，意識水準の変化，著しいクレアチン・キナーゼ（CPK）上昇，ミオグロビン尿である．治療は，急速冷却，水分補給，筋弛緩薬投与などの対症療法と，神経遮断薬の即時中止および制吐薬など他のドパミン遮断薬の使用回避である．Dantrolene（ダントリウム®）と bromocriptine（パーロデル®）が治療に推奨されているが，非特異的な対症療法に勝るという明らかなエビデンスはない．また，ECT は重篤な症例に有効である．横紋筋融解症や高体温の結果，腎不全や呼吸不全に至ることがある．NMS の徴候は非特異的で，重症の緊張病，熱射病，様々な発熱疾患など鑑別すべき疾患が多いので，診断が困難なことがある．NMS から回復するには，神経遮断薬を中止してから通常 10 日から 15 日（神経遮断薬がデポ注射の場合は 1 カ月）を必要する．NMS では，抗精神病薬の再投与は絶対的禁忌とはならず，非定型抗精神病薬が可能な限り少量で再投与される．すべての抗精神病

薬は NMS を生じうるが，定型高力価抗精神病薬ではリスクが最も高く，非定型抗精神病薬で最も低いとされる[7]．

心血管系副作用

抗精神病薬の最も多い心血管系副作用は血圧低下である．これは，低力価定型抗精神病薬と clozapine に多い．多くの抗精神病薬における潜在的キニジン様作用とは QTc 間隔延長であり，torsades de pointes という致死的不整脈に繋がることがある．この不整脈のリスクが高いのは，家族性 QTc 延長症候群患者と，三環系抗うつ薬（TCA）などの QTc 延長させる薬剤と抗精神病薬が同時に投与された患者である．本人もしくは家族に突然死や失神がある場合，本人に心疾患歴，低カリウム血症，低マグネシウム血症，その他の心疾患の危険因子がある場合では，治療開始前に心電図をとる必要がある．QTc 間隔延長のリスクが最も高い抗精神薬は，pimozide（オーラップ），thioridazine（メレリル；2005 年販売中止），droperidol（ドロレプタン；神経弛緩麻酔用静注製剤），ziprasidone（未承認）である．haloperidol も多量に経静脈投与すると QTc 延長を起こすと報告されているが，一般的に心毒性は最小とされている．

中等量の定型抗精神病薬を服用している患者では，突然死のリスクが相対的にも絶対的にも増加する[8]．また，心血管系疾患を有する患者に抗精神病薬を増量すると心臓突然死のリスクが有意に増加するが，このリスク増大の理由は神経遮断薬のみが原因ではない．心疾患に大きな影響を与える喫煙，不十分な健康管理，肥満，糖尿病などが統合失調症患者において頻度が高いことも関係している．

Clozapine は，致死的な心筋炎を発症する可能性のある唯一の抗精神病薬であり，発症した場合しばしば拡張型心筋症様の病態を呈する．推定発症率は 500 例から 10,000 例に 1 人であり，85% の症例は治療を開始して最初の 2 カ月間に発症する．

体重増加と肥満

肥満への関心が米国などの先進国で増大している．体を動かすことの少ない生活様式と不健康な食習慣のため，慢性期精神病患者の肥満リスクは高い．多くの抗精神病薬で体重増加を生ずる可能性があるが，この問題が注目されるようになったのは，非定型抗精神病薬が登場してからである．抗精神病薬の体重増加リスクとその程度は，定型・非定型を含めて薬剤により異なる．低力価の

定型抗精神病薬は高力価のものよりはるかに体重増加を起こしやすい．非定型薬における相対的リスクの正確なデータはないが，最も体重増加を起しやすいのは clozapine と olanzapine で，次に quetiapine と risperidone である．Aripiprazole と ziprasidone は体重変化を来さないようである．ほとんどの体重増加は比較的早期，すなわち最初の 10 週に生じ，その後に増加は止まる．しかし，一部の患者では，20〜25 kg と非常に強い体重増加を生ずることがある．この体重増加は，食欲亢進と代謝の変化の両方が原因とされている．

　この体重増加の可能性に対する基本的治療は，行動療法である．患者に対して治療初期に食欲が増加することを知らせるべきである．また，体重増加防止に役立つ食事と運動療法について教育すべきである．

糖尿病と高脂血症

　体重増加と密接に関連しているが，糖尿病と高脂血症も強く懸念される．非定型抗精神病薬の中には，糖尿病と高脂血症のリスクを著しく高くする薬剤があるが，このリスクの増加は体重増加のみに起因するわけではない．原因は明らかではないが，統合失調症と双極性障害では，治療の有無にかかわらず糖尿病の発症リスクが高いことに注意すべきである．Clozapine ではリスクが最も高く，次いで olanzapine, risperidone および quetiapine の順にリスクが高い．Aripiprazole と ziprasidone では高血糖との関連は示されていない．非定型抗精神病薬により誘発された高血糖のほとんどの症例では，高血糖のリスクは用量と相関はなく，一般に治療初期（10 日から 3 カ月）に生じ，抗精神病薬を中止すれば正常に戻る．現時点で推奨は，II 型糖尿病の発症リスクの高い患者では，投与開始前に空腹時血糖の測定を行い，投与開始後にも注意深く血糖値をモニターすることである．これは，すでに糖尿病を有する患者についても同様である．

　高脂血症（高コレステロール血症と高中性脂肪血症）との関連が最も多く報告されてきたのは clozapine と olanzapine である．Quetiapine と risperidone では前述の 2 剤よりも関連が低く，ziprasidone と aripiprazole では関連はなかった．低力価・定型抗精神病薬では，高力価のものと違い，高脂血症を生ずることがある．

その他の重大な副作用

　抗精神病薬の血液学的副作用として，無顆粒球症，再生不良性貧血，好中球

減少症，好酸球増多症および血小板減少症がある．このような副作用は，clozapine 以外の抗精神病薬では稀である．Clozapine による無顆粒球症は 1 〜 2％の患者に生ずる可能性があり，最初の 6 カ月で最も発症リスクが高い．しかし，無顆粒球症が起きるかどうか，いつ起きるのかの予測は不可能である．

　どの抗精神病薬もけいれん閾値を低下させる．そのリスクが最も低いのは，高力価・定型抗精神病薬と risperidone（0.5％）で，リスクが中等度のものは olanzapine, quetiapine および低力価・定型抗精神病薬である．最もリスクが高いのは clozapine の 1 〜 2％であり，高用量ではおそらく 5％に及んでいる．

　どの抗精神病薬でも体温調節を妨げることがあり，その 1 つの形態がすでに述べた NMS である．また，住居の換気が不良であったり，高温環境に長時間曝されたりといったリスクの高い条件では，熱射病を誘発することがある．

　高プロラクチン血は，高力価・定型抗精神病薬と risperidone で最もよくみられる．結果として，無月経あるいは生理不順，乳汁漏出，女性化乳房，性機能障害および骨粗鬆症を生ずることがある．

インフォームド・コンセントと文書化

　いかなる治療を考慮する場合でも，医師は治療による利益と不利益とを秤にかけなければならない．治療による不利益が大きければ大きいほど，注意と観察を行い，代替手段について考えなければならない．神経遮断薬誘発性の遅発性ジスキネジアが知られるようになってから，多くの精神科医が抗精神病薬を処方する前のインフォームド・コンセントの取得と文書化について，さらに注意を払うようになった．内科医も常識に従って，同様の診療をすべきである．低用量の抗精神病薬（clozapine 以外の定型，非定型）を短期間使用するというのであれば，非可逆的あるいは非可逆的でなくとも重篤な副作用のリスクは比較的低いといえる．しかし，抗精神病薬を生涯にわたって持続的に処方する場合には，文書化したインフォームド・コンセントが望ましい．これは，患者がその薬を服薬する理由，その危険性と有益性を理解していることを文書化することである．患者が精神病の急性期の時には，多くの場合で文書化は不可能であり，その時は，患者が十分回復するまで待たなければならない．抗精神病薬の処方が精神科医から内科医に委譲される際には，精神科医が患者の同意をすでに文書化していると思い込んではならない．また，たとえ文書化していた

としても，患者がそれを憶えていないこともある．

KEY POINTS

- プライマリ・ケアの現場における精神病は，精神病性障害（例：統合失調症）より非精神病性障害（例：精神病性うつ病，精神病像を伴う躁病）によって生じることが多い．
- 幻覚は五感すべてで生じうる．
- 幻視は器質性精神病で一般によく認められるが，それ以外にも精神病群に属する他の精神障害でも同様にみられる．
- 幻触，幻味および幻嗅がみられるときは，器質性精神病の可能性のほうが高い．
- 統合失調症の陽性症状には，幻覚と妄想がある．陰性症状には，感情の平坦化，思考と会話の貧困，自発性あるいは意欲の欠如した行動がある．
- 定型抗精神病薬とは，第一世代抗精神病薬のことで，強力なドパミン受容体遮断作用を有する．
- 非定型抗精神病薬は，新世代の抗精神病薬のことで，セロトニンとドパミン受容体に対する幅広い作用を有する．
- 定型抗精神病薬は，短期と長期の運動障害の両方を生ずる．
- 非定型抗精神病薬が運動障害を生ずることは非常に少ないが，他の大きな副作用として体重増加，糖尿病および高脂血症がある．
- インフォームド・コンセントは文書化して，抗精神病薬を長期処方する患者の診療録に記録すべきである．

REFERENCES

1. Webster R, Holroyd S. Prevalence of psychotic symptoms in delirium. *Psychosomatics*. 2000;41:519-523.
2. Masand PS, Christopher E, Clary GL, et al. Mania, catatonia, and psychosis in the medically ill. In: Levenson JL, ed. *The American Psychiatric Publishing Textbook of Psychosomatic Medicine*. Washington, DC: American Psychiatric Publishing, Inc; 2005:235-250.
3. Goldberg JF, Harrow M, Whiteside JE. Risk for bipolar illness in patients initially hospitalized for unipolar depression. *Am J Psychiatry*. 2001;158:1265-1270.

4. Kane JM, Honigfeld G, Singer J, et al. Clozapine for the treatment-resistant schizophrenic: a double-blind comparison versus chlorpromazine/benztropine. *Arch Gen Psychiatry*. 1998;45:789.
5. Chakos MH, Alvir JM, Woerner MG, et al. Incidence and correlates of tardive dyskinesia in first episode of schizophrenia. *Arch of Gen Psych*. 1996;53:313-319.
6. Woerner MG, Alvir JM, Saltz BL, et al. Prospective study of tardive dyskinesia in the elderly: rates and risk factors. *Am J Psychiatry*. 1998;155:1521-1528.
7. Pelonero AL, Levinson JL, Pandurangi AK. Neuroleptic malignant syndrome: a review. *Psychiatric Services*. 1998;49:1163.
8. Ray WA, Meredith S, Thapa PB, et al. Antipsychotics and the risk of sudden cardiac death. *Arch Gen Psychiatry*. 2001;58:1161-1167.

Key References

Aleman A, Agrawal N, Morgan KD, et al. Insight in psychosis and neuropsychological function: meta-analysis. *Br J Psychiatry*. 2006;189:204-212.

Fenton WS. Prevalence of spontaneous dyskinesia in schizophrenia. *J Clin Psychiatry*. 2000;61(4):10-14.

Glassman AH, Bigger JT Jr. Antipsychotic drugs: prolonged QTc interval, torsade de pointes, and sudden death. *Am J Psychiatry*. 2001;158:1774-1782.

Joy CB, Adams CE, Lawrie SM. Haloperidol versus placebo for schizophrenia. *Cochrane Database Syst Rev*. 2006;(4):CD003082.

Lieberman JA, Stroup TS, McEvoy JP, et al. Clinical Antipsychotic Trials of Intervention Effectiveness (CATIE) Investigators. Effectiveness of antipsychotic drugs in patients with chronic schizophrenia. *N Engl J Med*. 2005;353(12):1209-1223.

Perala J, Suvisaari J, Saarni SI, et al. Lifetime prevalence of psychotic and bipolar I disorders in a general population. *Arch Gen Psychiatry*. 2007;64(1):19-28.

Ramaswamy K, Masand PS, Nasrallah HA. Do certain atypical antipsychotics increase the risk of diabetes? A critical review of 17 pharmacoepidemiologic studies. *Ann Clin Psychiatry*. 2006;18(3):183-194.

MAPSO
Substance-Induced Disorders

物質関連障害

■第 12 章　物質使用と精神障害

S

12

Substance-Induced Disorders 物質関連障害

物質使用と精神障害
Substance Use and Psychiatric Disorders

■精神障害者における物質使用と内科医の役割

精神障害に関わる物質関連の問題は，物質乱用（ここでは，DSM-IVの中で広義の乱用と依存を含む），中毒，離脱症候群および物質誘発性精神障害などを含む．後者の物質誘発性精神障害には，アルコールおよび昔から乱用されている物質によるものだけでなく，インターフェロンやステロイド剤などの処方された治療薬によるものも含む．この本の目的に沿って，まず精神障害者のケアについて，内科医に関係する話題に焦点を当てる．物質関連障害の診断と治療に関する詳しい総説については他の文献の参照を勧める．

この章では，最初にAddiction（嗜癖）とabuse（乱用），dependence（依存）という基本用語について解説する．次に，精神疾患の原因となり，よく処方される薬物（例：ステロイド，インターフェロン）の効果と副作用について述べる．最後に，物質使用と精神障害との関連について，特にカフェイン使用，ニコチン依存，うつ病に焦点を当てて検討し，精神障害者における飲酒制限になどについても触れる．

■重要な概念と用語

乱用，依存，嗜癖

用語の定義を明確にすることは，診断と治療を考えていく上で重要である．何気ない用語の不適切な使用は，患者の汚点とも言える物質関連障害の偽陽性や偽陰性などを招きかねない．乱用，耐性，離脱，依存と嗜癖は，アルコールや違法な物質だけでなく，様々な医療薬品や市販薬（OTC）によって生じることもある．

物質乱用

物質乱用は，DSM-IV によれば，臨床的に著明な障害や苦痛を引き起こす不適応的な物質使用様式で，以下の少なくとも 1 つが，12 カ月以内に起こることによって示される..

1. 物質の反復的な使用の結果，仕事，学校，家庭で主な責務を果たすことができなくなる
2. 身体的な危険を生じる状況（例：運転，機械操作中）での物質の反復使用
3. 物質関連の法律的な問題を何度も引き起こすこと
4. 持続的,反復的に社会的または対人関係の問題が物質によって生じたり，悪化したりしているにもかかわらず，物質の使用を継続すること

耐 性

耐性は，希望する効果を得るために必要となる物質総量が増加することや，同じ量の物質の持続的使用では，効果が著しく減弱した状態になること．

離 脱

離脱は，物質の血液もしくは組織濃度が減少した時に，一般的に不快な症状が発現すること．

依存を示す 2 つの特徴である耐性と離脱は，物質が乱用されたときと同じように，物質が適正に使用された時にも起こる可能性があることに注意する．毎日定期的にオピオイドを服用しているすべての患者は，耐性を生じており，突然服薬を中止すれば離脱症状を経験することになる．しかし，多くは単純な身体的依存となっているだけであり，オピオイドの誤用や乱用ではなく，次に述べる依存症になることなない．

物質依存

物質依存は，DSM-IV によれば，臨床的に重大な障害や苦痛を引き起こす不適応的な様式で，以下の 3 つ（またはそれ以上）が，同じ 12 カ月の期間内の

どこかで起こることによって示される.

1. 耐性が生じる.
2. 離脱がある.
3. 物質は,意図されるよりも大量に,もしくは長期間にわたって,しばしば摂取される.
4. 物質使用の持続的な欲求があるか,物質使用のコントロールや減量に失敗したことがある.
5. その物質を得るために必要な活動に多大な時間を費やす.
6. 物質使用のために,重要な社会的,職業的または娯楽的な活動を放棄,または減少させている.
7. 物質使用の結果が悪影響をもたらしていると知りながら,物質使用を続ける.

嗜癖

　嗜癖は,過去には物質嗜癖に限られて使用されていたが,最近は,強迫的な賭博,ショッピング,性的活動,摂食,インターネットポルノ視聴など行動性の嗜癖にまで拡大された.この章では,行動性の嗜癖については解説しない.嗜癖の定義は,現時点ではDSM-IVには正式に記述されていないのだが,嗜癖は習慣性のある物質への強迫的な身体的,精神的な欲求である.嗜癖のあるものは,自己の不快な状態から逃れるためや,快楽を得るために定期的に物質を使用している.しかしながら,個人的には物質の使用を止めることができないと感じている.そして,物質の使用は個々の生活に重大な悪い結果を生じるにもかかわらず,持続することになる.それゆえに,嗜癖のすべてのタイプは,渇望,制御困難,機能障害を含む共通の症候を有している.

仮性嗜癖

　仮性嗜癖は,指示された投与量では十分に軽快しない症状を軽減させるために,処方された薬を,指示された量より増やして服用するような状況である.これは,不適切な投与量や回数で処方された,医療用オピオイドの服用時には珍しいことでない.その結果,生活機能を維持したり,増大した痛みに対応で

きるため，患者は鎮痛薬の量を増やしたり，本当の物質嗜癖の患者を連想させるような"薬物探索行動"のような，早めの補充や，新たな処方を求める．

薬剤を乱用していないのに生じる精神症状

多くの物質は，中毒（副作用や毒性作用として），離脱（突然の中断による），長期間の効果によって，神経精神症状を誘発する可能性がある．精神障害と間違われやすい物質誘発性疾患の兆候は，気分障害，不安障害，精神病性障害を記述した以前の章で言及した．アルコール，睡眠導入剤，コカイン，アンフェタミンなどの最も乱用される物質の長期使用は，しばしばうつ状態を引き起こす．一方，うつ状態の患者が物質乱用してうつ状態から脱することを模索することは珍しいことではない．胃炎の48歳男性を，担当医は，長年に渡る連日の大量飲酒と完全にうつ状態にあると判断した．しかし，このうつ状態は飲酒によるものなのか，飲酒自体がうつ状態の結果起こったものなのかはどうやって判断するのだろうか．妻からの情報を含む注意深い病歴聴取は，答えにつながるかもしれないが，確かなことが言える唯一の方法は禁酒後の患者を観察することである．もし，彼の気分障害が改善すれば，アルコールが原因であったか，少なくともアルコールがうつ病を増悪させていた可能性がある．

重篤な中毒症状と活発な離脱症候群は，多くの医師になじみのある状態である．しかし，微妙な症状の場合は，ありふれた精神障害と容易に間違えられる可能性がある．慢性マリファナ中毒は，注意欠陥性障害やうつ病に似た症状を起こす可能性がある．急性もしくは慢性の全般性の不安やパニック発作は，コカイン，アンフェタミンによっても誘発されるし，アルコールや睡眠導入薬の離脱症状によって起こりうる．

物質乱用に加えて，プライマリ・ケアの現場にいる患者は，単独もしくは併用で精神症状を起こす多種類の薬剤をしばしば服用している．我々は，これから，カフェイン，インターフェロン，ステロイドについて焦点を当てて説明する．

インターフェロン誘発性精神症状

インターフェロンは，C型肝炎や悪性黒色腫などの悪性腫瘍で治療薬として多用されている．特にC型肝炎では，この治療で命が救われるかもしれない．

しかしながら，インターフェロンによりうつ病が誘発される患者もいる．実際に，C型肝炎のインターフェロン治療の最も一般的な中断理由は，インターフェロンで誘発されたうつ病である．さらに，多くの慢性C型肝炎の患者達は，治療前の病歴として，精神障害，特に大うつ病性障害や物質乱用の精神疾患を有している．いくつかの良くデザインされた前向き研究[1, 2]は，インターフェロン使用と気分障害（特に大うつ病性障害）の因果関係を明らかにしている．インターフェロンによる大うつ病性障害は，約三分の一患者に認めたという報告もあるが，イライラ，抑うつ，倦怠感などの気分症状については，患者の33〜50％に起こるとされている．不安障害のような症状は，約20％程度発症する．C型肝炎や多発性硬化症などの疾患でインターフェロン治療中に発症するうつ病は重症になることもあり，自殺や自殺企図に至る症例も多く報告されている．

2001年の無作為比較対照研究では，悪性黒色腫でインターフェロン治療をする患者に，SSRIのパロキセチンをインターフェロン治療前から服薬させることにより，うつ病の発症を有意に減少させたと報告している．具体的には，大うつ病性障害の発症率は対照群で45％であったが，パロキセチン群ではわずか11％であった．最も重要なことは，重度のうつ病のためにインターフェロンを中止した患者は，対照群で35％，パロキセチン群でたった5％であった[3]．

数人の専門家は，この研究の結果をみて，以前にうつ病歴がない患者でさえ，インターフェロン治療を受ける患者さん全員に予防的に抗うつ薬の治療をすべきだと主張していた．しかしながら，現在このことは慢性C型肝炎では証明されていないし，標準的な治療法として確立していない．うつ病の既往がある患者は，インターフェロン治療開始前に抗うつ薬を開始すべきだということは，一般的に受け入れられている．

臨床医は，インターフェロン治療を受ける患者を診療する際に，下記のガイドラインを忘れてはいけない．

- ■インターフェロン治療前に，現在および過去の精神疾患，特に大うつ病性障害をスクリーニングする．
- ■大うつ病性障害の病歴を確認すれば，インターフェロン治療前に抗うつ薬を開始する．SSRIは，C型肝炎患者に最も多く使用されている抗うつ薬

である．
- 主要な気分症状を認めたならば，自殺のリスクを評価し，直ちに抗うつ薬を開始し，治療域の投与量まで増量すべきである．
- うつ病の既往がある患者は，インターフェロン治療開始前に抗うつ薬を開始すべきである．

副腎皮質ステロイド誘発性精神症状

毎年米国では，常用薬，長期間投与，病院内の経静脈的ステロイド静注を除いて，約1000万件の新たな経口ステロイド薬の処方箋が書かれている．多くの患者では，ステロイド薬はステロイドの過量投与や稀に依存に繋がるような多幸感を強める．ステロイド療法導入直後に，次のような様々な精神症状が多く報告されている．それらは，気分の落ち込み，気分の不安定感，躁症状・軽躁症状（活力の増大，睡眠時間の減少，イライラ，早口，重症例では誇張，観念奔逸），幻覚を伴う精神病症候，妄想的な信念，無秩序な思考，希死念慮などである．

ステロイド使用に関連するすべての精神症状は，"ステロイド精神病"とされている．ステロイド薬の精神病的な副作用（抑うつ気分，イライラ，意気揚々などが多い）を体験した多くの患者が，精神病的ではない（幻覚や妄想を経験しない）ので，この用語は誤解を招いている[4]．

ステロイド剤を服用した患者の精神症状を調査した最近実施された大きな2つのメタアナリシスでは，中等度から重度の反応（精神病を含む）は各々23％，6％と報告されている．ステロイド薬短期間投与中に多く見られる症状は，多幸感と軽躁であった．長期投与で多く見られるのは抑うつ症状であった．有害事象の発生頻度は，投与量に関連していた（すなわち，投与量が多いほど，有害事象も発生しやすくなる）．1つか2つの単発的な精神症状（例：気分症状）に比べて精神障害の診断基準を全部満たすことは相対的に稀であるが，前向き研究ではステロイド薬と精神症状との因果関係を示唆する報告があった．

ステロイド誘発性の気分障害の症状はよく見られるので，ステロイド服用中の患者では気分障害の症状，特に多幸感と軽躁の発病を臨床医が積極的にモニターすることが重要である．ステロイド誘発性の精神症状の治療のエビデンスは乏しい．重大な気分障害の症状が出現した場合には，通常は投与量を減らす

か，中止すれば症状から回復する．ステロイド治療が継続しなければならないのであれば，躁症状は気分安定薬（例：リチウム，バルプロ酸，カルバマゼピン）で治療する．急性もしくはより重度の反応（例：精神病，激しい躁状態，せん妄）は，より急速な効果がある抗精神病薬を使用する．ステロイド誘発性うつ病に対して抗うつ薬は，躁転することがあるので注意深く使用すべきである．（詳細は第6章の循環障害と双極性障害を参照．）このために，抗うつ薬の使用はステロイドを減量できないような長期使用患者にとっておくことを我々は勧める．躁病の既往がある患者のステロイド性大うつ病性障害の治療では，躁病が特発的かステロイド誘発性かにかかわらず，抗うつ薬は気分安定薬なしで使用すべきではない．

　ステロイド誘発性精神症状についての知見を要約する．

- 多くの患者において，ステロイド薬は個人の幸福感を強化する．
- 投与量が多いほど，中等度から重度の有害事象が起こりやすくなる．
- 大うつ病性障害や双極性Ⅰ型障害のすべての診断基準を満たす精神科的診断は，かなり稀である．そして，通常はステロイド薬の中止や減量することによって軽快する．
- 躁病と精神病症状は，ステロイド療法中では初期に起こりやすい．
- うつ病の症状は，ステロイド療法中ではもっと遅くに起こってきやすい．
- ステロイド薬が中止できない場合に，個別の精神科有害事象は勘案して向精神薬が導入されるべきである．

カフェイン誘発性の精神症状

　カフェインは世界中で最も広く使用されている精神作用のある薬物である．多くは，コーヒー，お茶，滋養強壮剤，ソーダなどを通じて服用されている．また，カフェインは頭痛や倦怠感，ダイエットに有効な市販薬に含まれている．カフェインが急速に服用した時に，通常ではカフェイン 250 mg を越えた時に（焙煎コーヒー 2〜3 杯以上の量），カフェイン中毒の症状が起こるかもしれない（例：落ち着きのなさ，神経質，興奮，不眠，紅潮した顔，消化管障害，精神的な動揺，早口など）．

　カフェインを持続的に摂取した時には，高度の耐性が生じる．カフェインの

摂取中止は，しばしば離脱症状を引き起こす．若干の人々において，カフェインは渇望や定期的な飲用行動を計画させるような嗜癖様の症状を呈することもある．多くの他の嗜癖物質と同様に離脱症状を避けるために，カフェイン使用を慢性的に継続しているかもしれない．

DSM-IVは，臨床上の問題としてカフェイン依存を認めていないが，カフェインからの離脱徴候や症状はよく記述されており，それには頻脈，運動機能の減退，頭痛，倦怠感，無気力など症状がある．定期カフェイン摂取者のカフェイン中止後の離脱症状の発生率は35〜100%と報告されている．カフェインを24時間以上，中断もしくは減量したカフェイン常用を対象とした一般住民調査では，40%を越える人が，一つもしくはそれ以上の離脱症状を経験したと報告していた[5]．

下記のものは，カフェイン使用に関する我々の勧告である．

- 精神症状がある時期には，カフェインの使用量の変化に特に注意を払いながら，カフェイン使用歴を注意深く確認する．
- 薬剤を開始するときは特に，突然のカフェインを中断することを避ける．
- カフェインが症状の原因であったり，増悪させている疑いがあるならば，3カ月間カフェインなしで症状が変化するかどうかを試してみる．

併存する物質使用と精神障害との相互作用

物質使用と乱用は，多くの精神障害において非常に一般的である．そして，症状や治療に多くの負の影響を与えうる．物質乱用は，しばしば認識されていないが治療失敗の原因の中の1つである．物質の乱用は，治療のアドヒアランスを低下させ，不眠，社会ネットワークの混乱，医学的な併存症，その他の有害事象をもたらす．

精神障害者のカフェイン使用

カフェイン摂取量は，どんな患者においても日常的に病歴の中で確認すべきだが，患者が精神症状を持っている際には，より重要な意味を持つようになる．不安障害や気分障害などの症状のあるすべての患者には，カフェインをどれくらい摂取しているか尋ねるべきである．通常は不安の単独の原因にはならない

が，カフェインは不安の増悪因子である．慢性うつ状態，不眠，倦怠感のある患者は，しばしば活力を改善するためや倦怠感に打ち勝つためにカフェインを過量服用している．しかし，過量のカフェインはエネルギーを奪い，睡眠を障害して，次々に状態を悪化させる．イライラ，不安定な気分，易怒をもたらすカフェインの慢性的な過量服用は，軽躁と間違えられるかもしれない．

　カフェインの摂取量は，多くの精神作用のある薬剤を開始時には，考慮すべきである．Bupropion，SSRI，SNRI などの精神賦活作用のある薬剤は，カフェイン摂取量が多い患者に開始するときに，重大な不安や興奮などの症状をもたらす．逆に，すべてのカフェイン含有飲料の突然の中止は，薬剤開始の副作用に間違えられたり，悪化させたりするような離脱症状をもたらす可能性がある．カフェインが精神症状を引き起こしている患者と同じ様に，カフェインが精神症状を増悪させている可能性のある患者では，3 カ月間のカフェイン中止を考慮すべきである．

うつ病患者でのニコチン使用

　多くの医師は，ニコチン依存症とニコチン関連の健康危害について知っている．禁煙とニコチン嗜癖を克服するために用いられるための手法は，一般医学で履修すべきことの 1 つである．（本章の終わりの Key reference を参照．）

　しかしながら，多くの臨床医は喫煙者でうつ病の罹患率や有病率が増加していることや，うつ病が禁煙する力に有害な影響を与えていることを知らない．喫煙者が抑うつになる危険性は，非喫煙者に比べて約 3 倍になる．大うつ病性障害の既往がある喫煙者は，大うつ病性障害の既往がない喫煙者に比較して，禁煙後にうつ病が再発しやすい．ある研究では，禁煙後 3 カ月間の新規大うつ病性障害の罹患率は，大うつ病性障害の既往のない喫煙者では 2％，大うつ病性障害の既往が 1 回ある喫煙者では 17％，再発性の大うつ病性障害の既往のある喫煙者では 30％であった[6]．

　下記は，禁煙を考えている喫煙患者に対応する医師への勧告である．

- ■第一に，患者が現在大うつ病性障害かどうかを評価する．うつ病があれば，禁煙に取り組む前にうつ病の治療をする．
- ■第二に，うつ病と他の精神障害の既往歴を確認する．うつ病の既往のある

喫煙者は，禁煙が成功しにくいので，ニコチン置換療法，bupropion，varenicline（チャンピックス®）や行動療法などを要する．禁煙治療において行動変容を促さない場合，薬物療法だけでは効果的がではないことが示されている．
- 第三に，うつ病の既往がある患者では，禁煙中はより綿密なモニタリングが必要であり，うつのような症状に気をつけるように教育すべきである．

　喫煙者のうつ病治療においても，抗うつ薬はどれも使用可能である．Bupropion を機械的に選択すべきではない．うつ病の寛解が達成後に，多くの患者は禁煙を希望するようになるだろう．彼らの処方に bupropion もしくはニコチン置換療法を加えることは有用かもしれないが，副作用が増える可能性があるので注意深く実施すべきである．禁煙のために，bupropion 徐放錠は，しばしば 150 mg/日で開始され，3～5日後に1日2回に増量される．この使用法は，すでに他の抗うつ薬を服用中の患者にとって，多すぎるし，早過ぎる．不要な副作用を避け，禁煙の早期失敗を減少させるために，bupropion 徐放錠は1日1回でもっと低用量（例，100 mg）で開始し，問題がなければ隔週でゆっくりと増量していく．
　新たな禁煙治療薬である varenicline をうつ病患者で使用した研究報告は公表されていない．

精神障害者における適正なアルコール摂取量はあるか？

　下記の考察は，患者が現在物質乱用中ではなく，物質乱用の既往がない患者と仮定しよう．もし，物質乱用の既往があれば，禁酒することを勧める．よくある状況として，精神作用のある薬剤を服用して精神障害から回復中の患者が，飲酒して大丈夫かどうかについて尋ねてきたとしよう．この状況では，臨床医が参考にできる情報は少ない．
　いかなる薬剤の添付文書でも，精神作用のある薬剤とアルコールとの併用についての警告が掲載されている．しばしば起こることは，アルコールの摂取や禁酒を勧告する話し合いがもたれていないことである．我々の勧告は，患者とアルコール摂取について話し合い，患者がリスクについて何を理解し，どの様に個別に情報を提供したらよいかを見直すことである．

第一に重要なのは，薬の数が多いほど，精神障害が重症なほど，アルコール摂取による害が増すということである．いくつかの薬剤は，アルコールと併用すべきではない．ベンゾジアゼピン系薬物は，アルコールとの併用で鎮静効果の増強から呼吸抑制まで幅広く重大な相互作用をきたすことがある，最も明確な例である．多種類の薬剤は，アルコールと負の相互作用の危険性を増すだけである．さらに，いくつかの精神障害（例：双極性障害）は，物質乱用との高い併存率を示すのでアルコールは避けるべきである．

　第二に，治療開始前や薬物療法を開始中にすべてのアルコール（と精神賦活作用のある薬剤）を避けることである．患者の症状が，物質乱用によるものか，疾患によるものかはっきりとしない状況では，すべての精神賦活作用のある薬剤（アルコールを含む）を実験的に1カ月間の中止を提案して，症状の変化を観察する．薬物が開始されるならば，すべてのアルコールを絶つことは，薬剤の効果と副作用の正確な評価とアルコールの影響を間違えないようにするための決め手となる．

　第三に，精神障害の患者がアルコールをいつ，どうやって摂取しているかを知ることである．多くの精神障害は，症状をなくす寛解状態を達成するために継続的に薬物療法を必要とする．最もよくある例は，抗うつ剤での維持療法期に起こる大うつ病性障害のの再発である．抗うつ薬がアルコールの作用を増強する可能性や，アルコールが抗うつ薬の効果に影響を与える可能性があることを患者に説明すべきである．具体的には，少量のアルコールに対する患者の感受性が高まるかもしれない．また，悪心，頭痛を含む抗うつ薬の副作用は，増強する可能性がある．中等量のアルコールの定期飲酒でさえ，禁酒群と比べてうつ病の長期治療効果が悪いと記載していると文献が数多くあることを，患者との話し合いの最後に含むべきである．しかしながら，多くの人々は問題なしに時々飲酒をすることができる．

　臨床医への我々の勧告は下記のものである．

- ■患者のアルコール摂取量をリスク（例，精神症状の再燃，アルコールの効果増強，精神作用のある薬物との相互作用）という面から見直して評価する．
- ■毎日患者が飲酒しないように指導する．

- 飲酒は週に2回以上はしないように制限する．
- 飲酒をする時に，1～2杯程度を限度としてそれ以上は制限するように指示する．
- 患者のカルテに，アルコールについて患者と話し合ったことを記載する．そして，引き続いてカルテに観察しながら記録する．

要するに，アルコール摂取量は少ないに越したことはないし，運動と減量を意識した健康的な生活習慣の確立が望ましい．

■症例に気づくための戦略

症例に気づくための戦略は，まず最初に患者に現れた症状が服用している物質が原因か増悪要因もしれないと考えることから始める．主な問題のある薬物は，乱用や依存（例：アルコール，ニコチン，カフェイン）と関連する物質と同様に，医薬品や市販薬などを含む．医師は，日常的にすべての薬剤を見直して，そして精神的な副作用のあることに精通すべきである．患者に関連するすべての精神作用のある物質を再評価することが鍵となる．定期的な服用がされていれば，正確な薬剤の服用量と回数を調べることが，物質が現れた症状の原因か，増悪要因かどうかを決める手助けになる．下記に有用性が証明された，いくつかの一般的な質問を提示する．

「あなたは，何らかの市販薬やビタミン剤，サプリメントなどを飲んでますか？」
「あなたは，カフェイン含有の飲み物を飲みますか？　毎日ですか？　どんな種類ですか？　どれくらいの量ですか？　最近，飲む量が増えたり，逆に中止しましたか？その物質を摂らなかったら，何か起こりますか？」
「ビール，ワインなどのアルコール飲料を最後に飲んだのはいつですか？　どのくらい飲みましたか？　ここ1カ月，一晩で最も多く飲酒した時はどれくらいの量でしたか？　最近，アルコールを飲む量が変わりましたか？」

「最近，タバコの本数が増えたり，減ったりしましたか？それはどうして

ですか？ その変化でどんな影響がありましたか？」

■治　療

　物質乱用と依存の治療は，この章の範囲を越えている．更なる情報を求める方は，この章の末尾の文献を参照のこと．

KEY POINTS

- 物精神賦活作用のある化学物質だけでなく，すべて物質を乱用の原因と考えること．
- 嗜癖は，習慣性のある物質への強迫的で身体的および心理的な欲求である．
- 依存は，身体的依存（例，耐性，離脱）が加わった物質乱用である．
- 乱用は，生活機能を障害するにもかからず，継続して物質を使用することである．
- 仮性嗜癖は，患者が，処方された投与量では痛みが改善しないために処方薬剤を増やすことである．
- 副腎皮質ステロイド薬は，最も使用頻度の高い精神症状を起こす薬剤の1つである．
- ステロイド精神病は，ステロイド薬に関連するすべての精神症状のことである．
- インターフェロンは，インターフェロン療法の中断を強いられるような重大な精神症状を起こすことがある．
- インターフェロン療法前にうつ病の治療導入は，うつ病でのドロップアウトを劇的に減少させる．
- カフェインは，最も頻繁に服用される精神賦活物質である．
- カフェイン離脱症状と中毒症状は，しばしば精神障害の治療を複雑にする．
- うつ病は，禁煙の成就に対して重大な負の影響を与える．
- Bupropionとニコチン置換療法は効果的であるが，抗うつ薬

- と併用時に重大な副作用を生じる可能性がある．
  - 物質乱用の既往や，多くの薬（ベンゾジアゼピン系薬剤）を服用している場合や，症状が重いとき，治療開始時には，禁酒が推奨される．
  - 維持療法期で無症状の患者は，一般医と相談後に，アルコール総量を制限して飲酒してもよいかもしれない．

REFERENCES

1. Asnis GM, De La Garza R II. Interferon-induced depression in chronic hepatitis C: a review of its prevalence, risk factors, biology, and treatment approaches. *J Clin Gastroenterol.* 2006;40:322-335.
2. Loftis JM, Hauser P. The phenomenology and treatment of interferon-induced depression. *J Affect Disord.* 2004;82:175-190
3. Musselman DL, Lawson DH, Gumnick JF, et al. Paroxetine for the prevention of depression induced by high-dose interferon alfa. *N Engl J Med.* 2001;344:961-966.
4. Warrington TP, Bostwick JM. Psychiatric adverse effects of corticosteroids. *Mayo Clin Proc.* 2006;81:1361-1367.
5. Dews PB, Curtis GL, Hanford KJ, et al. The frequency of caffeine withdrawal in a population-based survey and in a controlled, blinded pilot experiment. *J Clin Pharmacol.* 1999;39(12):1221-1232.
6. Covey LS, Glassman AH, Stetner F. Major depressive disorder following smoking cessation. *Am J Psychiatry.* 1997;154:263-265.

KEY REFERENCES

American Psychiatric Association. Practice guideline for the treatment of patients with substance use disorders: alcohol, cocaine, opioids. *Am J Psychiatry.* 1995;152:1-59.

American Psychiatric Association. Practice guideline for the treatment of patients with nicotine dependence. *Am J Psychiatry.* 1996;153:1-31.

Blondal T, Gudmundsson LJ, Olafsdottir I, et al. Nicotine nasal spray with nicotine patch for smoking cessation: randomised trial with six year follow up. *BMJ.* 1999;318:285-288.

Bradley KA, Boyd-Wickizer J, Powell SH, et al. Alcohol screening questionnaires in women: a critical review. *JAMA.* 1998;280:166-171.

Castaneda R, Sussman N, Westreich L, et al. A review of the effects of moderate alcohol intake on the treatment of anxiety and mood disorders. *J Clin Psychiatry.* 1996;57(5):207-212.

Franklin JE, Levenson JL, McCance-Katz EF. Substance-related disorders. In: Levenson JL, ed. *American Psychiatric Publishing Textbook of Psychosomatic Medicine.* Washington, DC: American Psychiatric Publishing, Inc; 2005:387-422.

Hughes JR, Oliveto AH, Bickel WK, et al. Caffeine self-administration and withdrawal: incidence, individual differences and interrelationships. *Drug Alcohol Depend.* 1993;32:239-246.

Hughes JR, Oliveto AH, Ligouri A, et al. Endorsement of DSM-IV dependence criteria among caffeine users. *Drug Alcohol Depend.* 1998;52(2):99-107.

Ko DT, Hebert PR, Coffey CS, et al. s-blocker therapy and symptoms of depression, fatigue, and sexual dysfunction. *JAMA*. 2002;288:351-357.

Okuyemi KS, Nollen NL, Ahluwalia JS. Interventions to facilitate smoking cessation. *Am Fam Physician*. 2006;74(2):262-271.

Ried LD, McFarland BH, Johnson RE, et al. Beta-blockers and depression: the more the murkier? *The Annals of Pharmacotherapy*. 1998;32:699-708.

Srivastava P, Currie GP, Britton J. Smoking cessation. *BMJ*. 2006332(7553):1324-1326.

Wada K, Yamada N, Suzuki H, et al. Recurrent cases of corticosteroid-induced mood disorder: clinical characteristics and treatment. *J Clin Psychiatry*. 2000;61:261-267.

MAPS**O**

Organic and
Other Disorders

器質性とその他の障害

- 第 13 章　認知（器質性）障害と老年精神医学
- 第 14 章　精神障害患者における医学的に説明困難な症状
- 第 15 章　パーソナリティ障害
- 第 16 章　成人注意欠陥障害，摂食障害と女性のメンタルヘルス

13 Organic and Other Disorders 器質性とその他の障害

認知（器質性）障害と老年精神医学
Cognitive (Organic) Disorders and Geropsychiatry

■認知障害，老年精神医学と内科医

　一般内科医が，高齢者の精神医学的問題（老年精神医学）を取り扱う際の，基本的な知識を示す．高齢者の診療に当たっては，併存症の存在に注目し，特にせん妄（Delirium），うつ病（Depression），認知症（Dementia）（すなわち，「老年精神医学の3つのD」）の併存について理解する．また，せん妄の危険因子，特に抗コリン作用を有する医薬品と，その他の医薬品による有害反応を認識する．そして，認知症，興奮状態，せん妄，そして遅発性うつ病に対する初期治療と介入方法を身につけることである．

■重要な概念と用語

　MAPSO（Mood, Anxiety, Psychoses, Substance, and Organic；気分障害，不安障害，精神病性障害，物質関連障害，器質性障害）分類において，認知障害は器質的疾患（organic）を示す「O」に含まれる．「脳器質精神症候群；organic brain syndrome」という用語はDSM-IVに採用されていないが，全身疾患の直接的な生理学的作用によって生じる一連の症状を表現するために，未だ一般的に用いられている．それに類似したその他の非特異的な用語として，「脳症 encephalopathy」や「変性精神状態 altered mental status」などがある．これらの用語はいずれも全般的な脳機能障害を指しており，その中には認知・気分・行動・意識・思考の障害が含まれる．DSM-IVにおいて，認知障害には，認知症，せん妄と健忘障害が含まれる．

老年精神医学の3つのD

老年患者が認知・気分・行動・意識または思考の障害を新たに発症した場合，診断は難しい．症状に気づかなかったり，その症状が他の身体疾患によるものと誤って判断されたりして，正しい診断に至らないことが少なくない．高齢者においては，うつ病，せん妄，認知症（老年精神医学の3つのD）は，発症早期には非常に類似していることがある．本章で以後に述べるように，1人の患者が2つの疾患を，ときには3つの診断すべてを同時に有することも稀ではない．

疫　学

何らかの認知障害を呈する疾患の有病率は，内科入院患者で15～20％，65歳以上の高齢患者に限ると50～75％まで上昇する．認知症は高齢者に主に見られる疾患であるが，せん妄はあらゆる年齢層で生じ，これは高齢の内科入院患者と，外科入院患者で最も頻度が高い．米国で最も人口が増加している年齢層は80歳超のグループであるため，この先25年間で高齢者へのサービス，特に老年精神医学的サービスに対する需要が高まるであろう．この需要の多くを一般内科医が担うことになるであろう．

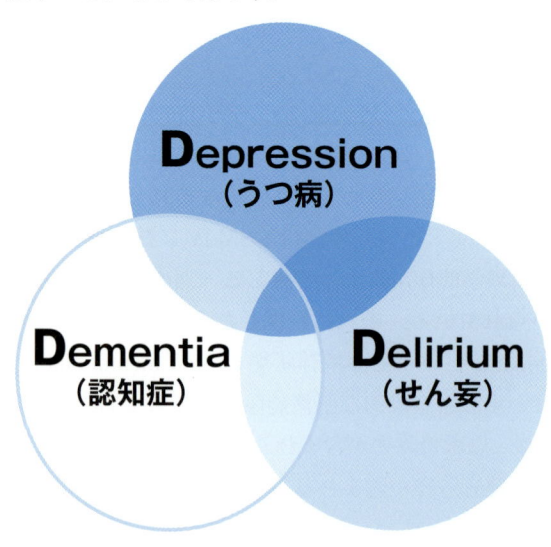

図 13-1

■認知症

　認知症は，認知機能とそれ以外の各種脳機能におけるびまん性の機能障害であり，通常進行性である．認知症は主に高齢者に認められ，その発症率は65歳を超えると急激に増加するが,実際にはどの年齢でも発症する可能性はあり，ごく稀に小児にも発症しうる．地域での65歳以上の人口においては，認知症の有病率は5～10％である．80歳以上では，少なくとも20％に達する．ナーシング・ホーム（訳者監注：米国において高齢者に長期ケアを提供する専門施設）では，施設の性格によって異なり，30～100％である．一般内科入院患者においては，概ね10～20％である．認知症は一般に進行性の経過を取るのが普通だが，なかには進行が止まったり，改善を認めることも稀にある．

　せん妄を呈している場合も含め，精神機能検査は，最も感度が高く，対費用効果が良いスクリーニング・テストである．3品目記憶テストや時計描画検査の組合せ（すなわち，MiniCog）といったごく簡単なスクリーニングでも，優れた感受性と特異性がある（本章後半「認知症のスクリーニング」を参照）．記憶障害の存在が認知症の診断のために必要であるが，その他種々の神経精神医学的症状；言語障害，失行（運動機能が損なわれていないにもかかわらず課題を実行することができない），失認（慣れ親しんだ人・物を認識したり識別したりできない），遂行機能障害（例えば，計画・準備すること，抽象的な推理）などが認められることがある．典型的には，患者は仕事，買い物，調理，自動車の運転，お金の支払いなどといった，より複雑な日常活動に徐々に困難を感じるようになっていく．判断力の低下と洞察力不足がみられることが一般的である．抑うつ，易怒，行動障害，衝動性，興奮，幻覚と妄想といった精神症状も，認知症では非常に一般的である（表13-1参照）．

　認知症の病因をどこまで詳しく評価すべきか，という判断は個々の患

表13-1　認知症の神経精神症状の頻度

妄想	28％
無感情	21％
異常運動・行動	21％
易怒	20％
抑うつ	18％
幻覚	16％
興奮／攻撃性	16％
不安	15％
脱抑制	10％
上記のいずれか1つ以上	68％

Steinbergら[1]のデータから改編

> **Box 13-1　認知症の原因**
>
> 変性疾患
> - アルツハイマー病
> - レビー小体型認知症
> - 前頭側頭葉型認知症（ピック病）
> - パーキンソン病
> - ハンチントン病
>
> 脳血管性認知症（多発脳梗塞性認知症など）
> 物質乱用（コルサコフ脳症，吸入物質（エチレンなど））
> 薬剤（鎮静剤，抗コリン薬など）
> 中枢神経感染症（HIV，梅毒第3期，クロイツフェルト-ヤコブ病など）
> 外傷性（硬膜下血腫など）
> 代謝性疾患（重篤な内分泌異常，ビタミンB欠乏症など）
> 中枢神経腫瘍（原発性，転移性）
> 正常頭蓋内圧水頭症

者背景に依存する．高齢者においては，アルツハイマー病と血管性認知症が，大多数を占める．認知症では原因疾患が何であれ，コンピューター断層撮影（CT）または磁気共鳴画像（MRI）では皮質溝の開大と脳室の拡大を伴う脳萎縮がみられるのが典型的である．したがって，アルツハイマー病と血管性認知症の鑑別診断において神経画像診断は通常信頼性が高くない．アルツハイマー型認知症と血管性認知症は，しばしば併存し，さらにそれら2者を鑑別することには今のところ実質的な治療的意義がない．若年成人において，最も一般的な認知症の原因は，脳損傷，アルコール依存症とHIV／AIDS（Box 13-1 参照）である．

抗コリン作用を有する医薬品：認知症・せん妄との関連

> **Box 13-2　抗コリン作用を有する代表的な薬物**
>
> Amitriptyline（すべての三環系抗うつ薬）
> Benzotropine（訳注：パーキンソン病治療薬；未承認）
> Codeine
> Colchicine
> Diazepam
> Digoxin
> Diphenhydramine
> Meperidine（塩酸ペチジン［麻薬性鎮痛薬］）
> Olanzapine
> Oxybutynin
> Paroxetine
> Prednisolone
> Warfarin

　脳内アセチルコリンの低下は，アルツハイマー型認知症とせん妄に関連している．さらに，脳内アセチルコリンは年齢と共に減少する．多くの薬物が臨床的に問題となりうる抗コリン作用を有していることがよく知られている（diphenhydramine；レスタミンコーワ®・ベナ®，oxybutynin；ポラキス®，amitriptyline；トリプタノール®，など）．しかし，単独での抗コリン作用は強くないが，併用されることで抗コリン作

用が明らかになる薬剤も多い（prednisolone；プレドニン®, olanzapine；ジプレキサ®, meclizine ［訳者監注：抗ヒスタミン作用も有する乗り物酔い止め，米国の市販薬の成分］）．抗コリン作用を有する薬剤の数が多いほど，興奮・せん妄・錯乱の起きる可能性は高くなる（Box 13-2参照）．

症例に気づくための戦略

認知症の鑑別診断において考慮すべき重要な疾患ないし状態は，せん妄，うつ病と加齢に伴う正常範囲内の記銘力低下である．

認知症 vs せん妄

せん妄と認知症は，いずれも認知機能障害と錯乱を呈し，幻覚，妄想と失禁を生じうる．しかし，せん妄は，急激な発症，経過中の症状の動揺，意識障害の存在によって，認知症とは識別できる．しかしながら，認知症患者は，軽症の感染症や小手術でもせん妄に陥りやすいため，せん妄と認知症はよく併存する．

認知症 vs うつ病

併存症がない典型的なうつ病は，通常の診断基準によって認知症と容易に鑑別できる．うつ病では，気分の障害が前景に立ち，認知機能の障害は認知症ほど目立たない．例えば，高齢のうつ病患者は，認知機能の低下を自覚しているため物忘れを訴えることが多いが，認知症患者は認知機能の低下に普通気づいていない．うつ病患者は訴えがより多く，精神機能検査に対しては「解らない」と答えるか全く答えない傾向があるが，認知症患者は，洞察力と認識能力に欠け，精神機能検査では平気で誤った答えをする．発症早期の認知症患者では，社交的技能が保たれているため，答えが解らないことをごまかすことがある．夜に錯乱が悪化することは一般的である．認知症患者は，通常自分の認知機能障害を自ら訴えない；むしろ，患者に近しい人達が認知障害を指摘するのが常である．見当識障害，失禁と歩行障害は，うつ病では見られない．

問題は，両疾患の併存（overlapping syndromes）が非常によく見られることである．うつ病で軽い認知機能の障害を伴う事例と，認知症で軽いうつ状態を伴う事例と，認知症とうつ病の両者を併発している事例との鑑別は，困難き

わまりない．うつ病と認知症とでは，無感情，易怒，情緒不安定，睡眠障害，摂食障害など，共通した症状が多い．認知症と診断されている患者にうつ病の診断を下すことも難しい．一般に認知症患者は認識能力低下や言語機能障害のために症状が過少報告されやすい一方で，介護者は患者の抑うつ症状を過度に報告しがちだからである．「うつ病性仮性認知症」という概念（すなわち，高齢者のうつ病は認知症に症状が似ている）は介入研究では支持されていない．過去の介入研究において，明確な認知機能障害を有するうつ病患者群において，抗うつ薬は気分と活力を高めたが認知機能障害は改善しなかった．この結果は，この患者群においてはうつ病と認知症の2つの疾患が併存していることを示唆するものである．うつ病の症状と認知症の症状の両方を有する患者においては，経験的にはまず抗うつ薬で治療を開始し，食欲・睡眠・情動・易怒の反応を観察することが妥当であろう．抗コリン作用を有する抗うつ薬の使用は，認知機能障害を有する患者において錯乱を増悪させる懸念があるため，通常避けるべきである（本章既出「抗コリン作用を有する医薬品：認知症・せん妄との関連」を参照）．

認知症 vs 加齢に伴う記銘力低下

　認知症と同様に，正常な記銘力低下は，加齢とともに頻度が高くなる．加齢に伴う正常範囲の記銘力低下を示す人達は，多くの認知症患者とは対照的に，物忘れを十分自覚している．彼らは精神機能検査に対して，名前を思い出すためにヒントを必要とすることがあるものの，通常は正解を答える．彼らの気分は正常で，認知症に伴う症状（失語，失行，失認，失禁など）を認めない．認知症とうつ病・加齢に伴う記銘力低下との鑑別を，表13-2にまとめる．

表 13-2　認知症，うつ病および加齢に伴う記銘力低下の特徴の比較

	認知症	うつ病	加齢に伴う記銘力低下
物忘れの自覚	なし	あり，よく訴える	あり
質問への答え	しばしば不正解	「解らない」と返答する	たいてい正解
気分	正常または変化あり	抑うつ的	正常

認知症のスクリーニング

　現行の米国予防医療サービス専門作業部会（USPSTF）は，「高齢成人に対して，ルーチンに認知症のスクリーニングを行うことの是非は，エビデンスが不十分のためコメントできない」と結論している[2]．これは，米国神経病学会[3]やカナダ予防健康管理に関する専門作業部会[4]の勧告と同様であり，不特定の母集団内ですべての高齢成人をスクリーニングすることが疾患の経過を変化させるというエビデンスが不十分であることに基づいている．USPSTFは，いくつかのスクリーニング検査は，認知機能障害と認知症を拾い上げるという点でまずまずの感度を有するが，特異度が低いことを見出した．すなわち，その検査の陽性予測値は限られたものだ，ということである．このことは，大きな不特定の母集団をスクリーニングした場合に多くの偽陽性が生じることを意味する．しかしながら，有症状であるか認知症の高リスクであると考えられる患者を評価した場合，スクリーニング試験の特異度は増加すると予測される．

　Mini Mental Status Examination（MMSE）は，認知障害のスクリーニング試験として最もよく研究・評価されている方法である．MMSEの精度は，対象の年齢と教育水準に依存している．その他のスクリーニング検査 ― Functional Activities Questionnaire（FAQ），MiniCog，改訂版MMSE，時計描画検査，Short Portable Mental Status Questionnaire，the 7 Minute Screenなど ― は，有望であるが，プライマリ・ケア受診者を対象とした更なる評価が必要である．前記のごとく，これらの検査は感度こそ高いものの陽性予測値は満足すべきものではない．しかし，高い感度ゆえ認知症の除外に有用となる可能性がある．ある患者集団の認知症有病率が10%で，ある認知スクリーニング検査の陽性的中率が約40～50%であると仮定すると，陰性的中率は95%を超えることになる．このスクリーニング検査は認知症の診断においては信頼性が低いかも知れないが，検査が陰性であれば認知症が除外できることを強く示唆する．

　認知機能スクリーニング検査で認知症が疑われる場合は，機能的能力に焦点を合わせて追加の既往歴を聴取すべきである．配偶者や他の家族に，患者が日常生活の活動を行う能力（運転，小切手の管理，お金の支払い，安全に料理できるか否か，身繕いがちゃんとできるか，など）について丁寧に質問することで，他の方法よりも早期に認知症の徴候が確認できる．

治　療

　治療可能な認知症の原因で最も多いものは，医原性である．すなわち，高齢者をはじめとした有害な中枢神経系（CNS）副作用に影響されやすい患者に，認知機能を損なう医薬品が処方されることである．よくある原因薬剤は抗コリン作用を有する医薬品，鎮静作用を有する抗ヒスタミン薬，医療用オピオイド，ベンゾジアゼピン系薬剤である．

　患者が若いほど，治療可能な，または可逆性の認知症の原因を徹底的に検索すべきである．若い患者では，治療可能な原因の頻度が，より高いからである．認知症を呈する青年と若年成人においては，吸入剤乱用を考慮すべきである．アルツハイマー病と血管性認知症が認知症の多くの原因である高齢患者においても，甲状腺刺激ホルモン（TSH），梅毒検査（蛍光トレポネーマ抗体：FTA），ビタミン B12 と葉酸の血清レベルを確認することは，合理的である．高齢者において，画像診断検査は，一般的には，転倒の既往歴のある（硬脳膜下血腫を除外するため）患者，身体所見にて局所神経病学的所見を持つ患者，または脳腫瘍，転移癌または正常圧水頭症が疑われる患者に限るべきである．

　認知症の併存症には，うつ病，精神病，問題行動，自殺企図，摂食困難と栄養失調，失禁などがある．認知症患者のうつ病は，抗うつ薬で治療されるべきである．認知症患者は中枢神経系副作用が起こりやすい傾向があるので，通常服用量より少量で処方を開始する．三環系抗うつ薬は，その抗コリン作用が認知機能障害を悪化させる可能性があるので，通常は使用を避けるべきである．

　興奮，攻撃性，精神病は，心理的問題だけでなく身体的な損傷も生じる可能性があり，患者自身を狼狽させ，介護者にとっても大きなストレスとなる．介入がうまくいかない場合，このような行動はナーシング・ホームへの入所，入院，時にはより長期の施設収容に結びつく．しかしながら，興奮は症状であって診断ではないので，興奮に対して即座に抗精神病薬またはその他の薬物で治療すべきではない．認知症患者は，原因の発見に必要な情報を認識したり，憶えていたり，伝えることができない．そのため，内科医は，見逃しやすい要因をも念頭に置いて，興奮の原因を徹底的に吟味すべきである．患者は，痛みに苦しんでいる場合もあるし，発熱しているかも知れないし，せん妄状態であったり，抑うつ状態だったり，精神病的であったり，薬の副作用（アカシジアな

ど）を経験しているのかもしれないし，あるいは，環境の変化に反応していたり介護者と葛藤状態にあるのかもしれない（虐待を受けている可能性すらある）．

長年，抗精神病薬は認知症患者に対して，広く処方されてきた．特にナーシング・ホームでは，患者を「薬物的身体拘束」するために，抗精神病薬が乱用されているのではないかという点に懸念が持たれてきた．最近あった2つのニュースは，高齢認知症患者における抗精神病薬の使用に対して，大きなインパクトを与えた．第1に，米国食品医薬品局（FDA）がすべての抗精神病薬に対して出した「ブラックボックス警告；最も重大な警告」[5]，第2に，CATIE-AD臨床試験の初期結果で3つの非定型抗精神病薬がプラセボに対して有用性を証明し得なかったと報告されたことである[6]．

2005年に，FDAは「非定型抗精神病薬で治療された認知症関連の精神病を有する高齢患者は，プラセボと比較して死亡のリスクが増加する．」と発表し，抗精神病薬の「認知症関連の精神病」に対する適応を承認しない，とのブラックボックス警告をすべての抗精神病薬に追加した．この声明は，FDAが行った，認知症関連の問題行動を有する高齢患者に対する非定型抗精神病薬の有効性を調査したプラセボ対照試験のレビューに引き続いて発表された．FDAのレビューに含まれた17臨床試験のうち，15試験（対象患者5106名）ではolanzapine（ジプレキサ®），aripiprazole（エビリファイ®），risperidone（リスパダール®など），quetiapine（セロクエル）により死亡率が有意に増加した[5]．（clozapine［未承認］やziprasidone［未承認］に関しては，上述の薬剤と比較しうる高齢者を対象としたデータはなかったが，FDAはこれらの薬剤に対しても同じ警告を記載するよう命じた．）

『アルツハイマー病に対する抗精神病薬の介入効果に関する臨床試験』（Clinical Antipsychotic Trial of Intervention Effectiveness study for Alzheimer disease：CATIE-AD）では，精神病，興奮，攻撃性またはアルツハイマー型認知症を有する421人の高齢外来患者をプラセボ，olanzapine，quetiapine，risperidoneの4群に割り付け，最長36週間治療を継続した．改善率は4群の間で有意差がなかった．全体での総治療中断率は12週目で63％，36週目で82％であった．

我々は，CATIE-ADの所見やFDAのブラックボックス警告を拡大解釈した

り，それらに過剰反応したりしないように強く注意を喚起したい．我々は，下記の条件でこれらの薬剤を使用し続けている：

- 抗精神病薬が処方開始される前後とも，患者の置かれている環境や行動への介入がなされていること．
- 臨床的に真に必要な時だけ，抗精神病薬を使用する（すなわち，睡眠薬としてではなく抗精神病薬として）．
- 抗精神病薬を使用する場合は，最少の有効量で短期間使用する．
- 使用する薬剤に期待する効果を明確にしておき，その効果が得られない場合は薬を中止する．
- インフォームドコンセントを書類に残す．精神病的な認知症患者の場合には，家族またはその他の適切な意思決定代理人から得ることになるだろう．

コリンエステラーゼ阻害薬は，アルツハイマー病の発症早期に開始されれば，認知機能にいくぶん好影響を与える可能性がある．その有効性は，せいぜい「中等度」というところで，認知機能低下を予防することはなく，進行を 12 〜 18 カ月遅らせるか症状を安定させることにあるようだ．コリンエステラーゼ阻害薬に分類される薬剤は一般に，認知症の精神医学的併存症に影響をほとんど及ぼさない．異なるコリンエステラーゼ阻害薬を直接比較した臨床試験は限られているが，有効性に差がないことが示唆されている．さらに，薬剤が中止されると，いかなる利益も失われることが示唆されている[7]．よく起こる間違いは，コリンエステラーゼ阻害薬の治療を受けている患者に対してジフェンヒドラミンなどの抗コリン作用を有する薬剤を処方してしまうことである．これではコリンエステラーゼ阻害薬の利益が相殺されてしまう．抗コリン活性を有する薬物が処方されていないか注意深く確認することが重要である（本章既出，「抗コリン薬：認知症・せん妄との関連」を参照）．

FDA が承認した新規の認知症治療薬は memantine（訳者監注：NMDA 受容体拮抗薬）で，これはコリンエステラーゼ阻害薬とは異なった作用機序を有する．Memantine は，プラセボと比較して，ごくわずかに症状を軽減することが示されている．

■せん妄

　せん妄の典型例では，短期間で発現する意識水準と認知機能の障害がみられる．症状は時間単位で変動する．しばしば比較的正常な意識レベルの合間に，ひどく錯乱する時期が繰り返し出現する．意識水準は，傾眠・昏迷から興奮・過覚醒まで様々である．せん妄患者は，注意を集中し，持続し，転導する能力が低下しており，時間・場所・状況に関して見当識を失っている．記憶障害もよくみられ，特に近時記憶の障害が著明である．知覚障害としては，幻覚または錯覚（認知は正確だが解釈を誤っている）がみられる．幻視はとりわけよくみられるが，他のすべての感覚においても幻覚は生じ得る（聴覚，触覚，嗅覚，味覚）．睡眠覚醒周期は，睡眠の昼夜反転（すなわち，患者は日中に眠って，夜に起きている傾向がある）と中途覚醒で乱れている．情動の不安定さもよくみられ，せん妄患者の行動は全く予測困難である．集中治療室（ICU）では，予告なく（時には予感されることすらなく），せん妄患者が介護者を襲ったり，生命維持のためのチューブやラインを抜去したりする可能性がある．せん妄は，興奮したり，攻撃的であったり，精神病的言動を認める患者では発見が容易であるが，「低活動性せん妄」の患者，すなわち静かではあるが錯乱状態にある患者では，しばしば見逃される．せん妄の診断は，小児においてもよく見逃される（例えば，子供の幻覚は，「正常な空想」であると解釈されたりする）．

　せん妄は，患者の見当識，注意力，記憶，知覚障害，意識水準，行動といった項目に関する，ベッドサイドでの精神機能検査によって診断される．脳波（EEG）はほぼ全例で異常を示し，全般性の徐波化を示すが，脳波所見からせん妄の原因診断には至らない．患者の病歴と疑われる病因（Box 13-3参照）に応じ，診断のための検査を行う．

　脆弱な高齢の患者（特に認知症またはその他の脳疾患に罹患している人々）は，軽度の感染症（例えば，併存症を伴わない尿路感染症）でもせん妄状態を呈することがあるが，若くて健康な人ではこうしたことは起こりえない．「ICU精神病」というものも存在しない．ICUへの収容患者の多くはせん妄状態にあるが，そのせん妄はICUに入室することになった疾患や損傷，またはICUで処方された薬物や手術の副作用などによって生じているものである．いかなる不慣れな環境もせん妄患者の苦痛をさらに増す可能性があるが，ICUの環境そ

> **Box 13-3　せん妄の主な原因**
>
> 医薬品
> 物質乱用：中毒または離脱症状
> 感染症
> - 中枢神経感染症
> - 敗血症
> - 感受性の高い患者における軽度の感染症（尿路感染症など）
>
> 代謝性疾患
> - 電解質異常
> - ビタミン欠乏
> - 低血糖
> - 低酸素
> - 尿毒症
> - 肝性脳症
> - 重篤な内分泌異常
>
> 外傷（脳損傷，硬膜下血腫，くも膜下出血など）
> 血管性（脳卒中，血管炎など）
> 腫瘍性（原発性中枢神経腫瘍，転移性腫瘍，傍腫瘍症候群など）
> 炎症性疾患（SLEなど）

のものがせん妄を生じさせるわけではない．

せん妄は，疾患罹患率と死亡率に影響を及ぼしている．せん妄は，入院期間を延長させ，入院中および退院後のいずれにおいても死亡率を上昇させる．患者は，気管内チューブを自己抜管したり，その他生命維持に不可欠なチューブやラインを抜去したりする可能性が高く，治療にも非協力的で，しばしば衝動的かつ無差別に介護者に対して攻撃的になる．重篤なせん妄は，けいれんまたは昏睡に結びつく可能性がある．多くのせん妄患者が体験する激しい情緒や，錯乱や恐怖は，自殺企図につながる場合がある．病院に種々の安全介入手段が導入される以前には，せん妄は内科病院における自殺の最も一般的な原因であった．せん妄の長期併存症として，外傷後ストレス症状と持続性の認知機能障害が含まれる．

症例に気づくための戦略

せん妄の鑑別診断には，認知症，統合失調症と双極性障害（表13-3参照）が含まれる．せん妄を装った詐病は，非常に稀である．既往歴と患者が置かれている設定・状況から，通常正しい診断に到達できる．意識水準が変化しているのは，これらの診断のなかで唯一せん妄だけである．発症時期は通常最近である；一方，認知症，統合失調症と双極性障害は，慢性疾患である．認知機能障害と失禁は，せん妄と認知症では認められるが，統合失調症と双極性障害では認められない．幻覚と妄想は，どの疾患でも生じる可能性があるが，せん妄と認知症の場合は内容が単純である傾向があり，統合失調症患者で見られるほど緻密に構成されていたり奇抜であったりはしない．すでに述べたようにせん

表 13-3　せん妄，認知症，統合失調症，双極性障害の特徴の比較

	せん妄	認知症	統合失調症	双極性障害
意識状態	変動	正常	正常	正常
認知機能障害	あり	あり	なし	なし
幻覚・妄想	一過性，単純	単純	持続的，精巧，奇抜	持続的，精巧，気分に合っている
経過	突然発症，変動する	以前から認められる	以前から認められる	以前から認められる
脳波所見	全般性の徐波化	様々	正常	正常
失禁	しばしば	しばしば	稀	稀

妄患者の脳波所見は全般性の徐波化を認めるのに対して，統合失調症と双極性障害の脳波所見は正常であり，認知症の所見は様々である．

　せん妄には種々の多様な原因があるが（Box 13-3 参照），30歳のアルコール依存症のせん妄と，85歳のナーシング・ホーム入居者とのせん妄では，優先して鑑別すべき原因疾患は異なる．もちろん両者に共通する鑑別疾患もある（例：肺炎など）．一般原則の1つは，『緊急に介入を要する原因をなるべく速やかに同定すること』である．

治　療

　せん妄の治療管理は，まず可逆性の原因がないか検索することから始まる．原因が突き止められて，それ自身が治療・調整しうるものであっても，実際にせん妄が回復するまでにいくらか時間がかかることがある．その場合には，せん妄自体への治療が必要となることがある．可逆的な原因が確認されない場合も，せん妄への治療が必要となる．

　せん妄治療の第一選択薬は，神経遮断薬のhaloperidol（セレネース®など）である．経口的，筋肉内または経静脈使用が可能である（FDAは，haloperidolの経静脈的使用を承認していない）．下に示す理由から，初期投与量はごく少量（例えば0.5～1 mgを12時間ごとに）から始めるのがよい．低用量の

haloperidol にも非常によく反応する患者が存在する．Haloperidol の副作用で最も多いのは，ジストニアとアカシジアを含む錐体外路徴候である．アカシジアで見られる「落ち着かない感じ」は，せん妄によって起きる興奮と区別するのが非常に困難なことがある．それ故，投与量が多すぎると，副作用として生じたアカシジアを誤解し，処方量が不十分である徴候として間違って解釈する可能性がある．その解釈に沿って処方が増やされると，かえって症状を悪くしてしまうことになる．次に，いくつかの脳疾患（例えば，HIV 関連認知症，びまん性レビー小体型認知症，パーキンソン病）では，神経遮断薬による錐体外路徴候が出現しやすい．最後に，haloperidol は時に心電図上の QT 延長を生じ，torsades de pointes を生じさせる可能性がある．Haloperidol の処方量を極力低用量に保つもう一つの理由に，重篤な患者は QT 延長を起こしうる薬物を既に処方されている場合が多いことがある．我々は haloperidol をごく低用量で開始することを勧めるが，その一方で極端な高用量（24 時間につき最高 1000 mg）を必要とするせん妄患者がいることも指摘しておかなければならない．

ベンゾジアゼピン系薬物は一般に，アルコールまたは睡眠導入剤からの離脱による場合を除き，せん妄治療の第一選択薬と考えるべきではない．薬物の離脱以外の原因によるせん妄患者は，ベンゾヂアゼピン系薬物によってより一層脱抑制的となったり攻撃的になったりといった奇異性反応を示す．副作用などのために十分必要量の haloperidol を服用できない患者には，lorazepam（ワイパックス® など）などの短時間作用型ベンゾヂアゼピン系薬物がしばしば併用される．この場合ベンゾジアゼピン系薬物は経口的，筋肉内または経静脈的に投与が可能である．Diazepam（セルシン®・ホリゾン® など）は lorazepam と同程度に有効であるが，確実な吸収が保証できないため，筋肉内投与は行うべきではない．

環境調整や認知的介入は見落されがちであるが，簡単でしかも有効である．不慣れな環境は，それ自体がせん妄を生じさせることはないが，患者が正気を保ち続けることを難しくする．普段眼鏡や補聴器を使用している患者は，それらの機器を使用できる状態に調整しておくべきである．難聴や視力低下があると，幻覚がより現実的に感じられ，周囲の環境が理解しにくくなるからである．患者が話すことができない場合，その他の何らかのコミュニケーション手段を

提供するべきである．身体拘束具は，近年連邦取締機関から使用しないよう強く勧告されてはいるが，せん妄患者が彼ら・彼女ら自身や他人を傷つけることから守り，治療に必要なラインやチューブを抜去したりしないようにするために必要となることが多い．せん妄の程度が軽い患者には，専属の介護者・スタッフを配置することで，患者を安全に防御し，失見当識に陥りやすい患者に定期的にオリエンテーションを行うことができる．睡眠は，出来る限り正常のパターンを保つように努める．そのためには，日中はなるべく患者を覚醒させて，夜間は睡眠の中断を避けることが必要である．十分な疼痛コントロールはせん妄の管理において非常に重要である．しかし，特に高齢者においては，高用量の医療用オピオイドは錯乱の原因になる場合がある．Meperidine（麻薬性鎮痛薬）は，重篤な興奮を伴うせん妄を起こす可能性があるので，せん妄患者での使用は避けるべきである．身体的に問題がなければ，車椅子での移動や散歩を勧めるべきである．最後になったがおろそかにしてはいけないのは，せん妄は一時的な状態である，と患者（たとえ彼ら・彼女らが理解できなさそうに見えても）と家族に説明することが非常に重要だということである．特にせん妄が顕著な精神病性症状と脱抑制的な行動を伴う場合，患者自身とその家族双方が「気が狂ってしまったのではないか？」とか，「脳に治らない障害を負ってしまったのではないか？」といった恐怖を抱く場合があるからである．せん妄に対する恐怖は，せん妄をさらに悪化させるのである．

■遅発性うつ病

DSM-IVには「遅発性うつ病」という診断名はないが，65歳以上の高齢者における大うつ病性障害には，以下の項で詳細に議論する重要な特徴がいくつかある．65歳以上の一般人口における大うつ病性障害の有病率は，2〜25％であると推定される；後者は施設に入所している患者群での割合であり，前者は地域社会で自立した生活を営んでいる高齢者における割合である．プライマリ・ケアの設定で大うつ病性障害をスクリーニングした場合，有病率は17〜34％であった．また，総合病院でスクリーニングを行った場合，なんらかの抑うつ症状の保有率は，25〜40％であった．

症例に気づくための戦略

　高齢者のうつ病を正確に同定して診断することは，その症状がうつ病に由来するのか他の問題によるのかの判別が難しいため，困難である．集中力が低下し，不眠と倦怠感を訴え，昔趣味だったことに興味を失っている慢性閉塞性肺疾患（COPD）患者が，酸素チューブを一日中着けていなければならない状態になってしまったので，『落ち込んでいる』気がする，と言ってきた場合を考えてみよう．集中力の低下，不眠，倦怠感といった身体症状が，うつ病によるのか COPD によるのかを確定するのは困難である．同様に，患者の活動性の低下や抑うつ状態が，うつ病を示すのか COPD による生活の質低下に対する正常な反応を示唆するのかを確定することも容易ではない．こういう調査を行う場合は，調査対象疾患以外の原因に由来する可能性がある症状をすべて除外する（除外的アプローチ）か，対象疾患でみられ得るすべての症状を真の原因に関わらず拾い上げる（包括的アプローチ）か, いずれかのアプローチを取る．我々は，後者のアプローチ（包括的アプローチ）を勧めたい．そのアプローチによってスクリーニングの感度が高くなり，早期にうつ病の診断と治療を促すことが出来るからである．包括的アプローチを用いると，前に例示した症例は，大うつ病性障害を有するリスクが高く，引き続いていかなるマネジメントが必要であるかを決定するために，更なる評価を受けるべきである，となる．

　老年患者のうつ病評価において最初に行うべき仕事の１つは，この症状が反復性の大うつ病性障害のうつ病エピソードなのか，それとも遅発性うつ病によるものなのかを確認することである．早期発症のうつ病と比較して，遅発性うつ病は認知能力低下と精神病症状を伴っていることが多い．

大うつ病性障害と診断したら，認知症のスクリーニングを！

　脳血管疾患と遅発性うつ病との関連を支持するエビデンスが増えている．一般地域社会における認知症を有しない高齢者のコホート研究で，頭部 CT により確認された白質病変を有する対象が抑うつ症状を有する割合は，CT で異常を認めない対象の３ないし５倍あることが示された．さらに, 遅発性うつ病（特に 70 歳以上の患者）患者を経過観察していくと，うつ病を有さない対照群と比較して，認知症を発症するリスクが高いことも示された．この事実は，年齢

と教育レベルが同等な場合，男性の方が女性より顕著である[8]．

　年齢を問わず高齢患者が抑うつ症状を示すとき，簡単な認知機能評価法を用いてスクリーニングすることはいくつかの点で適切かつ有益である．まず，MMSEやMiniCogのように感度が高い方法を用いてスクリーニングを行い，その結果が陰性の場合は，臨床医はその患者が認知症を有していない，とかなり高い確信を持つことができる．MMSEが異常値を示す場合，MMSEを経時的に行うことでその後の認知機能低下を評価できる．このような患者を引き続き経過観察していくと，認知症を発症するリスクが年余に渡って高いことが知られている．大うつ病性障害の認知機能に関する症状は，認知症のものとは異なる傾向がある．例えば，高齢の大うつ病性障害患者は，自分の認知機能が低下したことを自覚していることが多いため，記憶力の低下をよく訴えるのに対して，認知症患者では自らの認知機能の低下を自覚していないことが典型的である．その他の認知機能障害の相違は，本章既出項（「認知症 vs うつ病」）にて，より詳細に解説されている．

治　療

　多くのデータにより，遅発性うつ病患者の治療に対する反応は，より若年で発症したうつ病患者と同程度であることが示唆されている．しかしながら，遅発性うつ病患者集団の多様性を考慮すると，最も効果的な治療薬や治療アプローチを1つだけに決めるのは非常に難しい．高齢者へ抗うつ治療を行う上で覚えておくべき2つのことは，高齢者においても，より若い患者と同程度の処方量が必要であること，そして，多くの遅発性大うつ病性障害患者は，寛解を維持するために長期の治療を必要とすることである．抗うつ薬による治療に関する議論は，本誌の第4章および第5章に詳述されている．

精神療法

　精神療法は，高齢者においても，若い患者と同程度に有効で，特に中等症から軽症の抑うつ症状を有する患者の初期治療法として良い適応となりうる．エビデンスのほとんどは認知行動療法に関するものであるが，これがその他の精神療法（特に対人関係療法と精神分析療法）が無効であると拡大解釈されることに著者らは異を唱えるものである．一般に，高齢者のコホート調査において

は，ある精神療法が他の方法に対してより有効であるかどうかはこれまで十分検討されていない．著者らの経験では，良い精神療法家が治療を行えば，高齢患者も若い患者と同様に，種々の治療法に反応すると考えている．

KEY POINTS

- 認知症，せん妄，うつ病（老年精神医学の3つのD）は，高齢患者ではしばしば併存するので，診断治療においては併行して考慮・検討されるべきである．
- 認知症のスクリーニングは，発症リスクが高い症例を対象に行うべきで，すべての高齢者に行うべきではない．
- 認知症では，神経精神症状はよくみられ，認知機能の症状より治療反応は良好である．
- 患者が服用する抗コリン作用を有する薬物の数は最小限にする．
- 遅発性うつ病は，しばしば認知症の発症に先行する．

REFERENCES

1. Steinberg M, Sheppard JM, Tschanz JT, et al. The incidence of mental and behavioral disturbances in dementia: the cache county study. *J Neuropsych Clin*. 2003;15(3):340-345.
2. Screening for dementia in primary care: a summary of the evidence for the US Preventive Services Task Force. *Ann Intern Med*. 2003;138:927-937.
3. Petersen RC, Stevens JC, Ganguli M, et al. Practice parameter: early detection of dementia: mild cognitive impairment (an evidence-based review). *Report of the Quality Standards Subcommittee of the American Academy of Neurology Neurology*. 2001;56:1133-42.
4. Patterson CJ, Gauthier S, Bergman H, et al. The recognition, assessment and management of dementing disorders: conclusions from the Canadian Consensus Conference on Dementia. CMAJ. 1999;160:S1-15.
5. US Food and Drug Administration. FDA issues public health advisory for antipsychotic drugs used for treatment of behavioral disorders in elderly patients. FDA Talk Paper T05-13. Rockville, MD: US Food and Drug Administration;April 11, 2005.
6. Schneider LS, Tariot PN, Dagerman KS, et al. Effectiveness of atypical antipsychotic drugs in patients with Alzheimer's disease. *N Engl J Med*. 2006;355:1525-1538.
7. Trinh N-H, Hoblyn J, Mohanty S, et al. Efficacy of cholinesterase inhibitors in the treatment of neuropsychiatric symptoms and functional impairment in Alzheimer disease: a meta-analysis. *JAMA*. 2003;289: 210-216.

8. Fuhrer R, Dufouil C, Dartigues JF. Exploring sex differences in the relationship between depressive symptoms and dementia incidence: prospective results from the PAQUID study. *J Am Geriatr Soc.* 2003;51(8):1055-1063.

KEY REFERENCES

Ayalon L, Gum AM, Feliciano L, et al. Effectiveness of nonpharmacological interventions for the management of neuropsychiatric symptoms in patients with dementia: a systematic review. *Arch Intern Med.* 2006;166(20):2182-2188.

Ballard C, Waite J. The effectiveness of atypical antipsychotics for the treatment of aggression and psychosis in Alzheimer's disease. *Cochrane Database Syst Rev.* 2006;1:CD003476.

Boeve BF. A review of the non-Alzheimer dementias. *J Clin Psychiatry.* 2006;67(12):1985-2001; discussion 1983-1984.

Erlangsen A, Zarit SH, Tu X, et al. Suicide among older psychiatric inpatients: an evidence-based study of a high-risk group. *Am J Geriatr Psychiatry.* 2006;14(9):734-741.

Fischer C, Bozanovic R, Atkins JH, Rourke SB. Treatment of delusions in Alzheimer's disease-response to pharmacotherapy. *Dement Geriatr Cogn Disord.* 2006;22(3):260-266.

Inouye S. Delirium in older persons. *NEJM.* 2006;354:1157-1165.

Lacasse H, Perreault MM, Williamson DR. Systematic review of antipsychotics for the treatment of hospital-associated delirium in medically or surgically ill patients. *Ann Pharmacother.* 2006;40(11):1966-1973.

Mitchell AJ, Subramaniam H. Prognosis of depression in old age compared to middle age: a systematic review of comparative studies. *Am J Psychiatry.* 2005;162(9):1588-1601.

Reynolds CF III, Dew MA, Pollock BG, et al. Maintenance treatment of major depression in old age. *N Engl J Med.* 2006;354:1130-1138.

Schmitt FA, Wichems CH. A systematic review of assessment and treatment of moderate to severe Alzheimer's disease. *Prim Care Companion J Clin Psychiatry.*2006;8(3):158-159.

Selwood A, Johnston K, Katona C, et al. Systematic review of the effect of psychological interventions on family caregivers of people with dementia. *J Affect Disord.* 2007;101(1-3):75-89.

Tune LE. Anticholinergic effects of medication in elderly patients. *J Clin Psychiatry.* 2001;62(21):11-14.

14 Organic and Other Disorders 器質性とその他の障害

精神障害患者における医学的に説明困難な症状
Medically Unexplained Symptoms in Patients with Psychiatric Disorders

■医学的に説明困難な症状と内科医

精神障害患者は，身体的（医学的，身体的）症状を訴えて，プライマリ・ケア医や一般内科の外来を訪れることが多い．身体症状は，基礎にある精神疾患の徴候である場合もある．患者が，医学的に説明困難な身体症状を訴える場合，その症状が"身体疾患"あるいは"精神疾患"の何れか一方に起因するものであると決定するのが，医師の責務であるという考えにとらわれている臨床医が多い．このような"二者択一"のアプローチは，次のようないくつかの危険性をはらんでいる．まず第一に，患者は精神疾患と身体疾患の両方に罹患しており，それらが相互に作用して病状を悪化させている可能性がある．第二に，このような"二者択一"のアプローチでは，「精神疾患さもなければ身体疾患」という誤った二項対立の発想に陥り，患者の症状と，その症状が患者の生活に与える影響とを一体化して検討することができない．さらに，これが最悪の危険性であるが，"二者択一"のアプローチでは，広範な医学的検査を非効率的に実施することとなり，しかも結論が得られない．このような二者択一のアプローチを採用した場合，医師は「何処も悪いところはありません．あなたの訴えている身体症状は，あなたの頭の中，あなたの考えの中だけに存在するものに違いありません．」などと患者に対してひどい発言をする可能性がある．このような極端な行動が，臨床医の典型的な行動ではないにしても，二者択一のアプローチでは"精神疾患さもなければ身体疾患，身体疾患さもなければ精神疾患"という二項対立（"psyche-soma" dichotomy）の危険性が存在することを示している．医学的検査が陰性であるという理由だけで，精神疾患であると診断された患者はいないはずである．

内科医が，原因が精神疾患であるか，あるいは身体疾患であるかが判明しな

い身体症状に遭遇したときに取るべき最善の方法は，原因がはっきりしないことを率直に患者に告げることである．症状を精査し，その症状が患者に与えている影響を理解した場合でも，原因がはっきりしないことはよくあることである．このように広い視野に立ち，オープンに患者に接することは，身体表現性障害患者の診察に適する．身体表現性障害については，「医学的に説明困難な症状に対する5段階の臨床アプローチ」の項に記載する．

医学的に説明困難な症状（medically unexplained symptoms；MUS）を有する患者は一般的に多く見られ，臨床医はそれに慣れてはいるものの，多くの難題が存在する．このような患者は，多数の臓器において極めて多様な症状を訴えることが多く，またその症状は，患者自身による説明を聞いてもあいまいであり，他の症状のパターンの一部だとしても奇妙なものであることが多い．MUSを有する患者の多くが，その症状には見合わない重症度の機能障害を示す．このような患者では他の患者に比べて，診察にも時間がかかり，救急外来受診，入院，診断および治療的介入の頻度が高く，医療資源が多く費やされる傾向がある．またMUSを有する患者の多くが，補完代替医療に頼っている．このこともまた新たな問題となり得る．何故なら，これらの患者では，薬物療法やその他の治療法の副作用に対する感受性が異常に高く，かつ標準の治療法が奏効しない率が高いからである．上記の要因すべてが，患者-医師関係に大きな緊張を生じさせ，診療内容に不満を持つ患者たちは，"ドクターショッピング"を繰り返すことが多い．

とはいえ幸いなことに，医学的に説明困難な症状を示す患者の大部分が，このような問題を示しているわけではなく，またこのような患者のすべてが，心理学的要因あるいは精神科診断によって説明される症状を示すわけではない．MUSを有する患者のすべてではないにしても，その一部には，身体表現性障害（本章で後述）である者もいる．その他に，パニック障害や大うつ病性障害など顕著な身体症状を伴う別の精神障害，あるいは確定診断されていない身体疾患によって説明できる症状もある．

■重要な概念と用語

疾患に対する反応および"病者役割"

　患者が疾患を経験し，それにどのように反応して自らの疾患について他人に説明するかは，その患者を取り巻く文化，社会，家族，個人的経験および習慣によって様々な影響を受ける．社会学者であるタルコット・パーソンズ(Talcott Parsons) は，"病者役割 (sick role)"とは，患者が病気であると考えられることで，非難を受けることなく，通常の社会的義務や責任（例えば，仕事，家庭，学校）から免除されるという概念であると説明している．患者によっては，病者役割を，これ幸いと受け入れ，それにどっぷりと浸かって，病者役割を止めなければならない時がきても，止めることに抵抗する者もいる．これは，例えば病者役割に浸かることにより，虐待関係あるいはストレスの多い仕事から逃避できるという安堵が得られる，身体化の表出パターンを家庭内で学習した，あるいは小児期に親から虐待を受け，面倒を見てもらえず，親からの愛情が得られたのは，病気の時のみであったというような，多くの多彩な心理社会的要因の結果である可能性がある．疾患に対する正常な反応では，病者役割に浸ることは，適応であって，病的なことではない．実際，病者役割を担うべき場合にそれを拒否することは（例えば，心筋梗塞罹患後において，冠動脈疾患の症状を否定して仕事を続けるなど），不適応な精神的反応であることが多い．本章で後述するすべての身体表現性障害では，患者は病者役割に固執し，多彩で異常な疾病行動（例えば，ドクターショッピング）を取る．

身体化

　"身体化（somatization）"という用語は，いくつかの異なる，ただし重複するところもある流儀で使用されているが，身体化とは，概して心理社会的ストレスを，身体的症状のかたちで体験し，訴える傾向があることと言われており，その結果，症状の原因が，誤って精神科以外の身体疾患にあるとされることがある．身体化は，一過性のものから，慢性のものまであり，ストレスに対する正常な反応である場合もある．身体化は，文化によって様々な形をとって表出し，身体表現性障害の一部であったり，他の精神障害（例えば，気分障害，不安障害，精神病性障害）の一部である場合もある．身体化は，医師が患者の苦

痛を安易に身体疾患の観点からのみ捉えて，無益な診断と治療を延々と繰り返す場合などにも起こり，医原性であることさえある．身体化を呈する患者は，正常（および異常）な身体的感覚を過剰に感知し，それに対して過剰に反応する傾向がある．これは，"身体感覚増幅現象（somatosensory amplification）"と呼ばれ，身体的感覚一般に対して過度の警戒心を持ったり，ある特定の感覚に選択的に焦点を当てて増幅したり，認知反応および情動反応が身体感覚を一層増幅し，さらに警戒心，不安などを抱かせる．身体化を示す患者の多くが，身体化を示さない患者に比べて，ストレスあるいはストレス要因が身体症状に影響を及ぼす可能性があるという認識が少ない．このような相違点は，医学的に説明困難な身体症状を示す患者を問診する際に有用である．何故なら，"ストレス"がその身体症状の原因であると絶対に考えたがらない患者に対しては，医師は，その患者に身体化がある程度存在すると判断できるからである．

医学的に説明困難な症状に対する5段階の臨床アプローチ

医学的に説明困難な症状を有する患者に対するアプローチを概念化する際の指針として，5つの基本原則がある．第一の原則は，身体症状を示す患者では，身体的な原因を最初に除外することだけで，その症状が精神的な原因によると推論できないこと．我々医師の身体的原因を除外する能力は，完全とは言い難く，確実ではない．除外による診断は，"二者択一"の概念を育て，その結果，医師は，患者の身体症状の原因として，身体的な原因と精神心理学的な原因の双方が存在する可能性を見落としてしまう．精神疾患の診断を下すためには，精神的な機能障害があるとする何らかの根拠が必要である．

第二に，その症状が，器質的な身体疾患であると明らかに認められる場合でも，患者の訴える身体症状およびその結果生じた障害が，認められた器質的疾患から予想される程度を遥かに超えており，認められた器質的疾患だけでは十分に説明できないことが多い．症状の増幅現象は，身体化で高頻度に見られる特徴である．患者の症状を医学的に説明できたとしても，その患者が精神疾患にも罹患している可能性があることを除外するものではなく，その精神疾患が，身体症状の原因であるかもしれないことに医師は留意すべきである．

第三に，疾患の原因は生物学的要因と精神心理学的要因と社会的要因の相互作用によることが多く，症状が身体医学の原因であるか，あるいは心因性のも

のであるかを追求しても，そのことは解明されないので，このような追求は必要ない．"精神疾患さもなければ身体疾患，身体疾患さもなければ精神疾患"という二項対立の危険性を回避することにより，医師と患者は，症状に影響を及ぼしている可能性のあるすべての要因を，身体症状の原因として受け入れることができる．

　第四に，医学的に説明困難な症状を呈する患者の診断に際しては，症状の重症度，機能障害の程度，慢性化の有無，併存する疾患，および医療の利用度を多次元的に考慮に入れるべきである．症状に対する患者の反応（あるいは過剰反応）の仕方や，症状が患者に与える影響の程度（症状に見合うものか，見合わないものか）は，病因や生物心理社会的影響を特定することよりも，身体化の診断の良い指針となる．

　最後に，身体化傾向，つまり精神的ストレスを，身体症状として訴える傾向は，正常なものから，極めて病的なものまで，連続的なスペクトラムとして存在している．正常な人でも，例えば月曜日に仕事で発表しなければならない場合，そのことが心配で，日曜の晩は"病気"になることがある．一方病的な身体化を呈する患者は，常にストレスを身体症状として訴える．

■身体化障害

　身体化障害（somatization disorder；SD）は，身体化スペクトラムの中で最も重症で病的なものである．身体化障害患者は，30歳未満，通常は10代で始まった多数の身体愁訴の病歴を有し，それは数年間に渡って持続しており，その結果多数の医師から同時に治療を求め，ドクターショッピングを繰り返し，polysurgery（繰り返し手術を受ける）やpolypharmacy（何種類もの多数の薬を使用する）に陥る．このような患者は典型的には，"positive review of systems"（あらゆる臓器系統の異常を訴える患者）として知られている．このような患者の身体症状は曖昧で，通常は芝居がかった誇張した性質の愁訴である．通常は同時に対人関係における機能障害も起こる．物質乱用，抑うつ，不安およびパーソナリティ障害（特に演技性パーソナリティ障害）が多く見られる．このような患者は，病者役割（sick role）にどっぷりと浸かった患者である．症状は増悪と軽快を繰り返すが，本質的に慢性の精神障害である．疫学調査

では，一般人口における身体化障害の有病率は 0.1～0.5％であると示されているが，身体化障害患者が，プライマリ・ケアおよび他の医療機関の受診者に占める割合は遥かに多く過剰な負担になっている．身体化障害の病因には多数の要因が関与している[1, 2]．身体化障害患者の大部分において，その小児期はひどいもので虐待を受けた経験があり，そのような患者では，小児期の病者役割の体験は，愛情を込めた世話を受けることができる稀な一時である．身体化障害の病因には，遺伝要因も関与していると考えられており，身体化障害患者の男性親族はアルコール依存および反社会性パーソナリティ障害，女性親族は演技性パーソナリティ障害の発現率が高い．

併存症としては，過度の診断および治療の結果生じた医原性の有害事象，物質乱用（特に処方箋薬）および自殺するという脅しや自殺の素振りがある．重大なリスクの1つは，患者が，"狼少年"のように，重篤な疾病に罹患していないのに多彩な身体症状をあまりにも何回も訴えるので，実際に新規に身体疾患が生じても見落としてしまうことである．身体化障害患者では，治療に対する予後は不良であるが，管理を良好に行うことはできる．患者の多くが，精神科を受診し，精神療法を受けることを拒否するが，それらは有用である可能性がある．

症例に気づくための戦略とそのマネジメント

症例に気づいてマネジメントする上で最良の戦略は，1人の医師がその患者の主治医あるいは唯一の担当医となることだが，患者に治癒を約束したり，叱責したりはしない．また，患者による身体症状の訴えに合わせた診察スケジュールではなく，定期的に予定されたスケジュールで短時間の外来診療を行うことも有用である．このような診察時には，患者の訴えに焦点を絞った器官系の理学的検査を行う．臨床検査，他の診断手技および治療は，疾患の症状ではなく，徴候（sign）に照準を当てて行う．以上のような戦略を用いれば，身体化した症状を有する患者の健康状態を維持しつつ，実際に患者の満足度も改善されて，かつ不要な医療機関の利用や治療費を削減できることが示されている．医師が，症状の原因を器質的疾患に求めて熱心に検査し，身体化障害の徴候を無視することによって，患者は，症状の原因が身体疾患にあるという観念をさらに強く持つようになることが時にあるので，このことを認識することは重要

である.

■転換性障害

　転換性障害患者では，既知の病態生理学では説明できないような，あるいは既知の病態生理学から予測されるものを遥かに超えた奇妙な神経学的症状あるいは欠陥を示す．転換性障害は，無意識の心理的葛藤，欲求および，心的外傷（トラウマ）に対する反応の表象であると考えられている．転換性障害では，麻痺，脱力，けいれん発作，感覚脱失，失声，視力喪失，記憶喪失（健忘）および昏迷など，ほとんどすべての神経学的症状が表出する．転換性障害では，神経学的疾患が併存することが多い．その最も多く見られる例としては，同一の患者で，てんかん性けいれん発作と"偽発作（pseudoseizure）"の両方が起こることがある．転換症状には，無意識に象徴的な意味があることが多く，初診では通常，このことは明確に認められない．転換性障害患者では，被暗示性が強い傾向が認められる．すべてではないが，一部の患者は，自らの症状に極めて無頓着な態度をとることがあり，そのような態度のことを"満ち足りた無関心（la belle indifference）"と呼ぶ．

　転換症状は，どの年代でも発症するが，青年期あるいは成人期早期に発症する可能性が最も高い．精神疾患の既往歴のない高齢者において，医学的に説明困難な神経学的症状が新規に発症した場合，転換性障害に起因することはめったにない．転換症状の発現は，短期間で孤発的である場合も，慢性的で再発する場合もある．転換症状は通常，急性のストレス要因によって，あるいは現在の心理的葛藤によって促進される．その有病率は文化および歴史によって異なる．鑑別診断における重要点は，神経学的障害であるか，転換性障害であるか，あるいはその両方であるかを決定することである．

　ジークムント・フロイト（Sigmund Freud）によると，転換症状は，受け入れ難い感情あるいは解決不可能な精神的葛藤から患者を守り，このような感情や精神的葛藤を意識の外に置く上で役立つものであるとのことである．上記のような転換症状の機能は，"一次的疾病利得（primary gain）"と呼ばれる．転換性障害患者の場合，このような症状の成因を，医師は明確に認めることができても，患者側は認めることはできない．転換症状により，多くの場合患者は

満足のいく防御反応を周囲の人々から引き出すことができ，これは"二次的疾病利得（secondary gain）"（例えば，同情，義務からの解放あるいは障害者給付金の獲得）と呼ばれ，このことがまた一層症状を重症化させる．慢性転換性症状を有する患者の多くが，小児期に性的虐待を受けた経験がある．

症例に気づくための戦略とそのマネジメント

転換症状のマネジメントは，患者を慎重に評価することから始まる．完全な神経学的検査および理学的検査を実施すると，転換性障害と器質的な神経学的疾患とを鑑別できることが多々あり，他の検査を実施する必要がなくなる．一部の症例では，画像検査，脳波および心電図などの特定の検査が必要なこともある．診察の際，患者に否定的な態度を示すのは決して有用ではない．"これらの症状はすべて，あなたの頭の中で作り上げられたものです"とか，"どこも悪いところはありません"などと患者に告げると，患者は激怒し，症状が"現実のもの"であるという主張をさらに強調し，医師−患者関係が悪化する．最善のアプローチは，まず最初に腫瘍，脳卒中あるいは多発性硬化症などの重篤な原因は除外できるという保証を与えて患者を安心させ，その後に良性の神経機能障害の一種に罹患していること，それはストレスによって憎悪する傾向があることを患者に告げるという方法である．精神療法が極めて有用であることもあり，医師が患者を激励し，患者がそのような症状を持つことは恥ずべきことではないと説得する態度を取ると，患者は精神療法をさらに積極的に受け入れる可能性がある．

■心気症

心気症の患者は，自分の健康のことばかり考えて，肉体感覚を増幅して感じ，それについて愁訴し，重篤な疾患に罹患しているのではないか，あるいは罹患するのではないかと杞憂する．"体のどこかが悪い"という観念にとらわれることは，心気症の主徴である．一部の患者は医療機関を過剰に利用し，その一方で他の患者は正当な医療を避ける傾向が一般的に見られる．しかし，心気症患者のすべてが，代替医療，市販薬（OTC薬），ビタミン剤やサプリメントの熱狂的な信奉者であり，一時的にダイエットをしたり，インターネットで情報

を集めたりする．心気症における不安は1つの臓器に関与する場合も，複数の臓器に関与する場合もある．心気症には，うつ病，強迫性障害，およびその他の不安障害が併発することが多い．

心気症の初発年齢は中高年である．すべての年代において，一時的に心気反応を体験する者もいるが（例：医学専門課程の2年次学生），真の心気症は慢性疾患である．心気症は普通，外来を受診した患者のなかから発見されることが多い．

心気症患者は自らの身体知覚を過剰に体験し，解釈しているということを認識することが，心気症患者を理解するアプローチの1つである．心気症に伴う不安症状は，自尊心の喪失，自分の人生がコントロール不能であること，孤独および不幸に対する心理学的反応であり，その場合，患者は不安の焦点を，身体疾患などの対処可能で個人的事情とは無関係な脅威に対して，当てようとする．心気症のマネジメントは，身体化障害と同様であるが，患者が他の精神疾患，特にうつ病あるいは不安障害を併発している場合，薬物療法並びに精神療法は，心気症および共存している精神疾患の双方に有益である可能性がある．

■詐病および虚偽性障害

詐病とは，麻薬，兵役免除，拘置所からの釈放，裁判での勝利あるいは障害休業手当など特定の利得を手に入れるために，意識的に病気を装うことである．詐病は，麻薬中毒患者，反社会性パーソナリティ障害，囚人，戦時中の兵士を除いて，実際には稀である．このような人々の間においてさえも，医学的に説明困難な症状の原因が詐病であることは稀である．

身体症状を伴う虚偽性障害（ミュンヒハウゼン症候群とも呼ばれる）とは，相手をペテンにかけることを主な目的として（例えば，医師や他の医療従事者をだます），症状を意図的に不正に作り出し，病気のふりをすることである．患者は，典型的な病歴および症状を列挙，臨床検査を操作，あるいは実際に病気を誘発することにより，病気を捏造することがある．虚偽性障害患者はあちこちの病院を渡り歩くことが多い．虚偽性障害には，境界性パーソナリティ障害が併存する場合が多々ある．虚偽性障害は，医療関係従事者とその成人した子供に多く見られる．虚偽性障害の1つに，代理人によるミュンヒハウゼン症

候群がある．代理人によるミュンヒハウゼン症候群では，親が我が子を病気に仕立て上げる．

　虚偽性障害は高頻度に見られる疾患ではないが，従来考えられていたほど稀なものでもなく，三次医療機関で見られることが最も多い．捏造された疾病が間歇的に見られる患者も，生涯にわたり慢性的に繰り返し見られる患者もある．虚偽性障害患者は，異常な精神症状を表面に出さないので，身体表現性障害の中でも一番診断が困難な疾患である．虚偽性障害の診断は通常，身体疾患や他の精神疾患を除外するだけでなく，症状が意図的に捏造されている証拠を見つけるための捜査によって行う．他の身体表現性障害の場合と同様に，虚偽性の直面化を行うことは建設的ではない．このような患者のマネジメントには，早期の精神科受診が有益である可能性があるが，自分の障害を認めて精神療法を快諾する患者は極めて少ない．

■機能障害とその評価

　身体表現性障害になると，糖尿病や関節炎といった慢性身体疾患に匹敵する機能障害（例えば，欠勤，寝込む）が度々生じる．その結果，医師は，患者，雇用者あるいは保険業者（民間の保険会社あるいは公的な社会保障制度）から，身体表現性障害による機能障害証明書の作成を依頼されることが多々ある．医師によっては，その患者の障害が機能障害基準（職業および保険会社の規約によって異なる）に適合するか否かにかかわりなく，依頼を受けると直ちに患者を仕事から解放し，患者が機能障害であることを受け入れられるように支持する者もいる．このような医師は，以上のような行動を患者への忠誠心と思っているが，患者が機能障害であると無批判に支持することにより，患者の病弱性を助長し，病者役割（sick roll）を慢性化させる．雇用者，保険業者および患者は，それぞれの利得を求めている．医師は，これら三者に対して同時に平等に対処することはできない．休学および休業証明書のために医師の診断書を作成する場合にも同様の問題が起こる．身体表現性障害患者の担当医が，このような書類の作成を引き受けた場合，その医師は患者に，機能障害証明書を作成すると，医師としての守秘義務を破らなければならず，プライバシーが守られないことを率直に告げるべきである．雇用者あるいは保険業者に正確な情報を

提供すると，患者と医師の信頼関係を損なう可能性がある場合は，医師は機能障害証明書の作成を断り，独立した検査機関を推奨することができる．いずれにしても，身体表現性障害が原因で出社あるいは登校が不可能な患者はすべて，治療を受けるべきであり，これらの障害を，永久的な機能障害の根拠にしてはならない．

KEY POINTS

- 一般診療の現場では，医学的に説明困難な症状を訴える患者が極めて多い．
- 医学的に説明困難な症状を，"身体疾患"あるいは"精神疾患"の何れか一方にのみ由来すると判断することは，医師および患者を誤った方向に導くことがある．
- 身体医学的な原因がないことによってのみ，その症状が精神的原因によるものであるとすることはできない．また身体医学的な原因があるからといって，精神的要因の関与を除外することはできない．
- 病的な身体化とは，健康に対する異常な認識，観念および行動で，症状の増幅現象と病者役割への固執を伴う．
- 身体化障害は，身体化スペクトラムの中で最も重症度が高いものであるが，一般医による管理が可能で，それにより転帰の改善が認められる．
- 転換性障害は，無意識の心的葛藤，欲求，あるいは心的外傷に対する反応から生じると考えられている神経学的症状で，症状が身体疾患に由来するものではないことを保証して患者に安心感を与え，精神療法を行うことが有効である．
- 心気症の主徴は，体の"どこかに悪いところがある"という観念にとらわれて恐怖心を持つことである．
- 詐病は，麻薬など特定の利得を得るために，意識的に病気を捏造することである．
- 身体症状を伴う虚偽性障害（ミュンヒハウゼン症候群）は，医療者をだますことを主な目的として，症状を意図的に不正に産

出し，病気のふりをすることである．
- 慢性的な身体化患者では，医師が患者の機能障害を無批判に支持すると，患者の病弱性を助長し，病者役割を慢性化させる．

REFERENCES

1. Swartz M, Blazer D, George L, Landerman R. Somatization disorder in a community population. *Am J Psychiatry*. 1986;143:1403-1408.
2. Abbey SE. Somatization and somatoform disorders. In: Levenson JL, ed. *The American Psychiatric Publishing Textbook of Psychosomatic Medicine*. Washington, DC: American Psychiatric Publishing, Inc; 2005:271-296.

KEY REFERENCES

Barsky AJ. Clinical practice. The patient with hypochondriasis. *N Engl J Med*. 2001;345(19):1395-1399.

Ford CV. Decception syndromes: factitious disorders and malingering. In: Levenson JL, ed. *The American Psychiatric Publishing Textbook of Psychosomatic Medicine*. Washington, DC: American Psychiatric Publishing, Inc; 2005:297-310.

Kroenke K, Rosmalen JG. Symptoms, syndromes, and the value of psychiatric diagnostics in patients who have functional somatic disorders. *Med Clin North Am*. 2006;90:603-626.

Mayou R, Kirmayer LJ, Simon G, Kroenke K, Sharpe M. Somatoform disorders: time for a new approach in DSM-V. *Am J Psychiatry*. 2005;162(5):847-855.

Smith RC, Gardiner JC, Lyles JS, et al. Exploration of DSM-IV criteria in primary care patients with medically unexplained symptoms. *Psychosom Med*. 2005;67:123-129.

Smith RC, Lein C, Collins C, et al. Treating patients with medically unexplained symptoms in primary care. *J Gen Intern Med*. 2003;18(6):478-489.

15 Organic and Other Disorders 器質性とその他の障害

パーソナリティ障害
Personality Disorders

■パーソナリティ障害と内科医

我々のパーソナリティ（人格）は小児期に形成が始まり，青年期を通して発達し続けることにより生涯安定したものとなる．パーソナリティとは，我々の内面の「情報」，「感情」，「経験」を認知し処理する個人に特有なパターンの外面への投影である（あたかも仮面のようとも言える）．つまり，我々は皆，個人個人に特有な対処のスタイルを発達させ，通常そのスタイル（すなわちパーソナリティ）は生涯安定したものになっていく．健全で"順応した"パーソナリティの持ち主は，そのスタイルに依存することがなく，ストレスに直面しても"柔軟"に対応できる．例えば，もし最初の対処の仕方がうまくいかなくても，持ち合わせた多くの対処法から次善の対処を探ることができる．一方，パーソナリティ障害の患者では，自分では普通と認識している対処法は，実は融通が利かないので順応することができなくなる．パーソナリティ障害は，遺伝負因と人生を方向付ける出来事（とりわけ幼いころからの人との関わりにおける経験）との相互作用から生じると考えられている．DSM-IVでは，パーソナリティ障害は「内なる経験と振る舞いの様式が，個々の文化において期待される様式から著しく逸脱したまま変えることができず，そのため社会や職業やその他重要な場面において重大な苦痛や障害に至っていると臨床的に認められるもの」と定義されている．

パーソナリティ障害は，一般人口の10～15%に生じるが，プライマリ・ケア外来ではその倍の20～30%，精神科外来では50%を占めるので，あらゆる臨床医はパーソナリティ障害の患者から診療を求められる可能性がある．しかし，このように高頻度にみられるにもかかわらず，ほとんどのパーソナリティ障害は認識されていなかったり，誤解や誤診をされたままになったりしている．

パーソナリティ障害に関わる医師のための「必須」の情報は以下のようなものである．

- 各種パーソナリティ障害とその類型，さらに記述的類似性に基づいて分けられた3群（クラスタ A，B，C）に対する知識と理解
- パーソナリティ障害に高頻度に認められる併存疾患
- 患者を「やっかい者」と決めつけた時に生じる，パーソナリティ障害患者のパワーと臨床医の陰性感情の大きさのとの関連
- パーソナリティ障害の治療の基本的な対処法

■重要な概念と用語

臨床において医師は，自分がパーソナリティ障害の患者と接しているということに気がつくのが，早ければ早いほど良い．パーソナリティ障害患者との面接場面では，医師の方にしばしばぎこちなさや不快感を生じる．医師と患者の双方に誤った認識や異なった期待があると，コミュニケーションを歪めてしまう．また，医師-患者関係に関して，相手方の認識を双方で意識していないと，歪んだコミュニケーションとなってしまう．パーソナリティ障害患者は，コミュニケーションを柔軟に理解し経験することが全くできないし，この歪んだコミュニケーションを「ふつう」としか感じない．「ふつう」とは，満足・楽しいということではなくて，単に期待される結果通りという意味である．彼ら・彼女らにとって，これが「いつもどおりの」コミュニケーションなのである．一方，敏感な臨床医師は不快感を感じ取り「何かがおかしい」と気づくであろう．パーソナリティ障害患者に関わる医師の心情は，多くの場合に不愉快なものであるが，パターナリズム的な心配，哀れみ，賞賛への浸り，性的興奮さえも含めた悪くない心情が引き起こされ得ることもある（本章後半の「逆転移」参照）．

いずれにしても，この心情が患者のパーソナリティ障害によって生じたものであると医師が気づかない限り，歪んで縺れたコミュニケーションが続くことになる．自分の言っていることが患者に誤って受け止められ，誤って理解されていることに医師が気づけば，患者がパーソナリティ障害である可能性を念頭

に置くことができる．このことは，上手く行かない相互関係に終止符を打ち，健全で効果的なコミュニケーションに持ち込むための第一歩である．

　パーソナリティ障害患者を管理する上での要は，医師−患者関係に明確な境界を維持することである．本章では，この医師−患者関係における境界の基本について，読者が理解することの一助を担いたい．医師−患者関係の境界に関してさらに深く学習したい読者のために，章末に参考文献を紹介しておく．

4E

　臨床医は，すべてのパーソナリティ障害に共通する診断特性を知っていると，患者の背景のパーソナリティ障害に，容易に気づけるようになる．DSM-IVでは，各々のパーソナリティ障害に共通する定義として，「他者との関係が長期に渉って上手くいかず，対人場面では緊張が生じてうまく振る舞えず，親密な関係を結ぶことなく，職業的にも社会的にも支障を来している様式」を，全般的診断基準として示している．診断に有用な全般的定義の記憶法として，「4E」を紹介する．

- ■ **Early**（早期）：症状は，青年期または成人期の早期から現れる．
- ■ **Enduring**（持続）：症状は生涯続く．
- ■ **Ego-syntonic**（自我親和性）：パーソナリティ障害患者は，他人との関わり方を自身ではおかしいと感じない．回避性パーソナリティ障害だけは例外であり，他人との関わりが上手くいかないことを極めて不安に思い，そのことに悩まされる．
- ■ **Externalization of conflict**（葛藤の体現）：ストレスに曝されると，パーソナリティ障害患者は，不適切な対処スタイルが顕在化する．このため周囲の人々が反応する結果，パーソナリティ障害患者の言動をエスカレートさせてしまう可能性が高い．

　上記の Externalization は，5つ目の"E"とも言える *everyone else* に通常導く．*everyone else* すなわち「パーソナリティ障害患者を取り巻くすべての人々」のことである．一般に，パーソナリティ障害患者はストレスを被ったと訴え周囲を非難し，一方で自分の不適切な言動への反省がないため，周囲の者は誰もが

嫌な気分にさせられる．

3つの分類体系と10の特定のパーソナリティ障害

　患者の振る舞いが，全般的診断基準（例：4E）を満たすとき，その人は，おそらくパーソナリティ障害を持ち合わせている．そして，1つのパーソナリティ障害の診断基準を満たすと，その60％で少なくとももう1つの型の診断基準を満たす．言い換えると，純粋な型のパーソナリティ障害より，いくつかの型が混合されたパーソナリティ障害のほうが一般的である．パーソナリティ障害が高率に重複することに留意しながら，臨床現場では目の前の患者がどの型であるのかを考えることが，より効果的で，能率もよく，重要である．10ある特定のパーソナリティ障害は，さらに3つの群に分類される．それぞれの群には互いを区別する優位な特徴がある．医師にとっては，各群の優位な特性とスタイルを知ることが，患者がパーソナリティ障害か否かに早期に気づき，正しく認識する早道である．パーソナリティ障害と出会ったときの気づき・認識を助けるために，以下では，それぞれのパーソナリティ障害の実例について述べる．実際の臨床現場では，1人の患者が複数のパーソナリティ障害を持ち合わせているかもしれないということを，くれぐれも忘れないようにして頂きたい．

A群パーソナリティ障害（奇妙な，風変わりな）
妄想性パーソナリティ障害
　あらゆることへの不信と他人への疑いに満ちており，概して周りの人すべてが，主治医さえもが，自分を利用し騙そうとしていると思い込んでいる．普通の人がなんとも思わない発言や行為の中に，裏の意図を探ろうとする傾向が強いため，検査や治療の意図を詳しく説明する方がよい．

シゾイドパーソナリティ障害
　社会的にも感情的にも他人と距離をおきたがり，親密な人間関係を避けて自分だけでの生活を好む．外来や入院診療においてみられる比較的親密な関係性を快く感じない．容易に胸襟を開かないため，医師に対して大事な情報を伝えなかったり，自ら大事な質問を尋ねてこなかったりするかもしれない．他人からの賞賛や批判にも無関心なため，医療関係者による健康増進のための行動変

容を達成することもより難しい．

失調型パーソナリティ障害

奇妙な信念や，不思議な（magical "魔術的な"）考えなどの際立った奇抜さがある．あいまいで時にまわりくどい話し方は，大変不安げに感じられるかもしれない．しかし，発言の中味は異常であったり，極めて風変わりな知覚経験や身体的感覚であったりする．そうした考えには「間違っている」とか，「根拠がない」とか直面化することをせず，奇妙な信念を受け入れながら診断や治療を提供していくことがよい．しかし，その信念や行為が治療の妨げになったり（例えば，色の着いた薬は毒と信じていて飲まないなど），重大な医学的問題を引き起こしていたり（例えば，漂白剤で耳掃除をするために頻回に外耳道炎を起こす）する場合には，おだやかに向き合いながら方向修正を図っていくことが当然必要である．なお，奇妙な信念については，別の精神病（統合失調症や精神病像を伴ううつ病）の部分症状でないなど，鑑別は必要である．

B群パーソナリティ障害（劇的な，感情的な）

反社会性パーソナリティ障害

社会のルールや他人の権利を無視した行動が広く見られ，それは医師－患者関係にも及んでいる．患者に対して期待することや，守るべき規則，逸脱した場合の結果（例えば，処方を中止すること治療を中止すること）をはっきり明示して対話をすることがしばしば必要である．不適切な薬を求めたり，不適当な障害を認めるよう求めたりすることが，反社会性パーソナリティ障害に早く気づくための手がかりともいえる．

境界性パーソナリティ障害

人間関係（対医療関係者も含め）が不安定で激しく，その気分も相手を過度に理想化したかと思えば，怒りを込めてこき下ろしたり，見捨てられたと感じたりと，両極端を激しく揺れ動く．自身への危害につながり得る衝動（衝動的な性行動，物質乱用，向こう見ずな運転など）をコントロールできないことにより，多くの問題を引き起こす．患者の問題にのめり込んでしまったり（例えば，過度の親密な関係・巻き込まれ），患者から遠ざかってしまったり（例えば，医師－患者関係の放棄）することなく，常に変わらない安定して継続した関わりを持とうと努めるべきである．現実的な期待と境界と限界を定め，（患者が

望むなら）早期に専門医に紹介することが対処のポイントである．

演技性パーソナリティ障害

過度の情緒や注意を引く行動が大変際立ち，しばしば性的に挑発的・魅惑的である．あいまいで，大げさで，物まねのような語り（例えば，「誰かにチェーンソーで切りつけられたような気がする」）によって，医師は診断を逸したり誤診したりしてしまうことがある．症状を劇的に表現するために，主治医はしばしば過剰な検査に陥ってしまう．このような後では，「狼少年」の如く"本当の"訴えを真剣に受け止められないだろう．演技性パーソナリティ障害患者に接するとき，言葉で語られる内容は，しばしば真の問題ではないことを知らねばならない．だから，問題の本筋から離れたり，受け止め方が過少にも過剰にもならないよう注意したりして，診断に絞った特異的な質問をすべきである．

自己愛性パーソナリティ障害

医師も含め周囲の人は，その偉そうな振舞いや賞賛・尊敬を求める姿に怒りさえ感じるかもしれない．患者が自分の才能を誇張したり，特権意識を示したりすることで，正しい医学的治療が妨げられないようにすべきである．患者の肥大した自己認識と正面から対立することは，概して不愉快であり何ももたらさないであろう．その代わりに，「あなたは最高の治療を受けるにふさわしいですよね，そこで…」というような切り出しでの方向修正を含んだアプローチが，より実りの多い関係をもたらすだろう．

C群パーソナリティ障害（不安な，臆病な）

回避性パーソナリティ障害

批判を受けることや，罰を恐れてわずかな社会規範の侵害を恐れることや，自分が無力であると感じることを過度に恐れるために，医師患者双方にとても気まずいやりとりが生じる．攻撃的にならず，むしろ安心させる姿勢で臨むべきである．社会恐怖を高率に併存するため，さらに症状を評価したり過去の精神疾患治療歴を確認したりすることが重要である．

依存性パーソナリティ障害

従順・服従的な性格と，依存心の強い纏わり付くような行動がみられ，他人に面倒をみてもらうことを過度に求めているので，時にあれこれ指図してくれる医師を待ち詫びている．患者が「自分には物事を決める能力がない」と思い

込んでいることが判っていても，代わりに意思決定の責任を引き受けてしまうべきでない．むしろ，選択肢を挙げるなどして，患者の自発的な決定を支援すべきである．患者はそうしたやり方に抵抗を示すかもしれないが，同時に医師を必要とし医師に喜ばれたいと願っているため，なんらかの決定をしようと頑張るであろう．その過程は遅々としているが，困窮してしがみつくような振舞いに比べれば遥かにましである．面倒をみて欲しいと望む患者に過度に応じると，患者は医師の関心を引くことばかりに浸ってしまい，いつか医師がその役割を果たすことができなくなったり，果たそうとしなくなったりした場合（これは避けられないものであるが），どうして良いか判らなくなりパニックに陥るであろう．

強迫性パーソナリティ障害

完全主義者で，秩序（順序）と統制（管理）に囚われており，融通が利かない．しばしば，詳細なリストやメモを持って診察にやって来て，医師のアドバイスを厳密に言葉通りに受け止める傾向がある．また，少しでも予定が狂ったり，支払いや計算を間違えたりしただけで，非常に狼狽してしまう．望んだ結果への期待が強くて完璧な結果しか受け入れることができない．強迫性障害（OCD）を併存し得るが，OCDと強迫性パーソナリティ障害は別物である．強迫性パーソナリティ障害では，特異的な強迫観念や強迫行為は認められない．

パーソナリティ類型

パーソナリティ類型（personality types）もしくは性格特性（character styles）は，パーソナリティ障害は区別されなければならない．パーソナリティ類型とは，個人と世の中との関わり方のことで，パーソナリティ障害と異なり，不適応の程度が軽く，重大な機能低下をもたらさない．パーソナリティ類型も，パーソナリティ障害と同様に，純粋な型として単独で存在することは滅多にない．むしろ，様々な類型が組み合わさったり混ざっていたりする．パーソナリティ類型は，その人が病気になるとより強く表出される傾向がある．一般的に，この強調されたパーソナリティ類型は，健常者のパーソナリティに較べて柔軟性に乏しい．KahanaとBibringは臨床場面で出会う7つのパーソナリティ類型について記載しているが，1964年の古典的論文であるが，今日でも大変有用である．それは，依存性，強迫性，演技性，マゾヒスティック，妄

想性，自己愛性，シゾイド，の7つである[1]．その基本的な特徴と類型毎に臨床医が考慮すべき態度・対応を表15-1に概説した．

併存疾患

うつ病はすべてのパーソナリティ障害にしばしば共存する．うつ病とパーソナリティ障害の併存は，互いを悪化させる傾向がある．C群パーソナリティ障害の診断時には，30〜50％に大うつ病性障害が認められる．A群パーソナリティ障害では，最大で20％程度にうつ病が併存すると報告されている．B群

表15-1　臨床で直面する7つのパーソナリティ

パーソナリティ	特徴	医師の望ましい対応
依存性	見捨てられることへの恐れ．愛情への貧窮，わがまま，強い依存心．	見通しの良い段取り．定期的な診察を予定．自立の賞賛．
強迫性	コントロールを失うことへの恐れ．過度の注意深さ，秩序正しさ．	定期的な診察．選択肢を示し選ばせる．相談役として患者に最大限の決定権を与える．
演技性	魅惑的．おおげさな身振り．魅力や愛を失うことへの恐れに裏打ち．	過度に形式的になったり，打ち解けて親密になりすぎることを避ける．境界の明示．患者の恐れに焦点をあてた会話．
マゾヒスティック	病を罰であるとみなす．常に犠牲者として振舞う．	悲観の共有．耐えうる別の重荷と置き換えるような構造化した治療．
妄想性	不信感．すぐに非難する．医療を金儲けとみなすかもしれない．	不合理な恐れからの守りの姿勢を避ける．むしろ客観性と多少の距離をおいて患者の思いを受け止める．
自己愛性	自己の欠点やもろさをごまかすため，横柄で医師をばかにしうる．	患者の権利意識に対抗しない．むしろふさわしい良い治療を受ける権利へと置き換える．専門家への適切な紹介も有効．
シゾイド	個人生活への侵入を恐れ，社会生活を嫌い隔たる．	患者への穏やかな関心を維持．患者のプライバシーを尊重．形式ばって事務的な対応が時に患者を安心させうる．

においては，境界性パーソナリティ障害で 10 〜 30％，反社会性パーソナリティ障害で 10％，それぞれ診断時にうつ病が併存している．うつ病を適切に治療することで，パーソナリティ障害患者の柔軟性や適応力を改善しうる．なかには，うつ病が寛解すると，パーソナリティ障害の診断基準を満たさなくなる患者もいる．

　すべてのパーソナリティ障害で物質乱用の併存率が高い．12 カ月間に渡って行われた米国一般人口における最近の疫学調査では，なんらかの薬物関連の障害を抱える人の 48％，アルコール関連の障害を抱える人の 28％がパーソナリティ障害であった（表 15-2 参照）．多くのパーソナリティ障害患者では，治療の主眼は併存する物質関連障害に向けられる．

パーソナリティ障害と自殺

　自殺を試みた人の 40％，自殺を既遂した人の 30％がパーソナリティ障害であると推定されている．とりわけ B 群パーソナリティ障害での自殺の発生が目立つ．境界性パーソナリティ障害の 8 〜 10％，反社会性パーソナリティ障害の 5％が自殺を既遂する．境界性パーソナリティ障害では自殺を試みる割合が非常に高い（60 〜 75％）．なお，境界性パーソナリティ障害でよく見られる自傷行為（リストカット）のほとんどは自殺企図ではない．自殺既遂者において，C 群パーソナリティ障害の割合は 10％，A 群パーソナリティ障害の割合は 1％未満である．

　A 群または C 群パーソナリティ障害患者の自殺リスクの増大は，併存する精神疾患（主にうつ病，物質乱用）によるものであり，パーソナリティ障害そのものによるものではない．B 群パーソナリティ障害のみは，うつ病や物質乱用の関与を補正してもなお，自殺企図や自殺既遂の独立したリスクである．

表 15-2　過去 12 カ月における一般人口の物質関連障害と併存したパーソナリティ障害

	A群	B群	C群	全体
アルコール関連障害	33.2％	57.8％	50.8％	28％
薬物関連障害	16.3％	28％	31.4％	48％

いわゆる"厄介な患者"

「厄介な患者」という言葉は極めて主観的であり，医師ごとにその意味合いは異なる．真っ先にパーソナリティ障害を思い浮かべる医師もいれば，そうでない医師もいる．Groveの古典的文献「Taking Care of the Hateful Patient（不愉快な患者とうまくやるために）」では，「不愉快な（厄介な）患者」とは，一緒にいると医師が非常に不快と感じる患者と定義されている[2]．「医師を不快にさせる」ということと，パーソナリティ障害を有することは同義ではない．言い換えるが，すべてのパーソナリティ障害患者が医師にとって厄介なわけではなく，すべての厄介な患者がパーソナリティ障害でもない．自分の意見を曲げずしつこく尋ねる自己主張の強い患者（医療関係者によくあるパターン），医師の指示を守らない患者，精神病患者，特定の薬物を求めて来院する医薬物乱用患者などが「厄介な患者」として挙げられる．単に自己主張が強かったり，医師の指示を守らなかったり，とにかく"厄介"というだけで，パーソナリティ障害だと決め付けてしまわないことが大切であろう．

■症例に気づくための戦略とマネジメント

パーソナリティ障害のスクリーニング

スクリーニングとは，有効な治療法のある疾患を発見するために，多くの場合は行われている（例えば，大腸癌，乳癌，高血圧，糖尿病，大うつ病性障害のスクリーニング）．しかし，本質的に「治癒」することのないパーソナリティ障害では，治療の主眼は不適切な振舞いを抑えたり最小限にしたりすることで，患者と患者を取り巻く人達の不健全な状況をなくしていくことにある（本章後半「マネジメント戦略」を参照）．つまり，自身の不適切な振舞いこそが，自分を取り巻く人々との関係性を徐々に蝕んでいる患者達を見つけることが，パーソナリティ障害のスクリーニングの目的である．治療者にとっても，周囲との不適切な対処や関わり方をする患者をきちんと認識することで，医師‐患者関係の悪化を回避できるようになる．パーソナリティ特性を変えることは，とにかく難しく時間がかかるが，患者に対して苛立ちを覚えるなど，患者に益のない否定的な反応に陥ることを避けるための学習をすることはできる．

何よりもまず，医師は患者との関係がうまくいっていないことに気づき，続いて患者がどんなパーソナリティ特性のパターン（例えば，各群の特性である奇妙な・風変わりな，劇的な・感情的な，不安な・臆病な）を持っているのかを見極めなければならない．その際は，複数のパーソナリティ障害の特性が共存しうることを忘れてはならない．

逆転移

　患者がパーソナリティ障害を持っているかどうかにはかかわらず，医師–患者関係を困難にする重要な要素は，患者に対する医師の内面に起こる反応であり，それは医師の内なる状態を反映するものである．これが「逆転移」と呼ばれるもので，「治療中の患者の問題や経験や心情に対して生じる医師自身の感情を，無意識に患者の中に投影したり置き換えたりしてしまうこと」と定義される．これは医師が特定の患者を，度を越して好んだり嫌ったりすることとして現れる．時に，強い逆転移反応は，医師自身の背景を反映するものであり，患者は単に医師自身の記憶を呼び覚ますきっかけに過ぎないことがある．例えば，患者によって，医師が特別な思いを持っている家族や大事な人を思い出させるかもしれない．医師がこのような感情を抱くことは「悪い」ことではなく，実際にも避けられないことである．しかし，そうした感情や，その感情が生じた理由に気づかないままでいると，患者に対する見方や患者との関係が歪んでしまう．

　前述のように，とても苛立たしい振舞いをするパーソナリティ障害患者には，特に逆転移反応が生じやすく強いものになりがちである．この状況では，医師–患者双方の反応が互いをさらに強くする悪循環に陥りやすく，医師の判断力が曇ってしまうので，さらに危険な状況になりうる．

　厄介な患者や，その他いろいろな患者によって，強い感情の反応が引き起こされる時，医師は立ち止まって患者に対するのと同様に自分自身の内面をも見定めるべきである．このためには，「この患者の何が私を捉えているのだろうか？患者の振る舞いか？自分に関わる何かか？それともその両方か？」と自分自身に問いかけてみる必要があるだろう．

マネジメント戦略

　APA（アメリカ精神医学会）のパーソナリティ障害治療に対する実地診療ガイドラインは，すべてのパーソナリティ障害の治療を考える上で良いお手本である．治療の柱は精神療法であるが，APAのガイドラインでは特定の精神療法を推奨していない．その代わりに，効果が認められている様々な精神療法を紹介している．薬物療法は，症状の軽減と併存疾患の治療に向けられている．パーソナリティ障害そのものを治す薬物療法は知られていない．

　治療の目標は治癒ではなく，ケアであることが強調されている．長い時間をかけて，適応的で矯正的な人間関係を十分に繰り返せば，多くの患者は安定するし，特に併存症があればそれを十分治療することで良くなる患者もいるであろう．すべての医師にとって，パーソナリティ障害の患者のマネジメントは大変な困難を伴う．臨床医は，精神科専門医の診療と精神療法のために早めに患者を紹介するべきであろう．

Key Points

- パーソナリティ障害の頻度は，プライマリ・ケアの外来診療場面では，一般住民のそれに比べ2倍存在する（20〜30％対10〜15％）．
- プライマリ・ケアの外来診療場面では，パーソナリティ障害の患者はほとんど認識されていない．
- 「4E」からなるパーソナリティ障害に共通する全般的診断基準を覚えておくこと．
  - **Early**（早期）：症状は，青年期または成人期の早期から現れる．
  - **Enduring**（持続）：症状は生涯続く．
  - **Ego-syntonic**（自我親和性）：パーソナリティ障害患者は，他人との関わり方を自身ではおかしいと感じない．
  - **Externalization of conflict**（葛藤の体現）：周囲の人が不快を経験する．
- 逆転移（医師自身の感情を患者の自身に置き換えてしまう）の

生じる可能性に注意すること
- 患者のケアには，他の医師や精神科専門医との連携を考慮する（抱え込まないこと）．
- 患者のおかしな（不適切な）振舞いに対する治療は，精神療法である．パーソナリティ特性そのものを治す薬はなく，薬物療法は症状の軽減と併存症の治療に向けられている．

REFERENCES

1. Kahana RJ, Bibring GL. Personality Types in Medical Management, in *Psychiatry and Medical Practice in a General Hospital.* Ed. Zinberg NE. Madison, CT: International Univ. Press; 1964:108-123.
2. Groves JE. Taking care of the hateful patient. *NEJM.* 1978;298:883-887.

KEY REFERENCES

Gabbard GO, Nadelson C. Professional boundaries in the clinician-patient relationship. *JAMA.* 1995;273(18):1445-1449.

Gerson J, Stanley B. Suicidal and self-injurious behavior in personality disorder: controversies and treatment directions. *Curr Psychiatry* Rep. 2002;4:30-38.

Gutheil TG, Gabbard GO. The concept of boundaries in clinical practice: theoretical and risk-management dimensions. *Am J Psychiatry.* 1993;150(2):188-196.

Livesley WJ. *Practical Management of Personality Disorder.* New York: Guilford; 2003.

Moran P, Jenkins R, Tylee A, et al. The prevalence of personality disorders among UK primary care attenders. *Acta Psychiatr Scand.* 2000;102:52-57.

Noyes R, Langbehn DR, Happel RL, et al. Personality dysfunction among somatizing patients. *Psychosomatics.* 2001;42:320-329.

Olfson M, Fireman B, Weissman MM, et al. Mental disorders and disability among patients in a primary care group practice. *Am J Psychiatry.* 1997;154:1734-1740.

Skodol AE, Oldham JM, Gallaher PE. Axis II comorbidity of substance use disorders among patients referred for treatment of personality disorders. *Am J Psychiatry.* 1999;156:733-738.

Zimmerman, Rothschild L, Chelminski I. The prevalence of DSM-IV personality disorders in psychiatric outpatients. *Am J Psychiatry.* 2005;162:1911-1918.

16 Organic and Other Disorders 器質性とその他の障害

成人注意欠陥障害, 摂食障害と女性のメンタルヘルス
Adult ADD, Eating Disorders, and Women's Mental Health

■成人注意欠陥障害（Adult Attention Deficit Disorder ; Adult ADD）

重要な概念と用語

注意欠陥/多動性障害（ADHD）と注意欠陥障害（ADD）は幼児期に発症し，①不注意，②多動性，③衝動性という3つの領域に相当する症状を呈する障害である（訳者監注：成人では多動性が潜むので，標題のように本章では主にAdult ADD，すなわち成人注意欠陥障害の名称を用いて論じる）．

　DSM-IVの診断基準を満たすには，これらの症状が日常生活に支障を来しており，その発症は7歳以前でなくてはならない．幼児期に診断された患者の多くは，青年期に至るまで症状に大きな変化はなく継続し，青年期以降に症状は緩和していく．幼児期に診断されたADD／ADHDは，成人期前期まではいくつかの症状は残っていると言っても，治療自体は不要になることが多い．なお，成人期まで何らかの症状が持続している者はADHD患者の内30〜60％だが，成人になっても子供時代の症状がすべて残っていることは少ない．しかし少数ではあるが，治療介入の継続が必要となる患者も中にはいる．

　多動性と衝動性の症状（すなわちADHD）は，教室内で行儀良く過ごしたり，友達を作ったりという，子供が育むべき能力を損なってしまう．この症状は，幼児期のうちに発見され治療が導入されることが多く，幸いなことに成人期までには解決していることが多い．一方，ADDの診断に当たっては，多動性と衝動性は軽度かあるいは欠如しており，不注意と転導性の亢進のみが存在するので，幼児期のうちは概ね見逃されている．こちらの症状も年齢を重ねる中で軽快してゆくが，ADD患者にとって不注意や転導性の亢進といった症状こそ

が，多動性・衝動性よりも遙かに深刻な問題で，後の人生に問題を生じ続ける原因となっている．例えば，ADD患者は「仕事のできない奴」になっているかもしれないし，本来持っている自分の力を今の職場では発揮してないかもしれない．

疫　学

ADDとADHDの疫学的な推定有病率は，学齢期の児童で3～10％，成人では2～4％である．ADDまたはADHDは，学童期では約3対1で男児が女児より多いが，成人になると，その男女差はなくなるようである．遺伝研究は，ADHDを患う児童の両親においては，ADHD有病率は約40％と指摘した．また，成人ADHDの子供ではADHD有病率は約50％であるという．

併存疾患

成人ADDは，精神疾患の併存頻度が非常に高い（表16-1を参照）．なかでも物質乱用の頻度が最も高く，不安障害と大うつ病性障害が後に続く．

症例に気づくための戦略

ADD／ADHDは，幼児期ではなく成人になって診断されることが多い．典型的には若年成人が，男女を問わず20歳代の半ばから後半になって，職場や人間関係において問題が生じ明らかになる．

女児は男児に比べ，幼児期に多動性と衝動性の程度が軽い傾向があるので，

表16-1　成人ADHDの生涯における併存症

併存症	成人ADHDにおける有病率
アルコール乱用	27％－36％
パニック障害と他の不安障害	20％－43％
大うつ病性障害	17％－30％
反社会性パーソナリティ障害	12％－18％
双極性障害	5％－10％

成人女性は，幼児期に診断されにくいと推察される．成人女性の振舞いの中で注意を引き，診断に繋がるのであろう．成人 ADD の1つの患者群に，高い IQ をもつ ADD がある．高い IQ を有する患者は，幼児期には注意障害を代償できていたのだが，次第に出来が悪いといわれたり，あるいは「自分の力を発揮していない人」と評価されたりするようになる．もう1つの患者群は，自分の子供が ADD / ADHD と最近診断されたことをきっかけとして，親である自分が ADD / ADHD であることに気づく例である．幼児期に診断されなかった ADD / ADHD の大人が，併存する精神障害とその治療をきっかけとして，改めて ADD / ADHD と診断されることも多い．医師が何らかの精神障害（例えば，アルコール乱用またはうつ病）を診るとき，注意障害／転導性の亢進の兆候に注意すべきであるし，患者が未発見の ADD を併存している可能性を忘れてはならない．

　未発見の ADD を仮に診断した場合は，きっかけとなった精神障害が軽快するまで ADD の診断を保留し，ADD の治療は延期したほうが良い．例えば，アルコール乱用またはうつ病の症状が消失しても，ADD / ADHD の症状が持続する場合にのみ診断を確定するべきである．成人になって ADD と診断するためには，その患者が幼児期にすでに ADD / ADHD の診断基準を満たす症状を有していた必要がある．ADD / ADHD は必ず幼児期に発症し，成人になって発症することは決してないからである．レトロスペクティブに幼児期の ADD / ADHD を診断することは，上手くいったとしても困難であり，主観的にならざるを得ない．親または親族から聴取した既往歴，学校成績証明書と神経心理学テストが役に立つことがある．前述のように，ADD と ADHD は，家族に代々起こる傾向がある．家族歴を有していれば診断の可能性は増すが，家族歴がないからといって ADD / ADHD 診断の可能性が大きく減るものではない．

類似した病態を呈する疾患

　注意障害を有する患者が，すべて ADD というわけではない．実際には，不注意を主訴としてプライマリ・ケア医の元に訪れる成人のほとんどは ADD 以外の診断がつけられる．ADD 以外の診断としては，うつ病，物質乱用，全般性不安障害（GAD），睡眠障害，学習障害，疲労をきたす一般身体疾患，正常

な年齢相応の記憶減退が挙げられる．

　幼児期に ADD/ADHD と診断して治療を行う意義の一つとして，将来の併存症発症を潜在的に予防することである．学習障害（LD）も ADD/ADHD のように気付かれずに幼児期に発症して進行することがある．これまで述べた他の精神障害と同様に，学習障害は ADD/ADHD に類似したり，ADD/ADHD と併存したりすることがある．神経心理学的，教育的テストが，ADD/ADHD と LD の区別に役立つことがある．

治　療

　成人 ADD／ADHD の治療は，几帳面な管理と，忍耐強さが必要である．多くの患者が自分はすでに ADD の患者である（例えば，インターネットのチェックリスト，書籍，テレビ番組に基づいて）と確信して臨床医を訪れる．しかしその自己診断は間違っていて大抵の場合は ADD ではないので，直ちに刺激薬（訳者監注：本邦では成人への使用は不可）の処方に結びつくことはほとんどない．たとえ本当に ADD であることが判明しても，患者の人生は常に症状とともにあったことを考えると，医師は正しい診断（一つの場合や複数の場合）をつけることや適切な療法を計画するために十分な時間をかけるべきである．ADD／ADHD の治療の第一段階は，存在する障害のすべて（例えば，ADD だけ，ADD＋うつ病，ADHD＋物質乱用，ADD＋睡眠障害）を特定することである．上述のように多くの場合では，注意障害を生じさせる可能性がある併存疾患が存在するならば，ADD の診断を確定する前に，そして刺激薬を開始する前に，まず併存疾患を治療すべきである．患者のなかには，併存疾患の治療が成功すると，もうそれ以上治療を必要としない程度まで，不注意と転導性の亢進は十分に緩和することがある．

　次のステップは，患者の現在の訴え以外の基準に基づいて（この章の「症例に気づくための戦略」を参照），ADD／ADHD の診断を確定することである．刺激薬が有効であるということが ADHD の診断につながると考える医師がいるが，それは明確に誤っている．実際に ADD ではない正常の人々のほとんどが，刺激薬を用いたとき認知機能が向上するはずである．同様に初回に刺激薬による治療が効かないからといって，ADD／ADHD の診断を除外してはならない．ADD をもつ成人の約 30％は，最初の刺激薬投与には反応しないので，刺激薬

の用量を増やすか他の薬物に変更することが必要になる.

　ADD か ADHD の診断について，そしてアクティブな併存疾患が全くないとすれば次のステップは患者に障害に関する心理教育をすることである．患者の治療への期待と実際が齟齬を生じていることが多いので，心理教育は非常に重要である．なぜなら，患者（時に若干の医師）は，どうしてもある薬を服用するとすべてがうまくいくと考えがちであるが，これは非現実的な発想である．現実的な期待とは，薬物を含む治療が患者の症状を和らげ，機能を回復するだろうということである．成人 ADD / ADHD の本質を考えるなら，症状が治療により完全に消失することは滅多にない．しかし症状は時間とともに緩和し続ける可能性があり，患者は自らの機能が回復する体験を通じて希望を見出すことができる．

環境整備と行動変容

　環境と行動を変えることにより，患者の生活の質を改善することできる．組織立てて考えること，日常業務を身につけていくこと，不注意を最小化するための方法を学ぶことにより，職業的・社会的な機能は改善してゆく．成人になって診断された ADD / ADHD 患者が，気が散りやすい自分にふさわしい職業を求め転職することは珍しくない．少なくとも仕事と家庭環境を変えると，注意散漫を最小限にすることができる．例えば ADD / ADHD 患者にとって複数の会話が聞こえ，人々が通りかかることが多いような環境で働くことは実に苦手である．一方，静かな BGM ならば，集中力を高め，気を散らさないかもしれない．患者の家族または他のキーパーソンを教育することもまた，非常に有用である．

薬物療法

　ADD / ADHD に対する薬物療法の選択肢は，非刺激薬（例：atomoxetine［上市予定］, bupropion, desipramine, venlafaxine）と刺激薬（すなわち methylphenidate 系刺激薬：リタリン®, コンサータ®, amphetamine 系刺激薬：ヒロポン®）である（訳者監注：本邦では厳しく規制されており，いずれも成人 ADD には使用不可，コンサータ® は児童に限り登録医師のみ使用できる）.

　まず初めに刺激薬から開始するか，非刺激薬から始めるかは，患者の意向も

含めた，多くの要素を考慮して決定する．例えば，自分の子供の ADD / ADHD 治療の印象から，特定の薬物に陽性あるいは陰性の信念を強く抱くことはよくあるが，そのような患者の気持ちにも配慮すべきである．刺激薬への依存を恐れたり，その他の拒絶的な連想のために刺激薬の服用を望まない患者もいる．ADD / ADHD とうつ病を併存する患者の場合は，両方の障害を治療することに有効な抗うつ薬（例：bupropion, venlafaxine と desipramine：いずれも本邦未発売あるいは製造中止）から始めるのはよい方法であろう．物質乱用の既往歴を有する患者には刺激薬の処方は避けるべきである．刺激薬はまた，cocaine または amphetamine を乱用した人々では，ほとんど適応とされない．（リタリンが効くかどうか確かめるために，ルームメートのリタリンを服用した可能性のある人は，リタリン乱用者とは区別すべきであるが）前記のように，物質乱用は成人 ADD / ADHD にしばしば併発する．そして，両方を有する患者は専門家によって治療されるべきである．

　Atomoxetine（上市予定）は，成人 ADD または ADHD の治療のために承認された選択的ノルアドレリン再取り込み阻害剤である．添付文書には 40 mg で開始して，4 日後に，80 mg まで増量するように記載されているが，より低用量からゆっくり増量させると副作用は減少する．さらに 120 mg / 日までの更なる増加が，時に必要である．2 大副作用は，口渇と不眠であるが，依存性がなく，規制物質でもないので，atomoxetine は物質乱用の既往がある ADD や ADHD の患者には良い適応となる．

　物質乱用がない，あるいは医学的に禁忌のない成人では，刺激薬による治療も比較的安全に行える．そして，刺激薬による治療は ADD / ADHD の治療において効果を最大限に発揮する．ADD / ADHD を治療する際，刺激薬によるエフェクトサイズ（すなわち，活性のある薬物とプラセボとの間の相違の大きさ）は 0.8 ～ 0.9 の範囲である．比較として挙げるが，うつ病を治療する際の選択的セロトニン再取り込み阻害剤（SSRI）のエフェクトサイズは 0.35 ～ 0.4 である．非刺激薬に対する反応を得るためには通常何週間もかかるが，刺激薬では規定の投与量で数日以内に反応が見られる．刺激薬の重大な副作用は，不眠，消化不良，食欲不振，心拍数増加，血圧上昇とびくつきである．ADD / ADHD の治療に使用される投与量では，刺激薬は摂食障害や体重減少を一般には生じさせない．刺激薬は，器質性の心疾患，未治療の重度高血圧症，未治

療の甲状腺機能亢進症，緑内障，精神病とコントロール不十分な不安を有する患者には，相対的に禁忌である．刺激薬は，授乳中であったり，過去2週間以内にモノアミンオキシダーゼ阻害薬の治療を受けたりした患者でも，使用されるべきでない．

刺激薬は，短時間作用型で開始した後に，持続放出型に切り替えてもよいし，最初から持続放出型で開始してもよい．我々自身は，持続放出型で開始することが多いが，持続放出型で開始することで切り換えステップの省略が可能で，更に短時間作用型刺激薬のいわゆるアップ・ダウン作用を回避する意図もある．Methylphenidate系刺激薬とamphetamine系刺激薬は同じように効果的であるが，患者の固有の反応からどちらか一方により反応することが解っているが，判別は経験に基づくしかない．すでに述べたように，ADD／ADHD患者の30％は，刺激薬の初回投与に充分な反応を認めないが，この際には，もう一方の系列の刺激薬を用いることを推奨する．もし患者が，非刺激薬にも，methylphenidate系およびamphetamine系の刺激薬にも反応しなかった場合には，modafinil（モディオダール®；本邦ではADHDには使用不可）の投与も考慮される．しかし，これは非常に高価であり，ほとんどの保険業者では適応されない用法である（訳者監注：米国の医療制度では，契約している保険会社により，疾患に対し使用推奨薬剤が限定されている）．詳細は表16-2を参照のこと．

■摂食障害

重要な概念と用語

異常な摂食行動（例えば，過食，拒食，排出行動）と，摂食障害によく伴う他の症状（例えば，歪んだボディイメージ）は，分類（障害か健常のどちらか）として捉えることもできるし，スペクトラム（正常から異常まで明確な境界のない連続した概念）として捉えることもできる．DSM-IVでは，行動や症状などの各々の判定基準と障害の診断基準を示し，①神経性無食欲症（AN），②神経性大食症（BN），③むちゃ食い障害（BED，訳者監注：今後の研究のために提案された基準案），④特定不能の摂食障害（EDNOS），に分類している．この狭くて厳しい定義の設定によって臨床研究が発展し，最終的にはエビデン

表 16-2　成人 ADD のための薬物療法

	活性を有する化合物	商標名	服用量	作用時間
Amphetamine Based	Dextroamphetamine (Short-acting)	Dexedrine, Dextrostat	5-20 mg	3-5 h
	Dextroamphetamine (Long-acting)	Dexedrine Spansules	20 mg	8-12 h
	Amphetamine/ Dextroamphetamine (Short-acting)	Adderall	5-30mg twice a day	4-8 h
	Amphetamine/ Dextroamphetamine (Long-acting)	Adderall XR	5-30 mg twice a day	8-12 h
Methylphenadate Based	Methylphenidate (Short-acting)	Ritalin（リタリン®：本邦の保険適応はナルコレプシーのみ）	5-30 mg bid	3-4 h
	Methylphenidate (Long-acting)	Ritalin SR	20-60	4-8 h
	Methylphenidate (Long-acting)	Ritalin LA	20-60 mg	8-12 h
	Methylphenidate (Long-acting)	Metadate CD	20-60 mg	8-12 h
	Methylphenidate (Long-acting)	Focalin XR	10-30 mg	8-12 h
	Methylphenidate (Long-acting)	Concerta（コンサータ®：本邦の保険適応は小児の AD / DH のみ）	18-72 mg	12 h
Non-stimulant Medications	Atomoxetine	Strattera	25-120 mg	24 h
	Bupropion	Wellbutrin SR	100-400 mg	24 h
	Desipramine	Norpramin	100-300 mg	24 h

スに基づく有効な治療が確立されるわけである。しかしながら，日常診療においては，異常な摂食行動をとる患者の多くは，DSM-IVの摂食障害の診断基準に厳密に合致しない。したがって，摂食障害をスペクトラム的な概念で捉えることが臨床的にはより有用である。

本書では，摂食障害をまず，①栄養，②行動，③心理，の3つの要素にわけて理解する。各要素について，正常から異常までの連続体であるスペクトラムがあると考えてほしい。本項では，上述のDSM-IVの4つの分類の各々について，3つの要素を検討しつつ，スクリーニングと診断について論じる。

神経性無食欲症（Anorexia Nervosa；AN）

神経性無食欲症（AN）の定義の根幹は，栄養失調を伴う重大な身体的影響を生じているにもかかわらず，カロリーの摂取を自主的に制限することと定義される。西欧諸国では，約0.7％の10代の女性がANであると推定される。男性の有病率は，女性の1/10である。摂食障害の重症度は一人ひとりで異なるが，ANはこの10年間に5％と高い死亡率を示す。ほとんどのAN患者は，自分の低体重を主訴とはしない。AN患者が医師を訪れる理由は，無月経，起立性低血圧または他の内科併存症のためであろう。しかし，患者は体重を増やすようにとの助言には，まず耳を貸さない。何故なら彼女は自分の体重は多すぎると認識しており，少なすぎると捉えてはいないからである。ANのためのDSM-IV判定基準を以下に示す。

- 少なくとも標準体重の85％の体重を維持することの拒絶。
- 体重不足であるにもかかわらず，体重が増加することへの強い恐怖。
- 歪んだボディイメージ。
- 初潮後の女性の場合では，無月経。

DSM-IV診断のためには必要とされないが，多くのAN患者ではむちゃ食いと，下剤や利尿剤の乱用と極端な運動といった排出行動をするだろう。無月経に加えて，その他の身体的徴候と併存症は，起立性低血圧，低カリウム血症，低ナトリウム血症，代謝性アルカローシス，徐脈とその他の不整脈，QTc間隔延長，血清アルブミン低値，血清尿酸高値，骨粗鬆症，疲労骨折，ミオパチ

一，胃運動麻痺と便秘などである．心筋症の発症を伴う可能性があるので，ipecac（訳者監注；吐根などの催吐薬）の連用は特に危険である．嘔吐は，胃酸逆流に関連した併存症（例えば，唾液腺の腫脹，虫歯，食道炎，胃炎）を引き起こすかもしれない．AN 患者が経静脈栄養を与えられるときは，refeeding 症候群として栄養供給再開に伴う低リン血症を併存する可能性がある．

神経性大食症（Bulimia Nervosa；BN）

　神経性大食症（BN）は主として，過食とその後の代償的な「排出」行動という異常な摂食行動であると定義される．代償的な「排出」行動とは，誘発された嘔吐，過剰な運動と下剤の乱用である．西欧諸国ではティーンエージャーと若年成人の女性約 1～2％が BN であると推定されている．男性における有病率は，女性の 1/30 人である．しかし，近年男性の発病率は増加してきている．多くの BN 患者が初回診断されてから 10 年経過しても排出行動を続けているが，BN は一般に AN より良好な経過を辿ると考えられている．BN のための DSM-IV 判定基準を以下に示す．

- 食べることが制御できないという感覚をもつ再発性の過食．
- 再発性の不適切な代償行動．
- 過食や不適切な代償行動が平均して，3 カ月にわたって少なくとも週 2 回以上生じる．
- 歪んだボディイメージ．

　前述のように AN は過食と排出行動を伴うことがあり，これは，AN から BN への進展過程の中の一形態を示していると考えられる．すなわち過食と排出行動を伴う AN 患者が，食物摂取を制限しないようになっていった時に，AN から BN に本質的な変化を遂げたことになる．一方，太りすぎの BN 患者や正常体重である BN 患者が，AN に変化することは稀である．近年，I 型糖尿病の女性にみられる BN 的行動形態としてインスリンを意図的に使用しないことによりカロリー「排出」を行う例があることが判ってきた．当然，高血糖や頻回のケトーシス，多くの末端臓器の併存症（例えば，網膜症）が引き起こされる．説明のできないコントロール困難な糖尿病のある若い女性を診た場合

には，摂食障害を併存している可能性を忘れてはならない．

むちゃ食い障害（Binge-Eating Disorder；BED）

　むちゃ食い障害（BED）はDSM-IVでは暫定診断（訳者監注：今後の研究のために提案された基準案）として扱われているが，BEDを独立した分類として扱うことは実際に妥当と思われる．BEDとBNの双方共に過食行動があるが，BEDには代償的な排出行動がない．BEDの有病率に関する疫学的なデータはほとんどない．BEDはBNより頻度が高いと推定され，かなり高い確率で自然寛解する．BEDの男性における有病率は女性の1／4である．BEDのDSM-IV判定基準を以下に示す．

- 食べることをコントロールできないという感覚を伴うむちゃ食いのエピソードを繰り返す．
- むちゃ食いをしていることに関する非常に強い苦痛．
- むちゃ食いは平均して少なくとも週に2日以上ある．
- 6カ月にわたって起こっている．

特定不能の摂食障害（Eating Disorder Not Otherwise Specified；EDNOS）

　特定不能の摂食障害（EDNOS）は，DSM-IVで定義されている摂食障害の中で最も頻度が高い摂食障害である．診断基準において特異性を定めなかった結果，その他のどの摂食障害よりも有病率が高いという事実は，摂食障害が本来多様であることを示唆している．この分類には，夜食症候群と夜間の睡眠関連の摂食障害という2つの症候群がある．夜食症候群とは，患者は夜中に何度も目が覚め，摂食しない限り眠りにつけない障害である．たいていの場合，結局高カロリー食品をむちゃ食いするまで再入眠できない．夜間の睡眠関連の摂食障害は，厳密に言えば摂食障害とは言えない．これは睡眠障害の一種であると考えられ，患者は熟睡しているようにみえるのに，摂食をする．双方とも以前に考えられていたよりも一般的に認められる．

症例に気づくための戦略

異常な摂食への次元的なアプローチ

　異常な摂食の患者は，栄養，行動，心理という3つの要素から症状を吟味すると評価しやすい．栄養評価は，主に患者の実際の体重と想定体重との対比により行う．想定体重より軽い時には，医師は拒食について尋ね，想定体重より重い時には，医師は過食について尋ねる．その他の栄養指標（例えば，低アルブミン血症）も診断の手がかりとなることがある．このように，まず栄養の評価がなされ，次に行動面として摂食行動（例えば，拒食や過食の有無）が判定の上，代償行動（例えば，嘔吐，過激な運動）が最後に探索される．第3の評価要素である心理面が評価軸として最後に扱われる理由は，摂食障害の患者が栄養面・行動面で異常をみせずに，心理面（例えば，歪んだボディイメージ）の問題だけをもって一般内科医を受診することはないからである．興味深いことに，栄養的・行動的に回復した摂食障害患者であっても，歪んだボディイメージが完全に回復することは稀である．

摂食障害のためのスクリーニング

　ほとんどの摂食障害患者は，異常な摂食行動に対する治療を求めて受診することはない．医師が直接的に摂食について尋ねた時には，摂食障害患者は防御的な態度をとり率直な返答をしない可能性もあるが，一般的には大多数の患者は正確に答えようとする．スクリーニングのための良い質問例を下記に示す．

> 「あなたは，自分の体型に満足していますか？」
> 「あなたにとっての体重は，自分の価値を考えるときに影響しますか？」
>
> 「あなたは，食べ過ぎをコントロールできずに悩んでいますか？」
> 「あなたは，この一年，何回ダイエットに挑戦しましたか？」

　スクリーニング質問に対する患者の言語的な反応だけでなく，非言語的な反応（例えば，目を逸らしたり，身をよじったり）にも医師は敏感でなくてはならない．必要と判断すれば，摂食障害についてさらに質問を続けることもある．

明確な摂食障害を疑ったときは，精神科医へのコンサルテーションの適応である．

治　療

すべての摂食障害患者に有効な，単一の治療法やアルゴリズムはない．摂食障害の治療の成功には，早期発見，チーム医療，精神療法，慎重な栄養状態の観察フォローアップ，そして忍耐が必要である．患者が治療にしばしば抵抗し，極端な場合には，必死で治療の邪魔をすることになると，摂食障害の治療は一層困難なものになる．治療の第一段階は栄養面である．この段階では，体液と電解質異常の補正に重点的に取り組む．次いで経口摂取による適切なカロリー補充を行う．これらの治療は，摂食障害の専門施設で行われるのが理想である．さほど重篤でない症例では，摂食障害は精神科医と内科医が共同することで治療可能である．精神療法は，ANとBNへの主なアプローチ法である．うつ病やOCDが併存している事例には抗うつ薬が有用であるが，ANそのものには有効であると証明された薬物療法はない．BNに併存するうつ病に対して抗うつ薬が有用である可能性があるが，BNにおける抗うつ薬の効果に関しての研究結果は一様ではない．いずれにせよ，最も軽症のANやBNを除いて，内科医が精神科専門医の併診なく摂食障害を治療しようと試みてはならない．

■女性のメンタルヘルス

月経前不快気分障害（Premenstrual Dysphoric Disorder：PMDD）

月経の黄体期の後半に，最高75％の女性が若干の気分や行動の変化や身体症状を経験しており，20～50％の女性は，月経前症候群（premenstrual syndrome: PMS）と考えられる重度の症状に悩まされている．しかし，図16-1で示すように，月経前症候群の女性のほとんどは，月経前不快気分障害（premenstrual dysphoric disorder：PMDD）と診断できるほどの，重篤な症状や機能障害は持っていない（Box 16-1参照）．PMDDの存在については，当初懐疑的であったが，その存在は前方視的研究により明確に立証されている．DSM-IVのPMDDの診断基準（訳者監注：今後の研究のために提案された基準案）は，著しい抑うつ気分，著明な不安，月経前発症による情動不安定など

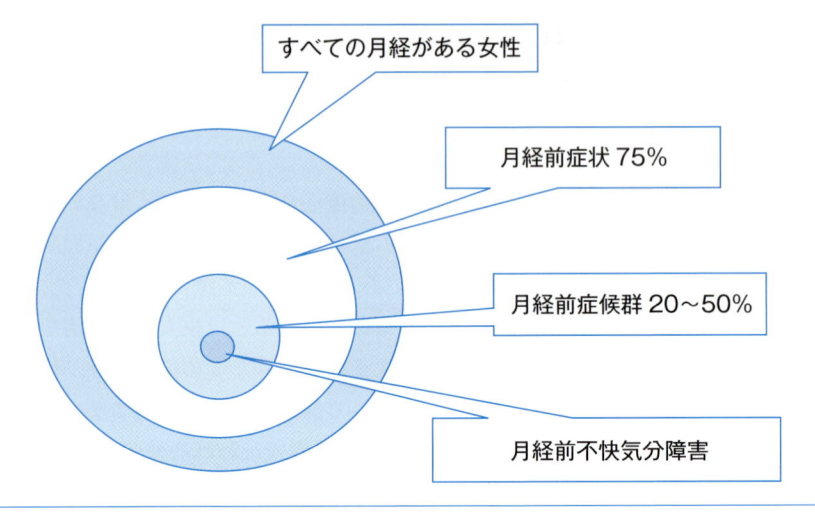

図 16-1

- すべての月経がある女性
- 月経前症状 75%
- 月経前症候群 20〜50%
- 月経前不快気分障害

Box 16-1　PMDD の診断基準

以下の症状の 5 つ（またはそれ以上）が, 黄体期の最後の週の間にほとんどいつも存在し, その症状の少なくとも 1 つは, 以下の症状のはじめの 4 つのうちのいずれかである.
1. 悲しくなる, 希望喪失, 自己卑下
2. 不安, 緊張, "いらだっている" という感情
3. 情緒不安定で, しばしば涙もろさを伴う
4. 持続的な怒り, いらだたしさ, または対人関係の摩擦の増加
5. 日常の活動に対する興味の減退, 対人関係からの引きこもりを伴っている
6. 集中困難
7. 倦怠感, または気力の低下
8. 過食, または特定の食物への渇望
9. 過眠または不眠
10. 圧倒される, または制御不能という自覚
11. 乳房の腫脹または圧痛, 衣服をきつく感じるほどの体重増加

これらの症状は, 過去 12 カ月間, ほとんどの月経周期に現れ, 月経開始のすぐ後に消失する

の症状を有し, その症状は月経開始直後に短期で寛解することを特徴としている. しかし, PMDD の頻度は, 月経のある女性の約 3〜8% に過ぎないといわれている.

PMDD と, 黄体期に悪化する可能性のある他の精神障害との鑑別は, 内科医には難しい. 事実, 気分障害（例えば, 大うつ病性障害, 気分変調性障害）や不安障害（例えば, 全般性不安障害）は, 月経のある女性ではよく認められる. PMS または PMDD を疑って自ら専門クリニックを受診した女性を対象にした研究でも, そのうち 40%

が気分障害か不安障害であると診断されており，月経前症状を患者が強調して申告しても，それは間違っていることが多い．むしろ，月経周期のより早い時期に，患者自身が気づいていない症状が存在していて，その症状が月経前に増悪している場合がある．PMDDと診断する前に，少なくとも3回は月経周期を観察すべきである．このためには症状日記をつけるとよい．ポイントとなる症状（例えば，易怒，抑うつ気分，身体的症状）の推移を記録することにより，単に月経前期だけではなく，全ての月経周期での変化が明らかになる．その他の月経前症状と同様に，PMDDは閉経後には寛解する．

　PMDDの女性は，PMDDのため医療機関を受診することは少ない．その代わりに，彼女たちが非常によく使用するものは健康補助食品などの補完代替医療（CAM）である．PMSクリニックからの報告では，患者の91％がCAMを利用し，そのうち53％がCAMが役立ったと申告したという．CAMに科学的な裏付けが不足しているにもかかわらず，これが現実である．Vitex agnus castus（chasteberry, 訳者監注：イタリアニンジンボク，チェストベリーとも言われるハーブ）が有益かもしれないという若干のエビデンスがある．PMDDに対する治療の第一段階は，まず常用量のSSRIであり，持続的に投与するか，黄体期（すなわち，排卵で開始し，月経の発来で中止する）の間だけの投与にするかのどちらも可能である．どちらの投与法も，プラセボよりも有意に優れているとされる．SSRI治療が無効である患者に第2段階の治療法として，無排卵状態を作り出すホルモン療法が用いられる．性腺刺激ホルモン放出ホルモン（GnRH）作動薬は，SSRIに匹敵する効果を有する．ホルモン療法は精神症状よりも身体症状に大きな効果を発揮するようであり，SSRIは身体症状より精神症状に大きな効果をもつ．しかし，ホルモン療法・SSRI投与は共に精神症状にも身体症状にも効果的である．

出産適齢期の女性への精神科薬物療法

　妊娠を予定している女性への精神科薬物療法は，薬物の危険性と有益性を比較検討することが非常に重要であり，かつ難しい課題である．可能な選択肢の全てに何がしかの危険性（妊娠前に投与されていた薬物を含む）があるため，危険性と有益性を比較検討することでしか判断できない．臨床エビデンスは複雑であり，一般人に解りやすく説明することは難しいため，患者が説明に基づ

表 16-3　妊婦の精神医学的な薬物のリスク

	胎児に対するリスク	母親に対するリスク
薬物の継続	奇形発生 分娩時の合併症 長期の神経行動学的後遺症	
薬物の中止	悪化した母親の精神疾患による胎児や乳児への侵襲	母親の精神疾患の再燃あるいは再発リスクの増加

いて判断（informed decision）することは容易ではない．すべての選択肢が胎児や乳児に対するリスクを有していることを視野にいれつつ，胎児または乳児に対する危険性と，母体に対する危険性のバランスを取ることが肝要である（表16-3）．

　リスクについて患者と話し合うに当たっては，相対危険度の変化ではなく，絶対危険度の変化として，リスクを扱うのが一番良い．例えば，エブスタイン奇形は一般的には，出生 20,000 人あたり約 1 人 (0.005％) に対し，lithium の治療を受けている女性では，出生 1,000 人あたり 1 人 (0.1％) の割合で発症する．相対危険度の変化では実に 20 倍だが，絶対危険度の変化は 0.1％未満である．全ての異常を含んだ一般的な危険度は 3 〜 4 ％であるので，エブスタイン奇形のための危険性に関する Lithium の影響は，ごく僅かといえる．しかし，実際に乳児がエブスタイン奇形を持って出生してしまった時点では，危険度に関する議論は滑稽に思えるだろう．その乳児のエプスタイン奇形を有する可能性は，100％であったことが判明してしまうからだ（更なる議論のためにリチウムと妊娠を参照）．次節では，妊娠中の薬物使用のための FDA の分類，特有の精神科薬物療法（例：SSRI, lithium）のレビュー，母親の精神障害の再発と重症化に対する危険性，薬物の危険性と有益性に関する患者との話し合いについて扱う．

妊娠中の薬物使用のための FDA の分類

　米国の FDA 胎児危険度分類は，妊娠中に薬物を使用するか回避するかの決定にはあまり役立たない．何といっても分類 A（訳者監注：最も安全度の高い群）の精神科的な薬物がないということ，分類 B もたった 1 つ（すなわち

bupropion（訳者監注：日本未発売））しかないということが問題である．ほとんどの精神医学的な薬物は分類CかDである．一般的によくある誤解は，分類Bの薬物は分類Cの薬物より「安全」であるということであり，分類Cの薬物は分類Dの薬物より「安全」であるという考えである．FDAの分類は，主にエビデンスが有るか無いかに基づいており，実際に薬物服用とリスクを比較検討したエビデンスには基づいていない．このように，FDA分類は相対的な安全性を実際には示していない．例えば，fluoxetine（未承認）は妊娠中に使用されるSSRIとしては最も研究されたSSRIであり，1989年に発売されたとき，データベースに登録されて以後，フォローされ続けている．このデータベースにより，妊娠中に使用された抗うつ薬が，生まれた子にその後何らかの神経精神科的な影響があったかを調べる研究が進み，この種のデータベースとしては現在，最も大きいものである．しかしながら，fluoxetineは分類Cとされる．なぜなら，推奨量の10〜18倍量のfluoxetineが投与されると，ラットの子供は小さくなるからである．対照的に，bupropionは分類Bとされる．動物試験ではいかなる異常も増加することがなかったのと，ごく少数の臨床研究は奇形の増加がないことを示したからである．Bupropionが発売されたとき，その後のフォローアップ研究のためのデータベース登録は行われなかった．そして，どちらの薬物も催奇形作用を示したとは証明されていない．しかしFDAの現在のシステムによれば，医師はbupropionがより安全であると考えてしまい，患者に投与していたfluoxetineをbupropionに切り替えるという過ちを行ってしまう可能性がある．FDAはこれらの懸念に気づいていて，分類制度を修正することを検討している．

SSRIと妊娠

Paroxetine（訳者監注：パキシル®）を除いて，SSRIは分類Cの薬物である．Paroxetineは，最近心臓の欠損のリスクが増加するという一報をうけ，分類Dに変えられた．2つの研究で明らかになったのは，心臓の欠損の一般的なリスクは，1％であるが，paroxetineの使用により2％，すなわち2倍になるということである．一方，妊娠20週以降の母へのSSRI使用と，新生児の持続性の肺高血圧症（PPHN）との間には，相関が強くなるとする報告もある．PPHNのリスクは，1/1000（0.1％）から，6/1000〜12/1000（0.6〜1.2％）

に増加した．言い換えれば，妊娠後期に SSRI が使用された約 99％の女性では，PPHN によって影響を受けることなく出産するだろう．前記のように，fluoxetine は最も研究された SSRI であり，そのデータベースに基づき，妊娠時には「最も安全である」と考えられている．更なるリスクとしては，新生児が筋緊張の増加を示す可能性や，神経質に見える可能性がある．これらの症状は一過性で経時的に消失することから，SSRI の効果に関連したものか，新生児が出生した際に急激に SSRI 濃度が低下したことによるものと考えられている．

lithium と妊娠

　Lithium は，thalidomide の直後に発売された．出生後フォローアップデータベース登録が行われ，いかなる異常に対してもリチウムは綿密に観察された．エブスタイン奇形の増加がこのデータベースから報告されたとき，医師は素早く反応して妊娠初期に lithium の使用を中止した．その後の研究により，母親が lithium を摂取した結果，一般的リスクが 0.005％（出生数 20,000 件あたり 1 件）から，0.1％（出生数 1000 件あたり 1 件）まで増加することが明らかになった．絶対危険度の変化を用いて算出すると，Number needed to harm（NNH），すなわち lithium の使用でエブスタイン奇形を 1 症例認めるのに必要な出生数件数は 1000 件以上となる．Lithium を中止することによる双極性障害の再発率は約 55％である．そして，妊娠中に lithium を継続使用している場合の再発率は 0〜10％である．これらの割合を用いて計算すると，lithium の中止による NNH は，2 である．この例は，ほとんどの精神科医が双極性障害（1 型）の診断が確定している女性に，妊娠中にリチウム服用の継続を推奨する理由を明確に示している．

母体の精神障害再発リスクと精神障害の重症度

　母体の精神障害の再発再燃の可能性が高ければ高いほど，そして母体の精神疾患の重症度が重い程，妊娠中の服薬継続の妥当性は高くなる．精神障害再発のリスクについて検討するとき，医師は母親に焦点を当ててリスクを通常考える．しかしながら，母体の精神障害が再発したとすれば，胎児または生まれた後の乳児，そしてその兄弟（存在するならば）は，ある程度の確率で再発に伴

う悪影響を潜在的に抱えることとなる．母親が自殺してしまった場合や，躁病や精神病性障害のために胎児を傷つけることとなる危険行為（例：物質乱用や衝動行為）が起こった場合は，胎児への悪影響は明らかである．母体の精神障害再発による見逃されやすい悪影響としては，妊娠中の不適切な母体のケア，家庭内での他の子供の養育の放置，分娩後の母親と乳児のきずなが希薄になることなどが指摘されている．さらに，妊娠中の母親に生じた抑うつと不安は，子宮内胎児発育遅延や早産に関連しているかも知れない．母親の精神障害の重症度を評価するにあたっては，医師は過去の自殺傾向，精神科入院歴と物質乱用歴を詳細に確認すべきである．再発の危険性は，概ね過去の精神障害のエピソードの数に比例するといってよい．すなわち過去のエピソードの数が多いほど，再発・再燃の可能性は高くなるのである．

出産適齢期の女性に関するリスクについて

　治療薬が有する妊娠に与える潜在的な影響については，医師と患者が議論する時期は早ければ早いほど良い．通常，出産適齢期の女性に対しては，どんな薬であっても投与される前に，たとえ妊娠を予定していなくとも妊娠した場合に備え，胎児への薬物の有害性と有益性，潜在的な影響について十分話し合うべきである．患者がすでに妊娠してからこれらの話し合いを行っても，患者の選択肢は限定されてしまう．性行為や避妊方法が妊娠の可能性に影響するので，それらに言及することも重要である．

　母親の直近の精神科的エピソードの重症度を知ることは，特に重要である．精神科的既往歴のうち特に重要な項目は，自殺企図の既往，精神科入院歴，精神病と躁病の既往である．既往がある患者のなかでも，過去の症状が軽く，より長い寛解状態にある患者の再発・再燃リスクは小さい．内科医としては，患者の診断や薬物療法の必要性に関して疑問があるなら，精神科医に必ず相談すべきである．精神病症状も併存している重症双極性障害や重症うつ病の場合には，電気けいれん療法（ECT）の適応も検討されるべきである．ECTは躁病やうつ病の症状を緩和するのに最も即効性のある治療法であり，妊娠中に安全に行える．精神病性の症状を伴う気分障害患者の場合は，精神科専門医への紹介が必要である．

表 16-4　産後の気分障害の分類

障害	罹患率	発症	特徴的症状
マタニティ・ブルーズ	30% － 85%	最初の 1 週以内	気分不安定、涙もろさ、不眠、不安
産後うつ病	10% － 15%	通常潜行性、最初の 2 ～ 3 ヵ月中に	抑うつ気分、過剰な不安、不眠
産褥精神病	0.1% － 0.2%	通常最初の 2 ～ 4 週中に	焦燥と易怒、抑うつ気分、あるいは多幸感、妄想、離人感、解体した行動

産後の障害

　ほとんどの内科医は，妊娠中の患者の管理は産科医と共に行うであろう．しかしながら分娩後については，多くの女性が産婦人科医なしでフォローされている．特に自然流産やその他の理由で妊娠が終了した後にはこの傾向が強い．

　産後の気分障害は，表 16-4 に示すようにいくつかの障害に分けてあるが，実際には連続したスペクトラムとして捉えてもよいかもしれない．産後ブルー，すなわち「マタニティ・ブルーズ」はごくありふれた正常の反応であるが，産後うつ病としばしば間違えられる．早期の産後うつ病とマタニティ・ブルーズは，症状は同じである．すなわち双方とも気分不安定性，不安と抑うつ気分を呈する．しかしながら，産後うつ病は症状が悪化し続けるのに対し，マタニティ・ブルーズは1週間以内に治療なしで自然に回復する．産後うつ病における不安は，新生児を対象とした強迫観念的な不安であることが多い．産褥精神病はまれな障害であり，分娩後に急速に発症する．産褥精神病は精神科救急の一つである．分娩後に精神病性の症状を認めたときには，シーハン症候群や甲状腺機能異常といった器質的な原因による精神病が鑑別として重要であり，これらを早期に除外しなくてはならない．

　産後うつ病の治療は，大うつ病性障害の時と同じアプローチになる．問題は，授乳中の女性に抗うつ薬を投与した場合，抗うつ薬は母乳中に分泌されて，その母乳を乳児が摂取することである．ときに乳児に抗うつ薬の副作用を認めることがあるが，ほとんどの場合は乳汁中の抗うつ薬の影響には気づかない．授

乳中の女性の精神科薬物療法については次の節で述べる．

授乳と精神科薬物療法

　産後に精神科薬物療法を要する女性が，母乳で育てたいと希望することがある．しかし決断に必要なエビデンスは限られている．すべての向精神薬は受動的な拡散によって母乳中に分泌されることが知られている．母乳への薬物の移行が増加するのは，①タンパクとの結合がより弱い，②脂溶性である，③塩基性である，といった特性を持つときである．また，乳児の生理学的状態も，薬物の吸収と代謝に影響する．6 カ月齢未満の乳児は，胃内容の排出が遅延し胃pH が上昇する．これらは，薬物の胃内における劣化を促進する要因と考えられる．肝酵素が成熟する速さも乳児によって異なる．肝酵素のシステムが成熟するのに最も時間を要するのは未熟児である．少なくとも最小限のデータが存在する精神科薬として，三環系抗うつ薬（TCA），SSRI，ベンゾジアゼピン系薬物と気分安定薬の lithium，carbamazepine と valproate と divalproex（Valproic acid）がある．これらの薬物の中では，TCA と SSRI は，多分「最も安全」だろうが，リスクがないとは決して言えない．SSRI は成人においても有意な毒性を有しうる薬物であり，一般論として乳児は成人よりも耐性が弱いと考えられるからである．精神科的な薬物を必要としながら，母乳で育てたい母親のためには，下記の指針が有用である

- できるかぎり使用する薬剤を 1 種類（すなわち単独療法）に限ること．
- 効果のある最少量を用いること．
- 薬物療法だけでなく，精神療法とその他の非薬物療法（例：運動療法，睡眠衛生指導，栄養療法）を追加すること．
- 薬物の濃度が最低となる時間に，母乳を与えること．すなわち，薬物の次回投与直前に搾乳し，保存した母乳を与えてゆくこと
- 薬物濃度が最も高い時間には，「搾乳して廃棄する」こともある．その場合は保存母乳を使うこと．

閉経周辺期と閉経期

　閉経が近づく時期には，身体症状も精神症状も認めるようになる．身体症状

としてはホットフラッシュ（ほてり），集中力低下，疲労と不眠が主なもので，精神症状としては易怒，情動不安定と抑うつ気分である．閉経周辺期と大うつ病性障害の症状はかなりの部分が共通しているが，閉経に関連して初発のうつ病が発症するということは一般的ではないとされてきた．しかしながら最近の大規模な前方視的研究により，大うつ病性障害が新たに発症するのは，ホルモン値の変動が一番大きい閉経移行期の初期に多いことがわかった[1,2]．さらに女性が大うつ病性障害，PMDD または産褥期の精神障害の既往歴があるならば，閉経の移行期に新規にうつ病を発症するリスクが増大することを明らかにしたエビデンスがある．

　閉経周辺期の抑うつ状態に対するエストロゲン療法を支持する若干のエビデンスがある．これらの研究の観察期間は短い（すなわち 12 〜 16 週）が，エストロゲン療法は有効であるという結果[3]である．方法論的にも盲検試験にするのが難しい研究であるが，それは，エストロゲンが閉経期の身体的症状，特にほてりに対してあまりにも明確な効果があるからである．エストロゲン投与禁忌となる他の原因（例えば，乳癌の既往歴）がないならば，閉経期の女性に対する短期間のエストロゲン補充療法は，抑うつ症状を含む更年期症状を改善する可能性がある．しばしば，ホットフラッシュを伴う睡眠障害を標的とした他のアプローチも有効であり，ホルモン療法よりリスクは少ない．大うつ病性障害の診断基準を満たす十分な症状と機能障害があるのか，それとも気分障害の基準に合致しない症状が少しだけあるのかを区別することが医師の役割である．診断基準に達しない症状に対しては，対症療法と緊密な経過観察の適応である．もしも女性が初発の大うつ病性障害または反復性の大うつ病性障害の診断基準を満たす場合，抗うつ薬投与が最も適切である．

KEY POINTS

成人 ADD

- 成人 ADD または ADHD の診断は，小児期での ADD または ADHD の診断を必要とする．
- ADD と ADHD では，その症状により，多動性，不注意と衝動性に分類される．
- 小児期の ADD または ADHD では，男児は約 3 対 1 の割合で

女児より多いが，成人における ADD または ADHD の女性と男性の比率は 1 対 1 と同等になる．
- 不注意を気にしている成人患者では，実際には ADD 以外の診断となる．
- 刺激薬による治療に対して反応があるからといって，ADD または ADHD の診断を確定しない．
- 不注意を生じさせる可能性のある併存症が存在するならば，刺激薬を開始するより前に，まず併存症を治療すべきである．
- 刺激薬と非刺激薬は共に有効である．
- 刺激薬は，物質乱用の既往歴を有する患者に，与えられるべきでない．

摂食障害

- 異常な摂食行動を示す患者は，DSM-IV の判定基準をすべて満たす摂食障害患者より，はるかに多い．
- 神経性無食欲症（AN）は，カロリー摂取の自発的な制限を特徴とし，頻度は少ないが最も重篤な摂食障害である．
- 神経性大食症（BN）は，むちゃ食いと代償的な「排出」行動（例：嘔吐，過剰な運動と利尿薬の乱用と下剤の乱用）を特徴とし，AN より頻度は多く，一般には重篤ではない．
- むちゃ食い障害（BED）は，むちゃ食い行動はあるが，（BN の際のように）代償的な指標は満たさないという特徴がある．AN や BN よりも，おそらくは一般的なものであり，自然に回復する可能性がある．
- 患者の摂食行動の臨床上の評価は，栄養，特異的な摂食行動と心理的基盤（例：歪められたボディイメージ）の評価とすべきである．
- ボディイメージの歪曲が，すべての摂食障害で最も広範囲に認める心理的な特徴である．

女性のメンタルヘルス

- 月経前症状はごくありふれたものであるが，月経前不快気分障害 (PMDD) の頻度は少ない．
- 月経前の精神症状は，PMDD によるものよりも，別の精神障害（例えば気分変調性障害）の悪化を示しているようである．
- 妊娠中の薬物療法による潜在的な危険性と有益性は，すべての出産適齢期の女性で考慮されるべきである．
- いかなる薬物であれ，妊娠中の患者に投与する前には，胎児や乳児そして，母に対する潜在的な危険性と有益性に関する議論とその後の文書化は，実施すべきである．妊娠は，精神病を保護もしないし，進めもしない．
- 産後の精神障害も，既存の精神障害の再発または新たな精神障害の発症のどちらかを意味する．
- すべての精神科薬は，受動的に母乳に放散する．
- 閉経周辺期は，うつ病の再発の危険性を増加させる．
- 新規の重大なうつ病のエピソードは，しばしば閉経の移行初期に発症する．

REFERENCES

1. Cohen LS, Soares CN, Vitonis AF, et al. Risk for new onset of depression during the menopausal transition: the Harvard study of moods and cycles. *Arch Gen Psychiatry*. 2006;63(4):385-390.
2. Freeman EW, Sammel MD, Lin H, et al. Associations of hormones and menopausal status with depressed mood in women with no history of depression.*Arch Gen Psychiatry*. 2006;63(4):375-382.
3. Cohen LS, Soares CN, Poitras JR, et al. Short-term use of estradiol for depression in perimenopausal and postmenopausal women: a preliminary report. *Am J Psychiatry*.2003;160(8):1519-1522.a

KEY REFERENCES

Altshuler LL, Cohen LS, Moline ML, et al. Expert consensus panel for depression in women. The expert consensus guideline series. Treatment of depression in women. *Postgrad Med.* 2001;(Spec No):1-107.

American Psychiatric Association. Treatment of patients with eating disorders, third edition. *Am J Psychiatry*. 2006;163(7):4-54.

Biederman J, Faraone SV, Milberger S, et al. Predictors of persistence and remission of ADHD into adolescence: results from a four year prospective follow-up study. J Am Acad Child Adolesc Psychiatry. 1996;35:343-351.

Biederman J, Mick E, Faraone SV. Age-dependent decline of symptoms of attention deficit hyperactivity disorder: impact of remission definition and symptom type. Am J Psychiatry. 2000;157:816-818.

Bulik CM, Sullivan PF, Kendler KS. An empirical study of the classification of eating disorders. Am J Psychiatry. 2000;157:886-895.

Claudino AM, Hay P, Lima MS, et al. Antidepressants for anorexia nervosa. Cochrane Database Syst Rev. 2006; 1:CD004365.

Cohen LS, Altshuler LL, Harlow BL, et al. Relapse of major depression during pregnancy in women who maintain or discontinue antidepressant treatment. JAMA. 2006;295:499-507.

Cohen LS, Soares CN, Joffe H. Diagnosis and management of mood disorders during the menopausal transition. Am J Med. 2005;118:935.

Di Giulio G, Reissing ED. Premenstrual dysphoric disorder: prevalence, diagnostic considerations, and controversies. J Psychosom Obstet Gynaecol. 2006;27(4):201-210.

Faraone SV, Biederman J, Feighner JA, et al. Assessing symptoms of attention deficit hyperactivity disorder in children and adults: which is more valid? J Consult Clin Psychol. 2000;68:830-842.

Faraone SV, Biederman J, Spencer T, et al. Diagnosing adult attention deficit hyperactivity disorder: are late onset and subthreshold diagnoses valid? Am J Psychiatry. 2006;163(10):1720-1729.

Godart NT, Perdereau F, Rein Z, et al. Comorbidity studies of eating disorders and mood disorders. Critical review of the literature. J Affect Disord. 2007;97(1-3):37-49.

Mannucci E, Rotella F, Ricca V, et al. Eating disorders in patients with type 1 diabetes: a meta-analysis. J Endocrinol Invest. 2005 May;28(5):417-419.

McGough JJ, Barkley RA. Diagnostic controversies in adult attention deficit hyperactivity disorder. Am J Psychiatry. 2004;161(11):1948-1956.

Moses-Kolko EL, Roth EK. Antepartum and postpartum depression: healthy mom, healthy baby. *J Am Med Womens Assoc*. 2004;59(3):181-191.

Pritts SD, Susman J. Diagnosis of eating disorders in primary care. *Am Fam Physician*.2003;67:297-304,311-312.

Wilens TE. Attention-deficit/hyperactivity disorder and the substance use disorders:the nature of the relationship, subtypes at risk, and treatment issues. *Psych Clin N Am*. 2004;27(2):283-301.

Wyatt KM, Dimmock PW, O'Brien PM. Selective serotonin reuptake inhibitors for premenstrual syndrome. *Cochrane Database Syst Rev*. 2002;4:CD001396.

索　引

あ　行

アーロン・ベック	56
アカシジア	218, 258
アルコール	80, 236
アルコール乱用	292, 293
アルツハイマー型認知症	209, 248
アルツハイマー病	248
アンフェタミン	206
アンジオテンシン変換酵素（ACE）阻害薬	126
医学的に説明困難な症状	xvii, 265
異常な摂食	297, 301
異常不随意運動尺度（AIMS）	219
依存	227
依存性パーソナリティ障害	282
一次的疾病利得	271
インターフェロン誘発性精神症状	230
インフォームド・コンセント	222
うつ状態	39
うつ病	245, 249, 252
――の再発予防	53
――のうつ病のスクリーニング	35
――の類似した病態を呈する身体疾患	37, 38
うつ病エピソード	49, 105
うつ病治療	52
維持期	53
急性期	53
継続期	53
運動療法	76

栄養	77
栄養失調	252
演技性パーソナリティ障害	269, 282
オルガスム獲得の困難	71

か　行

外傷	167
外傷後ストレス障害（PTSD）	138, 159
疫学	165
危険因子	161
自殺	165
症状	161
身体症状	164
外傷的な出来事	160
――のスクリーニング	167
解体症状	205
回避症状	162, 168
回避性パーソナリティ障害	282
回避と麻痺	161, 162
開放創を見ることへの恐怖	177
覚醒亢進	161, 163
――のスクリーニング	169
過剰な眠気	70
仮性嗜癖	229
仮説思考	1
活動性の亢進	111
ガバペン	186
カフェイン	79, 233, 234
加齢に伴う記銘力低下	250
関係妄想	204
患者の評価	210

感情性精神病群	208, 212	血圧低下	220
観念奔逸	109	血液恐怖	177
		血管性認知症	248
器質性障害	3	月経前症候群（PMS）	303
器質性精神病	205	月経前不快気分障害（PMDD）	303
器質性とその他の障害	243-315	──の診断基準	304
希死念慮	14	血小板減少症	222
季節性感情障害	42	幻覚	203
蟻走感	203	幻嗅	203
偽治療抵抗性	87, 88	幻視	203
関連する因子	88	幻触	203
機能障害	274		
気分安定薬	125	抗うつ薬	59, 130, 152, 154
──としての抗けいれん薬	127	──の切り替え	91
気分循環性障害	107	──の副作用	70
気分障害	3, 33-132	抗うつ薬と精神療法の併用	93
気分障害質問票	114	交感神経刺激薬	79
気分の変動	115	抗けいれん薬	126, 171
気分変調性障害	35, 47, 87	攻撃性	252
DSM-IV 診断基準	35	抗コリン作用を有する代表的な薬物	248
偽発作	271	好酸球増多症	222
逆転移	287	高脂血症	221
急性ジストニア	218	抗精神病薬	172, 215
急速交代型	110, 111	主な潜在的副作用	217
境界性パーソナリティ障害	115, 281	投与量	215
強迫観念	189, 190	考想察知妄想	204
──と強迫行為の定義	190	交代型	110
強迫行為	189, 190	好中球減少症	222
強迫性障害（OCD）	139, 189	抗てんかん薬→抗けいれん薬	
疫学	191	興奮	252
併存症	191	コカイン	206
強迫性パーソナリティ障害	283	誇大性	109
恐怖	135	誇大妄想	204
恐怖症	175-188	コリンエステラーゼ阻害薬	254
恐怖症性回避	176	混合状態	110
虚偽性障害	273	混合性エピソード	110
軽躁病エピソード	105, 108	さ　行	
軽率	109		
経頭蓋磁気刺激（TMS）	101	再生不良性貧血	222

再体験	161, 162	――の診断基準	178
――のスクリーニング	168	――のスクリーニング	180
させられ思考妄想	204	社会不安障害→社会恐怖	
詐病	273	宗教的な介入	81
サプリメント	80	出産適齢期の女性のリスク	309
三環系抗うつ薬（TCA）	58, 60, 61, 154, 171	出産適齢期の女性への精神科薬物療法	305
――の大量内服	62	授乳と精神科薬物療法	311
――の特徴と1日投与量	64	守秘性	26
――の副作用	63	小うつ病	39
産後の気分障害	310	条件的危険度	160
産後の障害	309	初期治療	47
		うつ病	87
ジークムント・フロイト	55, 271	大うつ病性障害と気分変調性障害	47
歯科恐怖症	177	女性のメンタルヘルス	303-312
自己愛性パーソナリティ障害	282	心気症	272
思考伝播	204	心気妄想	204
思考と感情の連続的な概念	14	神経遮断薬	215
自殺	13, 14	神経遮断薬悪性症候群（NMS）	219
――の危険因子	19	神経性食思不振症→神経性無食欲症	
――の促進因子	21	神経性大食症（BN）	300
――の防御因子	22	神経性無食欲症（AN）	73, 229
自殺既遂	14	心血管系副作用	220
――の危険因子	19, 20	身体化	267
自殺企図	14, 252	身体化障害（SD）	269
自殺傾向	13, 14	身体感覚増幅現象	268
――のスペクトラム	13-30	身体疾患による（二次性）精神病の例	206
自殺行為	18	心的外傷	271
自殺リスク	24	心理教育的介入法	123
抗うつ剤の使用と――	28	心理療法士	57
自殺リスクの評価	17		
自傷行為	18	水分補強	77
ジストニア	218, 258	睡眠衛生	77
シゾイドパーソナリティ障害	280	睡眠時無呼吸	71
失禁	252	睡眠導入薬	75
失調型パーソナリティ障害	207, 281	スキーマ	56
自動思考	56	スクリーニング	
嗜癖	227, 229	うつ病	35
死別	40	外傷的な出来事	167
死別反応と大うつ病性障害の比較	41	回避症状	168
社会恐怖	178	覚醒亢進	169

再体験	168	パニック障害と全般性不安障害	145, 146
社会恐怖	180	性的興奮の減退	71
精神障害診断	9	性的衝動の減退	71
精神障害の家族歴に対する	10	摂食困難	252
精神病	209	摂食障害	297-303
摂食障害	302	——のスクリーニング	302
特定の恐怖症	180	特定不能の——	301
認知症	251, 260	絶望感	15
パーソナリティ障害	286	セロトニン症候群	65
パニック障害	139	セロトニン-ノルアドレナリン再取り込
併存疾患	44	み阻害薬（SNRI）	58, 66
スクリーニングのための質問	7	選択的セロトニン再取り込み阻害薬
ステロイド療法	232	（SSRI）	58, 63
		——と妊娠	307
性機能障害	71	——の特徴と1日投与量	64
成人ADD→成人注意欠陥障害		——の副作用	65
精神活性化物質	79	セントジョーンズワート	78
精神刺激薬	69, 98	全般性不安障害（GAD）	135, 141
精神障害	6	せん妄	203, 245, 249, 255
精神障害患者における医学的に説明困難		——の主な原因	256
な症状	265-276	——の治療	257
成人注意欠陥障害（成人ADD）			
	291-297	増強療法	89, 90
——の併存症	292	双極性障害	43, 105
——の薬物療法	295, 298	うつ病エピソード	118, 119
精神病	202, 252	自殺	112
——のスクリーニング	209	双極Ⅰ型障害	106
——を誘発しうる薬剤例	207	精神病像を伴う躁病エピソード	208
精神病群	119-224	双極Ⅱ型障害	107
精神病症状	43	双極性うつ病と大うつ病性障害の比較	107
——の鑑別診断	202	躁病エピソード	105, 108
精神病性うつ病	43, 208	——の診断	109
精神病性障害	3, 201, 205		
精神療法	55, 94, 123, 146, 261	た 行
外傷後ストレス障害（PTSD）の治療	170		
強迫性障害	194	大うつ病性障害	34, 47, 87
社会恐怖	182	DSM-Ⅳ診断基準	34
双極性障害	123	精神病像を伴う——	208
大うつ病性障害、気分変調性障害	54	体重増加	72, 220
特定の恐怖症	181	対人関係療法（IPT）	123

索 引　321

耐性	228
代替医療療法	78, 80
代理人によるミュンヒハウゼン症候群	273
多弁	109
タルコット・パーソンズ	267
遅発性うつ病	259
遅発性ジスキネジア（TD）	218
注意欠陥／多動性障害（ADHD）	116, 291
注意欠陥障害（ADD）	291
注意散漫	109
中断症候群	58
超常体験	205
治療	
うつ病を併病している全般性不安障害	157
外傷後ストレス障害（PTSD）	169
強迫性障害	194
成人 ADD/ADHD	294
摂食障害	302
せん妄	257
双極性障害	118
遅発性うつ病	261
統合失調症	214
二次性精神病症状	211
認知症	252
パニック障害と全般性不安障害	145
治療抵抗性うつ病の分類	89
鎮痛薬	75
定型抗精神病薬	215
高力価	216
低力価	215
適正なアルコール摂取量	236
デジレル	67
デパケン R	126
転換症状	271
てんかん性けいれん発作	271
転換性障害	271
電気けいれん療法（ECT）	73, 100, 209

統合失調症	212
――の診断基準	212
――の陽性および陰性症状	213
闘争か逃走か	136
疼痛恐怖	177
糖尿病	221
トゥレット症候群（TS）	192
ドクターショッピング	269
特定の恐怖症	177
――の症状	177
――の診断基準	177
――のスクリーニング	182
特定不能の摂食障害（NOS）	301
トラウマ	160, 167, 271
トリヨードサイロニン（T_3）	95

な 行

ナルコレプシー	71
ニコチン	235
二次的疾病利得	272
二重うつ病	35
妊娠中の薬物使用	306
認知（器質性）障害	245-263
認知行動療法（CBT）	55, 123, 145, 146
認知症	209, 245, 247
――の疫学	246
――の原因	248
――の神経症状の頻度	247
――の治療	252
――のスクリーニング	251
HIV 関連――	258
認知障害	245
妊婦の精神医学的な薬物のリスク	306
脳萎縮	248

は 行

項目	ページ
パーキンソン症候群	248
パーキンソン病	258
パーソナリティ障害	277-289
——と自殺	285
——の診断特性	279
——のスクリーニング	286
A群パーソナリティ障害	280
B群パーソナリティ障害	281
C群パーソナリティ障害	282
依存性パーソナリティ障害	282
演技性パーソナリティ障害	269, 282
回避性パーソナリティ障害	282
境界性パーソナリティ障害	115, 281
強迫性パーソナリティ障害	283
自己愛性パーソナリティ障害	282
シゾイドパーソナリティ障害	280
失調型パーソナリティ障害	207, 281
反社会性パーソナリティ障害	281
妄想性パーソナリティ障害	207, 280
パーソナリティ類型	283
バイアグラ	72, 75
暴露反応妨害法（ERP）	194
暴露療法	181, 182
抜毛癖	191
パニック障害	135, 136
——のスクリーニング	139
パニック発作	137
針恐怖	177
反社会性パーソナリティ障害	281
ハンチントン病	248
被害妄想	204
光療法	42
悲嘆	41
非定型抗精神病薬	129
非定型神経遮断薬	216
肥満	220
びまん性レビー小体型認知症	209, 258
病者役割	267, 269
標的症状	50
広場恐怖	137
不安	135
不安障害	3, 133-197
副作用（抗精神病薬の）	218, 221
副腎皮質ステロイド誘発性精神症状	332
物質依存	228
物質関連障害	3, 115, 225-241
物質使用と精神障害	227-241
物質誘発性精神病	206
物質乱用	228
不眠	109
不眠症	70
フロイト→ジークムント・フロイト	
文書化	27, 222
閉経期	311, 312
閉経周辺期	311
——の抑うつ状態	312
併用療法	89, 90
β遮断薬	183
ベックうつ病評価尺度	52
ベンゾジアゼピン系薬物	75, 148, 184
不安障害の治療に用いるベンゾゾアゼピン系薬物	150
母体の精神障害	308
勃起障害（ED）	76
ホットフラッシュ	312
ほてり	312
ホルモン療法	305

ま 行

項目	ページ
麻黄（マオウ）	80
麻酔恐怖	177
マタニティ・ブルーズ	310

満ち足りた無関心	271	成人 ADD/ADHD	295, 298
ミュンヒハウゼン症候群	273	特定の恐怖症	183
		パニック障害と全般性不安障害	145
無顆粒球症	217, 222	夜食症候群	301
むちゃ食い障害（BED）	301		

ら 行

迷走神経刺激（VNS）	101	ライフスタイルの変更	124
妄想	204	乱用	227
妄想性パーソナリティ障害	207, 280		
モノアミン酸化酵素阻害薬（MAOI）		リーマス	119
	68, 154, 186	離脱	228
問題行動	252	リタリン	69, 97
		リチウム	95

や 行

		リビドー	71
		リラクセーション法	81
薬物療法			
うつ病治療	57	老年精神医学	245-263
外傷後ストレス障害（PTSD）	170	老年精神医学の3つのD	xvi, 246
強迫性障害	195		

2相性の交代	111	clomipramine	61
4E	279	clonazepam	75
		clozapine	129
Abnormal Involuntary Movement Scale		cognitive behavioral therapy (CBT)	
(AIMS)	219		55, 123, 145
abuse	227	completed suicide	14
ACE 阻害薬	126	compulsions	190
activity	109	conditional risk	160
addiction	227	cyclosporine	78
Adult Attention Deficit Disorder (Adult		cyclothymia	107
ADD)	291-297		
affective psychoses	208	deliberate self-harm (DSH)	18
agoraphobia	137	delirium	245
alprazolam	78	dementia	245
amitriptyline	61, 78, 97	dependence	227
angst	136	depression	245
anorexia nervosa (AN)	73, 299	desipramine	61
anxiety	3, 135	Diagnostic and Statistical Manual for	
anxiety disorders	135	Mental Disorders, Fourth Edition	
atomoxetine	296	(DSM-IV)	xvii, 3
attention deficit disease (ADD)	291	DIGFAST	108
attention deficit/hyperactivity disorder		digoxin	78
(ADHD)	116	distractibility	109
augmentation	90	double depression	35
		dual therapy	90
Beck, Aaron	56	duloxetine	195
Beck Depression Inventory	52		
bing-eating disorder (BED)	301	eating disorders	297-303
bipolar disorders	105	eating disorder not otherwise specified	
borderline personality disorder (BPD)	115	(EDNOS)	301
British Association for		electro convulsive therapy (ECT)	
Psychopharmacology (BAP)	118		73, 100, 208
bulimia nervosa (BN)	300	erectile dysfunction (ED)	76
bupropion	67, 70, 91, 96, 172	escitalopram	63
buspirone	96, 145, 154, 186	exposure and response prevention(ERP)	194
Canadian Network for Mood and Anxiety		fear	135
Treatment (CANMAT)	118	flight of ideas	109
carbamazepine	127	fluoxetine	63, 70, 97, 129
citalopram	63	fluvoxamine	63, 185, 195

Freud, Sigmund	55, 271	olanzapine	129
		Organic	3
gabapentin	129, 186	Other disorder	3
gabapentin	186	oxcarbazepine	128
generalized anxiety disorder (GAD)	135		
Grandiosity	109	Parsons, Talcott	267
		paroxetine	63, 97
hypericin	78	personality disorders	277-289
		post-traumatic stress disorder (PTSD)	138, 159
imipramine	61, 70		
indinavir	78	primary gain	271
Insomnia	109	PRIME‐MD	7
interpersonal psychotherapy (IPT)	123	pseudoseizure	271
		psychoeducational (PE)	123
la belle indifference	271	psychoses	3, 199-224
lamotrigine	128	psychotic disorders	201
lithium	95, 119, 125	puremenstrual dysphoric disorder (PMDD)	303
——と妊娠	308	puremenstrual syndrome (PMS)	303
MAPSO	1, 3		
medically unexplained symptoms (MUS)	266	quetiapine	129
methylphenidate	98	seasonal affective disorder (SAD)	42
Mini Mental Status Examination (MMSE)	251, 261	secondary gain	272
		selective serotonin reuptake inhibitor (SSRI)	58, 63, 65, 153, 171, 307
MiniCog	251, 261	serotonin-norepinephrine reuptake inhibitor (SNRI)	58, 66
mirtazapine	70, 97, 154, 185		
monoamine oxidase inhibitor (MAOI)	154		
Mood	3	sertraline	63
Mood Disorder Questionnaire (MDQ)	114	sick role	267, 269
mood swings	115	sildenafil	72, 75, 76
		simvastatin	78
naphthodianthrone	78	somatization	267
nefazodone	70	somatization disorder (SD)	269
neuroleptic malignant syndrome (NMS)	219	somatosensory amplification	268
nortriptyline	61, 97	speech	109
Number needed to harm (NNH)	308	St.John's Wort	78
		stimulants	98
obsessions	189	substance-induced	3
obssesive- compulsive disorder (OCD)	139	suicidal ideation	14

suicidality	13, 14
suicide	13, 14
suicide attempts	14
switching	111
Talcott Parsons	267
thoughtlessness	109
Tourette syndrome (TS)	192
transcranial magnetic stimulation (TMS)	101
traumatic event	160
trazodone	67, 70, 97
tricyclic antidepressant (TCA)	59, 62
vagal nerve stimulation (VNS)	101
warfarin	78
women's mental health	303-312

ACP内科医のための「こころの診かた」

　　　　　平成21年 4月20日　発　　　行
　　　　　平成26年10月20日　第4刷発行

監訳者　　井出広幸・内藤　宏

発行者　　池　田　和　博

発行所　　丸善出版株式会社
　　　　　〒101-0051 東京都千代田区神田神保町二丁目17番
　　　　　編集　電話(03)3512-3262／FAX(03)3512-3272
　　　　　営業　電話(03)3512-3256／FAX(03)3512-3270
　　　　　http://pub.maruzen.co.jp/

©Hiroyuki Ide, Hiroshi Naitoh, 2009

組版印刷・株式会社 日本制作センター／製本・株式会社 松岳社

ISBN 978-4-621-08056-6　C3047　　　　Printed in Japan

本書の無断複写は著作権法上での例外を除き禁じられています．